"十四五"职业教育国家规划教材

浙江省普通高校"十三五"新形态教材
职业教育数字化融媒体特色教材

U0647929

失智失能老人整合照护

INTEGRATED CARE FOR THE ELDERLY WITH DEMENTIA/DISABILITY

黄金银　唐　莹◎主　编

陈井芳　何　萍　毛　翠◎副主编

许　瑛◎主　审

ZHEJIANG UNIVERSITY PRESS
浙江大学出版社　国家一级出版社　全国百佳图书出版单位

图书在版编目（CIP）数据

失智失能老人整合照护 / 黄金银，唐莹主编. —杭
州：浙江大学出版社，2021.9（2025.2 重印）
　　ISBN 978-7-308-21692-0

　　Ⅰ.①失⋯ Ⅱ.①黄⋯ ②唐⋯ Ⅲ.①老年人－护理
学 Ⅳ.①R473.59

中国版本图书馆 CIP 数据核字（2021）第 169773 号

失智失能老人整合照护

主编　黄金银　唐　莹

策划编辑	阮海潮
责任编辑	阮海潮（1020497465@qq.com）
责任校对	王元新
封面设计	续设计
出版发行	浙江大学出版社
	（杭州市天目山路 148 号　邮政编码 310007）
	（网址：http://www.zjupress.com）
排　　版	杭州星云光电图文制作有限公司
印　　刷	杭州杭新印务有限公司
开　　本	787mm×1092mm　1/16
印　　张	13.5
字　　数	337 千
版 印 次	2021 年 9 月第 1 版　2025 年 2 月第 4 次印刷
书　　号	ISBN 978-7-308-21692-0
定　　价	49.00 元

《失智失能老人整合照护》
编委会

主　编 黄金银　唐　莹

副主编 陈井芳　何　萍　毛翠

主　审 许　瑛

编　委（按姓氏笔画排序）

毛　翠　衢州职业技术学院护理学院

宁香香　宁波卫生职业技术学院护理学院

邬继红　宁波市南山老年疗养院

许　瑛　浙江医院

李水浓　宁波颐乐园/宁波江北步韬疗养院

何　萍　宁波卫生职业技术学院护理学院

陈　燕　宁波卫生职业技术学院护理学院

陈井芳　宁波卫生职业技术学院护理学院

袁　葵　宁波卫生职业技术学院护理学院

高少华　宁波卫生职业技术学院健康服务与管理学院

高薇薇　宁波卫生职业技术学院健康服务与管理学院

唐　莹　长沙民政职业技术学院

黄金银　宁波卫生职业技术学院医学技术学院

章　琪　宁波卫生职业技术学院健康服务与管理学院

董丽芳　宁波卫生职业技术学院护理学院

谢海艳　长沙民政职业技术学院

前　言

　　《中国人口老龄化发展趋势预测研究报告》指出,我国人口老龄化快速发展并带来日益严峻的老年问题。为应对人口老龄化所带来的问题,政府致力于老年保障体系建设,并取得了一定的成效。失智失能老年人的照护问题日益成为社会关注的重点,甚至成为养老服务的"最痛点"和底线民生的"最短板"。相较于发达国家的老年护理,我国老年护理起步较晚,在失智失能老年人照护方面更是缺少专业人才和与之相匹配的专业教材。因此,持续推进针对失智失能老年人照护的服务内涵、相关教材和教学资源建设,有助于提升照护者的专业化水平,提高照护服务总体质量。

　　遵循浙江省普通高校"十三五"新形态教材建设指导思想和基本要求,结合教育部"1＋X老年照护""1＋X失智老年人照护"职业技能等级考试要求,为更好地满足高职高专学生深入学习失智失能老年人照护知识技能的要求,我们编写了本教材。本教材紧密结合当前失智失能老年人照护服务需求,听取多家院校和养老照护机构的意见和建议,确定"以整合照护为理念,在老年综合评估基础之上,以常见失智失能老年人实际照护需求为主线,以满足失智失能老年人的健康需求为中心"的编写方案。全书共十章,内容包括绪论、老年综合评估、老年人日常生活照护和康复照护、老年综合征及病患照护、脑卒中及病患照护、骨关节炎及病患照护、帕金森病及病患照护、老年糖尿病及病患照护、失智症及病患照护、失智失能老人社会支持。

　　本教材主要供高职高专学校护理专业、护理(老年护理方向)专业、老年保健与管理专业、老年服务与管理专业学生使用,也可作为临床老年护理人员继续教育、老年护理相关岗位及老年照护机构工作人员的参考书。

　　本教材正式出版前,以自编讲义的形式试用了两年,得到了相关专业学生的积极反馈;在编写过程中,得到了各位编者及所在单位的大力支持和鼓励,在此一并表示诚挚的谢意!

　　由于编写时间有限,且编者的知识水平和能力有限,书中难免存在错误与疏漏,敬请同仁、专家、各位读者斧正。

《失智失能老人整合照护》编委会

2021 年 8 月

目 录
CONTENTS

第一章 绪 论

　　人口老龄化是社会进步、经济发展、生活环境优化、医疗卫生保健工作不断完善的必然结果。就全球人口老龄化现状而言，老年人口本身也在持续老化，即呈现高龄化的趋势，而人口高龄化将会对政治、经济、文化等方面产生深刻的影响。

　　老年人群作为健康弱势群体，对健康相关照护服务方面的需求呈现多样化，而目前的健康照护服务体系由于经济发展、教育普及、专业划分等原因，服务资源呈现片断性、不完整性，不能有效满足老年人群多样化的健康照护需求。整合照护是研究如何将"部分"的服务资源"一体化"，从服务对象的需求出发设计服务提供模式，增进服务的可及性，提高服务质量。

第一节 人口老龄化

学习目标

　　■素质目标：具备为老龄事业奉献的职业理念。
　　■知识目标：掌握老化、人口老龄化、老龄化社会等概念，掌握老年人年龄划分标准；熟悉健康预期寿命、健康老龄化和积极老龄化的概念；了解老年人口系数的常用指标，中国人口老龄化的发展现状及人口特点，人口老龄化带来的影响。
　　■技能目标：能应用人口老龄化、老化相关知识和理论分析个案和社会问题。

【情景导入】

　　2017年10月18日，党的十九大报告指出"实施健康中国战略，积极应对人口老龄化，构建养老、孝老、敬老政策体系和社会环境，推进医养结合，加快老龄事业和产业发展"。

1-1 思维导图：老化与人口老龄化

【思考】

　　1.什么是人口老龄化？如何判断一个国家或地区的人口老龄化情况？
　　2.人口老龄化的主要影响因素有哪些？对社会有哪些影响？
　　3.作为健康服务从业人员，你如何看待"健康中国"战略？你认为在老龄事业发展中，你的作用是什么？

1-2 视频：
老化

【知识学习】

一、老化及人口老龄化

(一)老化

在《现代汉语词典》中,老化是指橡胶、塑料等高分子化合物,在光、热、空气、机械力等的作用下变得黏软、硬脆的现象。引申到生物体,老化则是指所有生物体从出生到成熟期后,随着年龄的增长,在形态和功能上所发生的进行性、衰退性变化。

目前将老化分为生理性老化(自然衰老)和病理性老化。生理性老化是符合自然规律的,即机体在生长过程中随增龄而发生的生理性、衰退性变化,是一种正常的老化现象。病理性老化即在生理性老化的基础上,因某些生物、心理、社会及环境等因素所致的异常老化。两者很难严格区分,往往结合在一起,从而加快了老化的进程。

根据老化的丘比特(CUPID)标准,老化具有累积性(cumulative,C)、普遍性(universal,U)、渐进性(progressive,P)、内生性(intrinsic,I)、危害性(deleterious,D)等特征。有学者提出,老化只有快慢之分,应以衰老速度作为区分和界定老化类型的唯一指标,不能把老化作为疾病来处理。

(二)老年期

老年期(old age),是人生的最后阶段,表现为身体各器官组织出现明显的退行性变化,心理方面也发生相应改变,衰老现象逐渐明显。衰老过程有明显的个体差异,与一般健康水平有关,不同时代、不同地区的人,衰老进度不尽相同。大多数人的衰老变化在40岁左右逐渐发展,60岁左右开始显著。

1. 世界卫生组织(WHO)对老年期年龄的划分标准 世界卫生组织根据各国人口平均寿命的不同,政治经济情况的差异,采用两个标准来划分老年期,即发达国家将65岁及以上的人群定义为老年人,而在发展中国家,特别是亚太地区,则将60岁及以上的人群称为老年人。

2. 我国老年期的年龄划分标准 中华医学会老年医学分会于1982年根据中国国情及传统概念,建议规定60岁及以上为老年人。现阶段我国老年人按时序年龄的划分标准为:45～59岁为老年前期(中老年人),60～89岁为老年期(老年人),90～99岁为长寿期,100岁及以上为寿星(长寿老人)。

(三)人口老龄化及常用评价指标

人口老龄化是指人口生育率降低和人均寿命延长导致的总人口中年轻人口数量减少、年长人口数量增加,从而老年人口比例相应增长的动态过程。包含两个含义:一是指老年人口相对增多,在总人口中所占比例不断上升的过程;二是指社会人口结构呈现老年状态,进入老龄化社会。

1. 常用的人口老龄化指标 常用指标有程度指标、速度指标和社会经济影响指标三类。其中程度指标为老年人口系数、年龄中位数、少儿人口比例和老少比,在衡量同一人口是老龄化还是年轻化时,建议要四个指标全面考虑。

(1)老年人口系数 即既定年龄老年人口在某国家或地区总人口中所占的比例,是反映人口老龄化最直接、最常用的主要指标。这一比例上升也称为人口金字塔的顶部老龄化。

(2)年龄中位数　是指将全体人口按照年龄大小顺序排列,居于中间位置的那个年龄就是年龄中位数,它将总人口分成了两半。年龄中位数反映某国或某地区人口年龄的集中趋势和分布特征,是考察人口年龄构成类型的重要指标之一。

(3)少儿人口比例　即少年系数,指 14 岁及以下少儿人口占总人口的比例。这一比例下降时,也称人口金字塔的底部老龄化。一般情况下,少儿人口比例的下降,往往伴随着老年人口比例的上升,因此这一比例的变动可大致反映出人口是否老龄化。但当人口进入周期性出生高峰或人口老龄化发展到一定程度,需要调整生育水平时,老年人口比例和少儿人口比例可能同时增长。

(4)老少比　又称老龄化指数,指老年人口数与少年儿童人口数之比。老少比同时考虑了人口年龄构成中高、低两头年龄组的人口数。这个数值可用于分析人口老龄化是顶部老龄化还是底部老龄化。

另外,常用的测量人口老龄化的速度指标有老年人口比例的年平均增长率、老年人口达到某一水平所需的年数;常用的测量人口老龄化的社会经济影响指标有少儿人口抚养比、老年人口抚养比、总人口抚养比。

2.老龄化社会　人口年龄的类型可反映人口年龄构成这一静态特征,即一定时期内各年龄组人口在全体人口中的比重。对于人口年龄类型的划分标准,《人口老龄化及其经济社会影响》(1956 年)和维也纳老龄问题世界大会(1982 年)给出如表 1-1-1 所示建议。

表 1-1-1　国家或地区人口年龄类型的划分标准

常用指标	年轻型	成年型	老年型
年龄中位数(岁)	<20	20～30	>30
65 岁及以上人口比重(%)	<4	4～7	>7
60 岁及以上人口比重(%)	<8	8～10	>10
0～14 岁人口比重(%)	>40	30～40	<30
老少比(%)	<15	15～30	>30

从表 1-1-1 可见,若一个国家或地区 60 岁及以上老年人口占人口总数的 10%,或 65 岁及以上老年人口占人口总数的 7%,这个国家或区域将步入老龄化社会。

二、人口老龄化带来的问题及应对策略

(一)人口老龄化的现状与发展

1.世界人口老龄化的现状与发展　19 世纪后期,生育率持续下降,欧洲一些发达国家开始呈现老龄化现象。继法国之后,瑞典、挪威、英国等一批欧洲国家步入老龄化。20 世纪 70 年代以后,老龄化逐渐向亚洲和美洲地区扩散。目前老龄化为全球现象,呈现以下特点:

(1)全球人口老龄化速度加快　2015 年全球 60 岁及以上人口约 9.01 亿,占世界人口总数的 12.3%,2018 年增至 9.62 亿,占世界人口总数的 12.8%,预计到 2050 年全球人口数量将达到 98 亿,其中 60 岁及以上老年人约为 31 亿。

(2)发展中国家老年人口增长速度快　联合国人口报告显示,在老龄人口比例没有显著

差异的情况下,人口大国就是老龄人口大国,因此中国、印度和美国是老龄人口最多的国家。其中,发展中国家老年人口的增长速度快于发达国家,不超过 30 年,全世界 3/4 的老年人将生活在发展中国家,且发展中国家的绝大多数老年人生活在农村。

(3)全球人口老龄化区域分布不平衡 世界各大洲地区之间的人口老龄化进展程度存在很大差异,其中欧洲比例最高,非洲地区(撒哈拉沙漠以南)老年人口比例相对较低。另外需注意的是,移民数量稳步上升,以及人口从欠发达地区往发达地区流动和移民人群年轻化的特征,发达地区的人口老龄化趋势将因此得到一定程度的缓解。

(4)人口生育率的下降和平均预期寿命不断延长 《2015 全球老龄事业观察指数》指出,即使是在最不发达的国家,平均总和生育率(指该国家或地区的妇女在育龄期间,每个妇女的平均生育子女数)从 1950—1995 年的 6.44 下降到 2005—2010 年的 4.41,而同期平均出生预期寿命则从 37.2 岁上升到 56.9 岁。2018 年,世界卫生组织(WHO)公布的各国人口预期寿命,日本为 84.2 岁,位居全球排名第 1,其次为瑞士 83.3 岁,美国 78.5 岁,中国 76.4 岁。

(5)老年人口中多数是女性 女性的预期寿命高于男性,使女性成为老年人口中的大多数。2000 年,60 岁及以上的人口中,女性比男性多 6300 万人,为男性人口数的 2～5 倍,女性占 80 岁及以上老年人口的 65%,占 100 岁及以上的 83%。

(6)高龄老年人口增长快速 80 岁及以上年龄组是增长最快的,目前每年以 3.8% 的速度增长,占老年人口总数的 10% 以上,预计到 2050 年约 20% 的老年人将是 80 岁或以上。

2. 中国人口老龄化的现状与发展 中国于 1999 年进入老龄化社会,是较早进入老龄化社会的发展中国家之一。目前我国正处于快速老龄化阶段,在未来的 30 年我国进入加速老龄化阶段,预计到 2050 年,我国老年人口将达到 4 亿,之后则为稳定的重度老龄化阶段,老年人口规模稳定,但高龄化情况会日益突出。我国的人口老龄化具有以下特征:

(1)老年人口绝对数量大,老龄化发展迅速 中国用了 27 年时间完成了 65 岁及以上人口的比例从 7% 提升到 14% 的历程,远远快于许多发达国家(大多 45 年以上),在今后的一个很长时期内,都将保持很高的递增速度。国家统计局公布的第七次人口普查数据显示,2020 年我国大陆总人口 14.1 亿,60 岁及以上人口 2.64 亿,占总人口数的 18.70%,其中 65 岁及以上人口为 1.90 亿,占 13.50%,相比于 2010 年分别上升 5.44 和 4.63 个百分点。预计到 2025 年,60 岁及以上人口将达到 3 亿,成为超老年型国家。

(2)地区间发展不平衡,城乡倒置 表现为"农村老于城市""东部老于西部",一方面是 20 世纪 70 年代,受"少生优生,晚婚晚育"计划生育政策的影响,城镇生育率较农村生育率低;另一方面,农村大量年轻劳动力去一线二线城市发展,农村老年人口增多,尤其是空巢老人和独居老人居多,农村老龄化越来越严重,这些方面导致人口老龄化地区间发展不平衡,城乡倒置。

(3)高龄化趋势加剧 普查数据显示,2020 年我国 80 岁及以上人口 3580 万,占总人口的比例为 2.54%,比 2010 年增长 1485 万。预计到 2050 年我国高龄老年人的总数将达到 9448 万,即每 5 位老年人中有 1 位是高龄者。而高龄老年人是老年人中最为脆弱的群体,其病残率较其他老年人更高,需要的关心照护较其他老年人也更多。

(4)独居老人和空巢老人增速加快,比重增高 城市化进程加快、家庭模式向小型化转变、城市生活节奏加快,我国传统的家庭养老功能正在逐渐弱化。

(5)老龄化进程与经济发展之间的不平衡 发达国家基本上属于"先富后老或富老同步",而我国是在社会经济不发达的情况下进入老龄社会的,即"未富先老"。2020 年中国人均 GDP 为 10484 美元,仍明显低于发达国家。

(三)人口老龄化所带来的问题和对策

1. 中国人口老龄化所带来的问题 人口老龄化对人类生活的所有方面,包括经济领域、社会层面和政治方面都有重大且深刻的影响。

1-3 2011—2021 年中国 60 岁及以上老年人口变化统计图

(1)人口老龄化对保健服务需求的影响 随着年龄的不断增长,老年人的生理功能逐渐退化,疾病、伤残加速了自理能力的下降;另外,老年人自身健康状况和社会角色的改变,常容易产生悲观、抑郁、孤独和焦虑等一系列不良心理和情绪,他们需要社会的关心和理解。据全国老龄办 2016 年发布的数据显示,我国失能、半失能老年人约为 4063 万,占老年人总数的 19%,其中完全失能占老年人总数的 6.4%。老年人群中慢性病患病率达 54.03%,远远高于总人口的慢性病患病率(17%),其中心血管疾病、失智症、糖尿病等成为影响老年人健康状况的主要原因,对医疗资源、照料护理资源的需求巨大。

(2)人口老龄化使家庭养老问题突出 解决中国老龄化问题,单靠哪一方面的力量都是不够的,需要国家、社会和家庭相互结合。现阶段"4-2-1"的家庭结构模式,即四个老人,夫妻双方,一个孩子,意味着子女要承担赡养四个老人的义务,明显加重了家庭成员的养老负担,且我国传统的家庭观念逐渐淡化,家庭养老功能也在弱化,老年人的物质和情感需求得不到相应的满足,同时农村大量中青年劳动力去往经济更发达的一、二线城市发展,以及城市与农村之间资源配置的不均衡性,使农村高龄老人养老问题更为突出。

(3)人口老龄化加重社会经济负担 基于老龄人口的保障需求必须有足够的经济基础和社会条件来支撑,而我国当前仍不具备足够的经济基础和社会条件,人口老龄化速度的加快,会进一步加剧经济发展与人口老龄化之间的矛盾,在经济欠发达区域这个矛盾尤为突出。专家预测,我国在未来 40 年内会达到人口老龄化高峰,也是经济压力的高峰期,社会发展压力空前。

(4)人口老龄化对社会稳定的影响 城镇化进程促使我国农村劳动力不断向城市转移,大量人力资源的聚集虽然在很大程度上弥补了城市缺乏青壮年群体的不足,但同时也给城市带来了巨大的压力,资源、就业、社会保障等各个方面都受到较大的冲击。而农村劳动力的大量转移,使农村劳动力日渐匮乏,呈现严重的空巢现象,且农村社会保障的不到位,很难有效解决农村老龄人口的赡养问题,导致社会贫富差距加大,成为社会公共安全和农村社会稳定潜在的威胁。

(5)人口老龄化对文化的影响 我国文化自古推崇孝道,在中国传统文化中有着极其浓重的尊老思想。但随着人口老龄化程度的加剧,老龄人口日渐增多,青壮年在赡养、关怀老人方面普遍存在着力不从心的情况;同时受现代生活节奏加快,物质条件丰富的影响,传统家庭观念中赡养父母的思想逐渐从"用心"转变为用物质、金钱供养老人。这种情况的普遍存在使我国传统文化中"孝"的精髓与经济资源挂钩,导致我国 5000 年的"孝道"文化逐渐歪曲、遭受极大的挑战。

2. 人口老龄化的应对策略 联合国在 20 世纪 80 年代开始探索解决人口老龄化问题,1982 年召开的第一次老龄问题世界大会上通过了包括 62 项建议在内的《老龄问题国际行动计划》。1991年,联合国大会《联合国老年人原则》确立了关于老年人地位五个方面的普遍性标准:独立、参与、照护、自我充实和尊严。在2002年第二次老龄问题世界大会通过了《老龄化马德里政治宣言》和《老龄问题国际行动计划》,积极老龄化观念被纳入各国发展框架。世界各国根据各自发展情况和人口老龄化情况提出应对政策,可分为两大类:一是针对改善人口年龄结构本身的,包括鼓励生育和移民政策;二是应对人口老龄化带来的问题,包括推迟退休年龄在内的养老金改革、医疗保健改革等。

我国人口老龄化进程快速发展,需借鉴世界各国的经验,积极探索解决人口老龄化问题的对策。

(1)实行与人口协调发展的经济战略 统筹处理经济社会发展与人口老龄化的关系,实施与人口老龄化相协调的经济发展战略。一是实施科技创新驱动发展战略,通过不断提高生产力来降低人口老龄化对经济发展的负面影响;二是拓展新的经济发展方式,通过调整经济结构、壮大实体经济、促进居民消费等方式来适应人口老龄化对经济社会的冲击。

(2)完善核心价值体系,倡导年龄平等文化 应将老龄社会建设纳入人文发展战略,不断完善社会主义核心价值体系,构建老龄社会的新文化,并大力倡导年龄平等文化。通过各种途径大力宣传传统道德文化,提升全社会敬老、爱老、助老的孝道文化,积极提倡家庭养老的重要方式,构建老龄社会的新型文化体系。

(3)转变关于人口老龄化问题的观念,加强对老年人的精神关怀 社会在满足老年人物质生活需求的同时,更应该关心关怀老年人的精神生活需求,注重老年人身心健康。通过为老年人进一步建设娱乐场所、老年大学,开展各种形式多样的老年群体活动,丰富老年人的精神文化生活,使老年人在交流中调整情绪,培养自己的爱好。重视老年人的心理和情感问题,为老年人提供情感支持,开展心理咨询,减轻他们的精神负担和内心压力。

(4)建立健全医疗保障制度,加强对老年人的医学人文关怀 医疗保障是一项非常重要的保障措施,尤其是对老年人。老年人群所患的疾病主要为慢性病,治愈率低且病程长,同时常伴有功能障碍问题,庞大的老年人群所带来的健康问题需要完善的长期医疗照护体系予以保障。根据老年人群的特点,除了为其提供医疗技术的服务和指导,更要给予情感和心理上的支持与慰藉,关注他们的身心健康。同时应借助各种手段加强老年群体健康知识宣传,普及老年保健和卫生科学知识,深入浅出地讲解相关常见病、多发病的预防和治疗,对生活行为进行适宜的干预。

(5)多方面筹集养老保障资金,实行新型养老保障制度 政府应根据我国经济社会的发展状况,增加养老补贴,加大对老年福利的投入。鼓励地方政府给经济困难老人和高龄老人适当的家庭补助和高龄津贴。采取以国家、集体、社会、个人等多渠道相结合的筹资模式,兴办养老服务机构,为老年人群提供更加全面、便捷以及高水准的养老福利机构。要鼓励社会资本成立更多公益慈善养老基金,充分发挥慈善组织作用,切实凝聚社会的力量,提高老年群体的生命质量和生活品质。

(6)开发老年人力资源,倡导积极老龄化 积极老龄化是2002年在马德里举行的第二次老龄问题世界大会上提出的应对人口老龄化的新思维。其内涵是"健康、保障、参与"三位一体。老年人是家庭和社会的重要资源,不仅要在机体、社会、心理方面保持良好的状态,同时要积极面对晚年生活,继

1-4 扫码答题:
人口老龄化

1-5 课后拓展:
新中国人口增长与大事记

续为社会做出有益的贡献。政府和社会各方面应致力于大力发掘老年人力资源,从宏观的制度、政策层面和公共财政倾斜等方面予以保障,让老年群体切实体会到社会的关怀。

第二节 老年期身心特点

学习目标

■素质目标:具备关心、尊重老年人的职业素养,在老年人照护活动中得到体现。
■知识目标:掌握老年期感知觉减退、记忆减退的特点;熟悉老化的生物学、社会学和心理学理论;了解老年期智力减退的特点、老年期人格特征和老年人的人格类型。
■技能目标:能结合老年人的具体情况,应用老化的生物学、社会学和心理学理论进行分析并解释。

【情景导入】

龚奶奶,今年 65 岁,退休 10 年了,退休后承担了家里的所有家务,将家里打理得井井有条,且有一手好厨艺。平时龚奶奶和老伴,与一些朋友常常结伴短途旅游,一起游览山川美景;每到周末或节假日,出嫁的两个女儿带着一家子回家和父母团聚,外孙们都对外婆的手艺非常捧场,家里欢声笑语不断。但不幸的是,前年龚奶奶的老伴因意外去世了,龚奶奶一下子老了很多,也不爱出去了……外孙们对他们的父母悄悄地说:"外婆烧的菜没有以前好吃了,还老是烧煳了。"

【思考】

1.结合龚奶奶的表现,她可能出现了什么问题?
2.请简述人体老化的原因、特点以及老年期的生理和心理特点。

1-6 思维导图:老年期身心特点

【知识学习】

一、老化理论

目前关于人体老化的理论有很多,包括遗传程序衰老学说、基因突变理论、自由基理论、细胞定时老化理论、神经-内分泌理论、免疫理论、细胞耗损理论等,多从生物学、心理学、社会学三方面探讨。

(一)老化的生物学理论

老化的生物学理论是应用生物学解释老化过程中的生理变化,包括两类:一是生理结构性损伤理论,这些理论认为老化是个体在出生后,人体在与生活环境互动过程中产生的生理结构的损伤,包括免疫理论、交联理论、细胞耗损理论、自由基理论等。二是基因理论,这些理论认为个体的老化与遗传基因有关,包括细胞定时老化理论、端粒-端粒酶假说、长寿基因理论等。其中细胞定时老化理论、自由基理论是目前最被广泛接受的两个理论。

1.细胞定时老化理论   即海弗利克极限(Hayflick Limit)理论。1962 年,海弗利克(Leonard Hayflick)通过研究观察到人体细胞的分裂能力有一个上限,大概在达到 50 次的分裂后,这些细胞的分裂次数减少并产生不规则的分裂现象,分裂产生的细胞出现形状扭曲及体积变化,紧跟着细胞死亡,此过程被认为是不可逆的。

海弗利克教授基于反复研究认为:生物有机体的寿命与"生物时钟"有关,在受孕时就由基因安排好了。例如人类细胞可以分裂 50 次,据此推算人体的最高寿命约为 120 岁。

2.自由基理论   自由基(free radical)理论由美国林肯大学医学院丹汉・哈曼博士(Denham Harmam Ph. D)于 1954 年提出,20 年后,自由基理论才逐渐被接受,成为科学界一致认同的老化理论。自由基理论认为所有生物的衰老和死亡是受遗传因素和环境因素共同作用的结果。

正常的原子具有成对的电子,而自由基是含有不成对电子的物质,其结构是很不稳定的。自由基为了稳定自己的结构,会攻击细胞内其他正常的原子以抢夺它们的电子,所以对细胞具有强大的杀伤力。

人体内自由基来源有内源性和外源性两种。内源性自由基多在细胞的正常新陈代谢过程中产生,这些氧自由基对侵入体内的细菌有很强的杀伤力,具有清除炎症和化学物质的能力,在正常情况下,大约有 2%～5% 的多余内源性自由基会成为有害的物质;外源性自由基则源于各种环境污染、紫外线、放射线、吸烟、杀虫剂及许多化学药品,尤其是环境污染会导致体内有害自由基的大量增加。

体内有害自由基对人类细胞的攻击可分成细胞膜损害和 DNA 损害两种。一是自由基攻击细胞膜上的不饱和脂肪酸,然后形成脂肪过氧化酶,导致血管内壁的低密度胆固醇(LDL)被氧化并且抑制了具有保护作用的酶,这是造成动脉硬化、冠状动脉疾病、糖尿病、关节炎、白内障、老化的原因。二是自由基深入到细胞核攻击 DNA,引起遗传信息改变,导致基因突变,诱发肿瘤的发生,或诱导老化基因的出现,促进老化的进展及加速。

科学家们估计约有 80%～90% 的老化性、退行性疾病与体内过剩的自由基有关,如肿瘤、失智症、帕金森病、肺气肿、脑卒中、类风湿关节炎、多发性硬化、皱纹形成等。

由细胞合成的各种抗氧化酶[如过氧化物歧化酶(SOD)]以及体内自然产生的一些物质(如尿酸)等组成了人体对抗自由基的防线,但由于年龄增长、体质改变、环境因素等因素的影响,人体内的抗氧化酶可能出现供应不足的情况。

人类通过呼吸吸入大量的正常氧及单氧,或摄入如维生素 E、维生素 C、β-胡萝卜素等物质保持体内有足够的抗氧化物质,以确保体内自由基产生系统与抗氧化系统保持平衡,避免过剩的自由基对人体产生伤害。

(二)老化的社会学理论

老化的社会学理论着重在了解和解释社会互动、社会期待、社会制度与价值观对老化过程适应的影响。

1.退隐理论   Cumming 和 Henry 于 1961 年提出退隐理论。该理论主张社会平衡状态的维持,决定于社会发展与老年人退出相互作用所形成的彼此有益的过程,是一种有制度、有秩序、平稳的权力和义务的转移。

对于老年人来说,随着健康状况的恶化与体力的衰退,逐渐无法适应现存社会中的角色、人际关系、价值体系等,继而采取退隐的策略来保护自己;从社会功能角度来说,则是老年人已无力继续为社会做出贡献,便应该退出社会,让年轻人取而代之,才能维持社会的新陈代谢与均衡。

2. 活动理论 Harvighurst 等于 1963 年提出活动理论。该理论认为"活动"是人类生存和发展的基本形式,是人类与周围事物交流与改造的过程。主张老年人与中年人一样,有活动的心理性和社会性需求,而社会活动是生活的基础,是老年人认识自我、寻找生活意义的主要途径,老年人继续参与社会活动,有利于带来满意的生活。认为老年人放弃他们从前的角色时,会感到失落、被排除、自尊消失等。

3. 持续理论 Neugarten 等于 1968 年提出持续理论。该理论认为个体会为了适应人生不同阶段的生活而适时改变人格,以便成功地适应老化过程。个体的人格及行为特征是由环境影响与社会增强结果塑造出来的,从成熟期至老年期会发展成较稳定的价值观、态度、标准及习惯,这些是形成人格的一部分,即使个体步入老年期,仍依照一般生活形态而老化,不断适应而继续到人生终点。

(三)老化的心理学理论

老化的心理学理论着重于解释老化过程对老年人的认知思考、心智行为与学习动机的影响。

1. 埃里克森(Erikson)的人格发展理论 该理论强调文化与社会环境在人格发展中的重要作用,认为人的发展包括生物、心理和社会三方面八个阶段的变化过程,每一个阶段都有这个阶段应该完成的任务(表 1-2-1),若能顺利完成或胜任该任务,个体将呈现正向的自我概念及对生命的正向态度;相反,人生则出现失败的停滞或扭曲发展现象。老年人处于第八个人生阶段,在这阶段老年人回顾过去,思考生命的意义与重要性,如果对自己过去所做的选择与结果感到满足,则怀着充实感情与世告别;若是对自己的一生不满意,则会对已经失去的机会感到惋惜,对即将来临的生命结束感到无奈与失望。

表 1-2-1 埃里克森(Erikson)人格发展理论各阶段的发展任务

阶段	心理社会危机	心理社会品质
婴儿期(0～1.5岁)	信任对不信任	希望
幼儿期(1.5～3岁)	自主对害羞或怀疑	意志力
学龄初期(3～6岁)	主动对内疚	目标,勇气
学龄期(6～12岁)	勤奋对自卑	能力
青春期(12～18岁)	自我同一性对角色混乱	忠诚
成年早期(18～25岁)	亲密对孤独或隔离	爱
成年期(25～65岁)	生育对停滞或自我专注	关心
成熟期(65岁及以上)	自我调整或完整对遗憾或绝望	睿智

2. 人的基本需要层次理论 马斯洛于 1954 年提出人的基本需要层次理论。该理论的中心论点是:人类受许多基本需要的支配,这些需要指导人类发生行为,直至需要获得满足。这些需要有先后层次的倾向,一般当较低层次的需要获得满足后,才会出现对高层次的需

求,人一生中的需要在各层次中不断变化,总体是向高层次的需要努力。马斯洛提出人的基本需要包括生理需要、安全需要、归属和爱的需要、尊重需要和自我实现需要5个方面。

在此基础上,卡利什提出在生理与安全需要之间加入一个新的层次,即活动、操纵、探险、好奇以及性的需要。

(四)老化理论对照护工作的指导意义

老化是一个复杂的过程,老化理论从生物、社会、心理不同层面揭示了老化现象和原因,有助于照护者对老年人提供完整而个性化的照护措施。

照护者要明确不同的理论是从不同角度以及不同老年人群来研究的,理论有其适用范围与局限性。因此,照护者应对需要照护的老年人进行全面的综合评估,以理论为依据进行分析、理解和解释老年人的老化表现、发展状况、行为表现的可能原因,协助老年人适应这些变化,促进老年人的心理健康发展,正确面对老化甚至死亡,提高老年人的生活质量。

1-7 PPT:老化与老化理论

二、老年期退行性变化

老化是一种正常但不可逆的持续性过程,是人体结构及功能随时间流逝而累积的变化。正常的老化并不是疾病,但老化造成身体很多功能的改变,因而产生某种程度的障碍。

细胞、组织至器官的老化,使人体产生结构及功能的持续衰退,在生理、心理和社会方面均有相应的改变。生理功能改变表现为:心肺功能降低,肾及膀胱功能降低,消化系统运作速度减慢,葡萄糖耐受力下降,性激素分泌减少,生殖系统功能减退及性征改变,神经系统全面衰退,肌力下降,骨密度下降,关节稳定性及灵活性变差。心理方面改变表现为:知觉、记忆、认知、思考、情绪、学习动机等能力与人格的改变等。社会方面改变表现为:老年人的社会角色、地位、权势与义务等随着老年人生理、心理的改变而变化。

下面主要阐述老年期常见的退行性变化。

(一)老年期感知觉减退

人进入50岁以后,各种感知觉都开始出现退行性变化,60岁以后,随着年龄的增长,感知觉衰退现象越来越明显,最明显的是视觉和听觉。

1. 视觉减退 表现为视觉敏锐度下降,即在正常距离内看清物体的能力减弱;视野缩小,与中央视觉相比,边缘视觉明显衰弱;聚焦能力减弱,距离变化时,双眼聚焦于物体的能力衰减;暗适应所需时间延长。

2. 听觉减退 随着年龄的增长,老年人听觉的敏锐度逐渐丧失,其中以对高音的听力减弱更明显。研究发现,近65%的老年人存在听力减退或听力缺陷,50~60岁是中国人听力减退的转折期,60岁以后听力逐渐下降,80岁以后下降尤为明显。

3. 味觉嗅觉减退 味觉最灵敏的时期是20~50岁,50岁以后逐渐减退,70岁急剧减退。由于味蕾萎缩,在60岁以后对咸、甜、苦和酸等刺激物的感受性明显减退,最早一般发生在舌尖,逐渐蔓延到舌后部。而在60~80岁的老年人中,约有20%的人失去嗅觉。

4. 触觉痛觉减退 55岁以后触觉急剧减退。对脸和手的触觉实验指出,65岁时触觉判断的错误率明显增加。老年人的痛觉逐渐迟钝,其身体各部位痛觉减退快慢不一,额部和手臂一般比腿部严重。

(二)老年期记忆衰退

研究表明,个体记忆的"黄金时期"是少年期开始到成年期,在 40～50 岁期间可出现较为明显的衰退,其后维持相对稳定,70 岁之后便进入更加明显的记忆衰退时期。

1. 老年期记忆衰退特点　记忆老化并非记忆的各个方面全面或同时衰退,衰退的速度和程度因记忆过程和影响因素等的不同而呈现出老年人的特殊性。①老年人机械记忆衰退明显,意义记忆较机械记忆衰退为慢;②再认能力表现出逐渐老化现象,但再认比回忆保持较好;③识记和回忆"姓氏"最难。研究表明,"姓氏"的回忆在 50 岁后就出现衰退趋势,60 岁以后衰退日益明显,80 岁组的成绩仅仅是 20 岁组的 30%。所以,识记和回忆人的姓名是老年人最常见的烦恼。

2. 老年期记忆障碍的影响因素　老年期记忆障碍主要表现在信息提取困难,可能是编码储存和提取过程困难相互作用的结果。研究表明,老年人的学习记忆较多依赖于长时记忆,难以建立与过去经验无关的全新联系,而这种现象与老年人较少主动地运用记忆策略和方法有关。另外,文化因素对记忆影响显著。

3. 老年期记忆衰退的机制　关于记忆随年龄的增长而衰退的机制,代表性理论主要有:

(1)加工速度理论　该理论认为,加工速度减慢是老年人认知(记忆)衰退的主要原因。加工速度包括反应速度、感觉运动速度、知觉速度和认知速度。随年龄的增长,由于中枢神经系统的功能老化,老年人的反应速度越来越慢,这导致记忆加工速度变慢。

(2)工作记忆理论　该理论认为,老年人发生认知(记忆)功能衰退是因为他们缺乏信息加工资源,即缺少一种"自我启动加工"的能力。研究表明,成人的工作记忆随年龄的增长而下降。因此,工作记忆容量随年龄增长而变小是老年期记忆衰退的另一根本原因。

4. 老年期记忆延缓弥补　老年人记忆的变化具有可塑性,可借助有意识的干预及发掘记忆潜能来改善老年人的记忆。①应采取耳听、眼看、口诵、手写等多种感知动作加强记忆;②建立良好的日常生活秩序,如必做的事情可以写备忘录(如按时服药)、规定事项提示注意等;③放缓学习和做事情的节奏,按适合自己的速度从容地处理各项工作;④有意识地进行改善记忆的训练,提醒自己注重运用记忆策略,如运用复述、背诵、归类、创编联系、联想、组合、想象等有效记忆方法以加强记忆效果;⑤增强记得住的信心,不能背"遗忘"的包袱,以顽强的意志改善记忆,延缓记忆衰退。

(三)老年期智力减退

智力是综合心理特征,由很多因素构成,老年人智力减退并不意味着各因素以同一速度衰减,其变化存在不平衡性。霍恩和卡特尔将智力分成液态智力和晶态智力两类。

1. 液态智力　指获得新观念,洞察复杂关系的能力,主要与人的神经系统的生理结构和功能有关,如知觉整合能力、近事记忆能力和注意力等。液态智力随年龄增长而减退较早,老年人下降更为明显。

2. 晶态智力　与后天的知识、文化及经验的积累有关,如词汇、理解力和常识等。健康成年人晶态智力并不随增龄而逐渐减退,随着后天的学习、经验的积累,有的甚至还有所提高。

(四)老年期人格特征

研究表明,老年人的人格表现出基本稳定的倾向,一般具有以下共同特点:

1.不安全感 体现在身体健康和经济保障两个方面。老年人身体各系统和器官逐渐发生器质性和功能性变化,所以他们担心自己的健康状况,对身体功能非常敏感。经济方面,则表现在老年人对生活保障以及疾病的医疗护理保障的担忧。

1-8 PPT/视频:认知功能评估

2.孤独感 各方面的原因导致老年人的孤独感,最普遍的是老年人在家庭关系中的失落感。老年人希望能享受天伦之乐,但是目前的家庭结构、子女工作忙碌等,往往使老人的希望落空,表现出内心孤独;离退休老人则可因为权势失落或对退休生活的不适应,诱发孤独、失落感以及信息缺乏。

3.适应性差 老年人较少主动地体验和接受新的生活方式,表现为对周围环境的态度较为被动,依恋已有的习惯,不容易适应新环境和新情境。学习新东西有困难,对意外事件的应变性相对较差。

4.拘泥刻板性 有研究发现,人到53岁以后刻板性就逐渐增强。老年人在解决问题时为了判断结果的准确性而使决断速度减慢。同时老年人经验丰富,并希望子女接受自己处事的经验方式,对由此而引发的矛盾不易理解,从而加剧矛盾。

5.回忆往事 老年人的心理世界逐渐表现出由主动向被动,由朝向外部世界转为朝向内部世界。因此很容易回忆往事,遇事容易联想到往事,年龄越大,这种趋势越明显。

Reichard(1962)将老年人的人格分成五种类型。①成熟型,能积极面对事实,悠闲自在,理解衰老、死亡;②安乐型,在物质或精神上期待别人援助,外表悠闲自得,不喜欢工作;③防御型,观念上固执、刻板,自我防御机制较强,不喜欢依赖他人、不服老,以不停的活动抑制衰老的恐惧;④愤怒型,不满现状,不承认衰老的事实,把失败归咎于客观,并表示出敌意和攻击性;⑤自我谴责型,把不幸全归咎于自己,对人、事、物持悲观、沮丧、失望甚至绝望的态度。

1-9 PPT/视频:人格评估

【案例讨论】

方伯伯,61岁,3年前从中学校长岗位上退下来,1年前退休,曾经是一位物理教师,平时生活非常讲究,擅厨艺。退休至今一直闷闷不乐,老伴问他只说"感觉很失落"。

1.请分析方伯伯目前的情况和面临的问题,并应用适宜的老化理论进行解释。

2.协助家人拟订干预措施。

1-10 扫码答题:老年期身心特点

1-11 视频:老年人的生理功能改变和患病特点

第三节　整合照护的起源与发展

学习目标

■素质目标:具备关心、尊重老人的职业素养,以此指导自身的照护活动。

■知识目标:掌握整合照护和长期照护的概念;熟悉我国目前提供老年照护服务的情况及存在的问题;了解各国老年照护服务资源整合的模式及整合照护分析框架。

■技能目标:能应用整合照护相关知识分析实例。

【情景导入】

黄爷爷,73岁,与72岁的老伴李奶奶一起住在一套公寓中。李奶奶近10年来4次因脑血栓、血压骤升住院。目前,李奶奶说话口齿不清,与别人交流时,反应缓慢,只能说出单个的字或简单的词语,四肢肌力减退,平衡能力差,曾好几次被发现跌倒在地上无法起来,生活起居主要依靠黄爷爷照护。子女则在周末到家里,为老人购买一些生活用品,承担部分的照护任务。前几天,黄爷爷觉得头晕、呕吐,到小区的卫生服务中心就诊后,医生建议他到"大医院"去进行检查,但是临近春节,儿女们也没有空闲,黄爷爷对如何处理李奶奶的生活起居和自己的医院就诊问题感到非常苦恼。

【思考】

1.对于黄爷爷和李奶奶这样的情况你认为应该建立何种体系来提供有效的帮助? 这个体系应该包含哪些机构或部门?

2.对于医养结合你是如何看待的? 你认为应该如何实践?

【知识学习】

1-12 思维导图:整合照护起源及发展

一、整合照护和长期照护

(一)整合照护

1. 概念　世界卫生组织(WHO)欧洲办公室于2001年提出整合照护(integrated care)这个概念,并定义为:一种集疾病诊断、治疗、护理、康复和健康促进等相关卫生保健服务,并全面管理和协调各项服务,以提高卫生保健服务的可及性、公平性、效率和患者的满意度。各国对整合照护概念的阐述并不完全一致,这与整合照护涉及不同的学科,从不同的专业视角出发,具有多样化的目标需求相关。在欧盟国家的研究报告和政策文件中,多数将整合照护描述为:"将诊断、治疗、护理、康复、健康促进等相关服务的输入、传递、管理和组织连接起来,以提高服务的质量和效率"。

有学者提出"整合照护"包括以下几种形式:①由单一组织提供卫生和社会服务;②由一个以上的组织联合(共同)提供卫生和社会服务;③连接初级和次级健康照料;④在单一部门内连接不同层次的照料,如精神健康服务;⑤连接预防和治疗服务。其特点是在卫生和社会服务提供过程及其体系建设中,着重对碎片化的照料资源进行整合,从而实现以被照料者为中心的居家、社区和机构照料有效统合,并提供不间断的、高质量的照料。

2.分类　依据整合方向和功能整合方面来进行划分是比较典型的"整合照护"分类方法。

(1)依据整合方向　可分为垂直整合和横向整合,垂直整合是对初级照护和进一步照护的整合,而横向整合是指对健康照护和社会照护的整合。

(2)依据功能整合方面　可分为:①功能性整合,协调关键部门的行动,如资金管理、人力资源、政策规划、信息管理和质量提高等。②组织性整合,是在医疗机构之间创建工作网络或建立策略性联盟。③专业性整合,是在各机构和组织之内或之间的医疗照料专家间协同工作,建立联系或进行策略性联合。④医疗整合,主要是向被照料者提供照料服务方面,协调多元化的个人的、功能性的需求。

根据英国国家卫生服务联盟提供的信息,整合是否成功受以下因素的重要影响:"规范的整合",即共同价值在协调工作和保证健康照料服务传递中所产生的协调效用;"系统的整合",即在各层次组织上的规则和政策的一致性。

(二)长期照护

1.概念　"长期照护"一词源于英文"long term care"。美国学者桑特勒和纽恩将其界定为:在持续的一段时间内,给丧失活动能力或从未有过某种程度活动能力的人提供一系列健康护理、个人照料和社会服务项目。这一定义强调持续性、针对特定对象和提供服务的内容这三个基本要素。

2000年,世界卫生组织发布的《建立老年人长期照护政策的国际共识》的报告(中文版)中这个词被译为"长期照顾"(2016年改译成"长期照护"),并定义为:由非正式提供照护者(家庭、朋友和/或邻居)和专业人员(卫生、社会和其他)开展的活动系统,以确保缺乏自理能力的人能根据个人的需求优先选择服务以保持最高可能的生活质量,并享有最大可能的独立、自主、参与、个人充实和人类尊严。

我国于1995年引入这个概念,是指为老年人提供的一系列长期性的(除常规医院短期治疗之外的)卫生服务,包括医疗、护理和生活服务等,是政府和社会专门针对失能老人作出的政策设计和制度安排。

2.分类　长期照护可按不同标准进行分类。

(1)依据是否付费　分为非正式照护和正式照护两类。

(2)依据护理级别　分为医护人员照护、中级照护、照料式照护三类。

(3)其他类型　家庭健康护理、成人日间护理、援助护理、临终关怀等。

3.内涵　长期照护是由人口老龄化催化产生的。20世纪中期,发达国家先后进入老龄化社会,使医疗保险和医疗服务面临巨大的压力。关于欧美国家医疗费用等方面的研究表明:人口老龄化是医疗费用大幅度增长及"临终前的短期医疗费用"大幅增加的主要原因。基于此,各国进行相应改革,具体思路是:将属于临床护士的工作如日常生活照料、非治疗性的护理和康复服务从医疗服务中划分出来,形成一个独立的专业和职业,即"长期照护",其主要内容是为失能、半失能人群提供生活照料、康复护理、精神慰藉、社会交往和临终关怀等综合性、专业化的服务,目标是延缓老年人慢性病的病情发展,尽可能地维持老年人生理功能和精神健康。

国内研究者将提供照护服务的原则归纳为"连续性、自主性、自立性"。①连续性,即"原址安老(ageing in place)",关注老年人生活的社会环境和人文环境,提倡老年人能在自己长期居住的住宅和社区中安度晚年;②自立性,强调保护、维持和尽量发挥老年人的自理能力,即重视功能康复;③自主性,强调老年人自己作出选择和决定的权利等。

(三)整合照护与长期照护的关系

整合照护和长期照护两者既有区别又密切相关,整合的理念有助于长期照护体系的进一步完善。

整合照护最早在欧洲提出,旨在克服原有的健康照护系统中存在的不连贯、碎片化问题,将健康照护和社会照护整合成系统或网络,为健康弱势群体提供可及性服务,增进服务质量与成本效益。其更注重于碎片化资源的整合、资源利用的有效性和可及性,是今后世界医疗照护体系的发展趋势。

长期照护区别于临床医疗护理提供的照护服务,其服务对象主要定义为失能、半失能人群。长期照护虽然包括了家庭照料,但又有本质上的区别,是在特定的政治、经济、文化、社会背景下制定的,由多个部门构成的一种制度性安排,而不是简单的生活照料,它具有以下特征:①提供正规化和专业性服务;②时间跨度上的长期性;③体现在为服务对象提供照护服务的连续性。

整合照护和长期照护的共同理念是:以服务对象为中心,由跨专业的团队为个体提供健康照护。

二、整合照护的国际经验

(一)世界各国的整合照护模式

1.英国模式 英国政府为解决国民保健服务体系(NHS)与地区政府所提供的老年人照护服务相分离的问题,于1974年开始对国民保健服务体系(NHS)进行调整,建立了区域医疗部门负责规划、提供和协调服务,并由相关专业人员负责基础照护、社区保健服务和医院服务的提供。成立联合协商委员会(Joint Consultative Committees)加强区域医疗部门与社会服务部门之间的合作,实现医疗保健和照护服务的协调。2013年《医疗社会照护法案》实施,规定依托地方政府主导的健康与福利委员会促进社区保健服务、医院服务、社会照护服务与公共卫生服务的整合。同时为使服务使用者不需要在不同服务系统间奔走,成立照护信托机构(Care Trusts),实施联合型的服务提供模式,促进了服务提供上的有效整合。由不同专业人员联合组成的快速响应团队(Rapid Response Teams)和社区评估与康复团队(Community Assessment and Rehabilitation Teams)实现了不同服务间的快速转换和不同服务机构间的有效沟通与联系。

2.美国模式 "全方位老年照护服务项目"(The Program of All-inclusive Care for the Elderly,PACE)于1986年在全美实施。该项目立足于社区,专门针对老年人医疗保健和社会照护的综合性服务供给模式,由老年管理部门、健康服务部门和州政府共同负责管理,由

"医疗照护制度"(Medicare)和"医疗援助制度"(Medicaid)进行费用支付。1997年,PACE被正式确立为在医疗保险支付范围内的永久性服务项目,以PACE中心(PACE Center)的形式进行运作,即由一个单一的机构就各类老年照护服务进行全方位和一体化提供,所提供的服务包括日间照护(如餐饮、营养咨询、社会工作和个人照护)、医疗护理、家庭医疗、必需的处方药、社会服务、专科治疗、临时看护、住院治疗等。PACE中心组建了包含医生、护理师、诊所护士、治疗师、家庭医疗护士、社会工作者、护工、司机等在内的跨专业工作团队。该团队为服务对象进行综合评估,制订个体化的照护方案,提供相应的照护服务,并依据其需求变化进行定期评估和方案调整。

3. 丹麦模式　丹麦于20世纪80年代初大力推进老年照护服务的资源整合。为解决服务的分散化,丹麦正式将包括医疗、保健、护理、照护在内的各类服务都整合进同一个组织框架下,在市级层面对照护服务进行统一管理。例如,斯凯温市的"24小时整合性医疗和社会照护"(24-hour Integrated Health and Social Care)计划。为增强医疗服务与社会照护服务的连续性,部分地区通过市与郡之间的协议开展"良好合作实践"(Good Cooperation Practice)项目,促进医院与市政府在老年人住院和出院时进行合作,以记录市民的照护信息的"市民册"(citizen booklet)促进了照护者、服务使用者、市工作人员、医院工作人员之间的沟通与联系。卫生信息化(Medical Communication)项目的实施使照护服务使用者的相关信息能够在医院与社会照护部门之间进行电子化传递与交流,促进医疗与社会照护服务的有效衔接。

4. 日本模式　日本在老年人照护保障方面已逐渐构建起比较成熟和体系化的老年人照护服务模式。2005年修订的《介护保险法》致力于打造社区整合照护体系,即根据社区内老年人的居住情况、生活风险、照护需要和需求变化,为他们提供有针对性的、持续的服务。该体系建设的政策目标体现在5个方面:①强化医疗与介护服务的结合;②采用24小时定期巡视以及时发现和处理各种情况,提升入户服务质量;③重视自立支援型预防服务,延缓轻症老人进入介护状态;④多元化的生活支援服务;⑤老年人住宅修缮。社区建立整合照护中心,承担咨询、维权、介护管理、介护预防管理、介护预防支援等功能,服务团队中有保健师、社会福利师、护士、介护支援专员(经理人)等。同时,小规模的服务机构"团体家屋",倡导在家庭氛围下向轻症的需要介护者和需要支援者提供日间照护、临时托管和入户服务,有效提升了使用者的满意度。

5. 德国模式　为了减轻被照护者的负担,德国政府决定让长期照护保险基金来协调参保人的所有活动,期望他们可以获得连续的、综合性的服务。设置专门的协调部门来整合急性照护和长期照护部门间的工作,同时发展一些联合工作的策略,如组织不同学科的专家召开圆桌会议,促进交流和相互理解,讨论照护计划的制订、照护供给机构的匹配以及实施一些实验性项目。

人口老龄化促使各国在长期照护服务的组织和提供方面开展研究和各种尝试,除了以上模式之外,澳大利亚的入住风险干预计划(Hospital Admission Risk Program,HARP)、加拿大的老年人综合护理制度(System of Integrated Care for Older Persons,SIPA)、意大利的整合卫生保健(Integrated Care)项目等都各有特点。

(二)整合照护分析框架

各国长期照护资源的整合各有特点,有学者提出了整合照护体系分析框架,将整合的程度从弱到强分为以下 3 个层次。

1.连接方式 是指为满足服务需求者的需要,服务供给的各部分或部门之间以签订契约和有效沟通的方式来促进照护的转介与协作。但各部分或部门均有各自的领域、标准、服务责任、运作规则,并在其管辖范围内行使职能。照护对象的需求由家属进行处理并可获得足够的照护资源。

2.合作方式 是指医疗服务系统之间的照护过程由明确的机构和管理人员进行协调,是一种相对结构化的整合形式,可减少服务供给上的混乱,以及不同部门和系统之间的碎片化和不连续性。其适用对象为中度至重度、接受短期或长期特殊服务的大范围人群,与"连接"方式相比其关键点在于,当出现紧急或复杂的情况时,系统和个人协同发挥作用。

3.完全整合方式 实质上是一种完全融合的服务供给状态,是指将多元体系中的供给责任与服务资源基于同一个系统进行协调和整合,形成新的工作流程,并进行直接控制与管理,即通过获得所有的资源控制权创造一个互融互通的系统来协调资源、分配服务。

老年照护服务的供给涉及组织和提供两个层面。①组织层面即服务供给的决策环节,包含服务的行政与组织部门,以及有关服务供给的制度与管理等要素;②提供层面即服务的实际递送环节,包含各类服务的实际提供者、提供内容。这两个层面上整合程度的不同可形成不同的照护服务供给模式(图 1-3-1),而模式的划分是反映整合程度上的递进以及整合方式上的区分,并无优劣之分,应根据实际条件,从需要性和适宜性的角度出发选择相应的整合模式。另外,学者也从资格审查、临床服务、服务传递、信息、案例管理、资金筹集、受益和需要等维度来进一步分析整合照护不同程度间的区别。

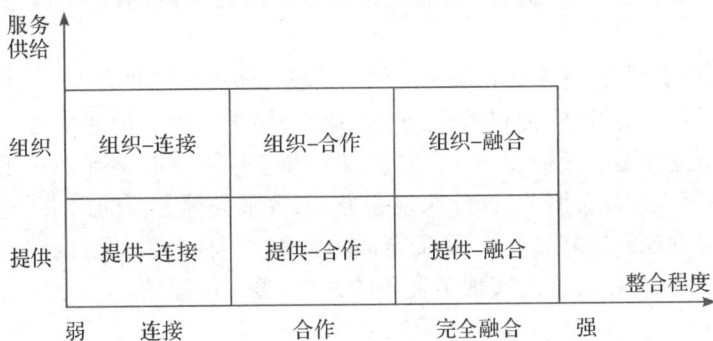

图 1-3-1 老年照护服务供给的整合模式

三、我国照护服务整合模式和发展预期

(一)我国老年照护服务供给现状

自 20 世纪 90 年代以来,老龄化带来的一系列问题引起我国政府对老龄事业的高度关注,先后出台《中国老龄工作七年发展纲要(1994—2000 年)》《中华人民共和国老年人权益保障法》《社会养老服务体系建设规划(2011—2015 年)》《关于推进医疗卫生与养老服务相结合的指导意见》等一系列相关政策与法律法规。面对不断提升的社会养老服务需求,目前已初步形成包括养老照护服务与医疗护理服务在内的老年照护服务体系。有学者针对我国的老年照护服务供给现状应用整合照护分析框架进行分析,提出存在组织与提供层面的"分离供给"问题,导致出现照护服务的有效供给不足,社会养老服务需求无法在整体上得到满

足的现象。

组织层面的分离是指我国老年照护服务供给涉及民政、卫计(现卫健)、人社、国土、金融等多个政府职能部门。各政府部门的职能分工不同,导致各部门对老年照护服务供给的决策认识以及运行激励存在差异。

而提供层面的分离则主要体现在两个方面:一是老年人所需的养老照护服务与医疗护理服务分别由两个服务系统提供,两个系统各自运行,服务提供机构各自设置,使得老年人的医疗、康复、护理、照护等服务往往无法在同一机构内得到全面的解决;二是指社会养老服务体系中的居家、社区和机构照护服务,这三者相对独立,各类服务之间缺少相互联系以及转介机制,导致服务提供上缺乏连续性,不同机构之间的竞争也形成了资源利用上的不合理性。

(二)我国老年照护服务整合发展预期

提升老年照护服务的质量需要从照护服务组织和提供两个层面着手,将国家、市场和非营利组织等社会力量整合至长期照护服务供给体系之中,促进协同机制的完善和螺旋上升。

1. 从组织层面着手,完善老年照护服务供给沟通和协调机制 老年照护服务供给的有效整合需强化政府主导作用。2018 年 2 月组建成立国家卫生健康委员会(简称"国家卫健委"),是我国医疗照护资源整合的组织层面上的重要举措,从政府职能上更符合"健康中国"战略,也体现了全民健康管理上升到基本国策。"医养结合"作为国家卫健委的主要职能之一,其定位在基层医疗卫生机构,将有利于推进老年照护资源的有效整合,从而有效落实供给政策。同时,应加强各职能部门之间的决策和政策沟通与协调,形成政策的一贯性和连续性。

2. 从提供层面着手,搭建多元化服务主体的信息化服务传递平台

(1)以"互联网+"为载体,构建医疗、护理、康复、照护等服务传递平台 构建适合我国国情的线上、线下立体型医疗护理和社会照护服务传递平台,实现老年照护服务资源的集约化管理。根据老年人在社会服务、医疗康复服务、家政服务等方面的需求分析,依托现代信息化手段,有针对性地提供高效优质、覆盖全面的服务。当前开发的云医院、智慧养老平台、养老院管理系统等在一定程度上实现了资源的共享,需在保障信息安全的基础上做到信息动态管理。

(2)以规范化为抓手,加快健全老年照护管理制度 我国目前的老年照护管理制度尚需完善和健全,这也是我国推行整合性照护服务需首先解决的问题。一是建立科学的评估体系,对老年人的照护需求做好综合评定与跟踪管理。另外,还要严格规范老年照护管理流程,对照护使用者选择、需求评估、照护方案设计、服务提供、服务监督等各个照护管理环节进行规范化和标准化管理。二是依托社区或基层卫生医疗机构设立专门的老年照护管理机构,组建跨学科、跨专业的老年照护管理者团队,对有照护需求的老年人进行个体化管理。

(3)多元平衡发展,促进协同供给机制的建立和完善 强化政府引导作用,平衡政府、社会和家庭在老年照护方面的责任,建立健全家庭照料者的支持系统,并提供有效的经济和心理支持,调动非正式照护的积极性。根据不同区域经济发展、医疗护理和社会服务体系发展情况,结合老年照护服务的需求情况,推进医疗服务机构与养老照护机构之间基于各自优势功能开展多种形式的协作;同时,以社区为单元,促进区域内不同类型的医疗卫生机构和养老机构的协作或整合,使老年人在治疗、康复、健康和临终,以及自理、半失能和完全失能等

各个时期,获得顺畅的服务对接与转介安排,快速获得当下所需的照护服务。

【案例讨论】

　　文化社区是一个位于中心城市的老小区,居住人口中老年人占常住人口的30%以上,目前社区卫生服务中心正在招聘健康管理师一职,请你谈谈:

　　1.在目前医养结合的大健康理念之下,健康管理师的职责有哪些?

　　2.如果你要去应聘这个岗位,你应该做好哪些准备?

（黄金银　许　瑛　陈　燕）

第二章　老年综合评估

学习目标

■素质目标:具备关心、尊重老年人的职业素养,在老年人评估过程中体现人文关怀。

■知识目标:掌握老年综合评估、日常生活能力、多重用药、虐待老年人的概念;掌握老年人日常生活活动能力评估的三个层次;掌握虐待老年人的分类;熟悉老年综合评估的内容和实施人员;熟悉老年人认知功能评估量表、抑郁量表、老年人家庭和社会功能评估常用量表的使用;熟悉老年人常见综合征(跌倒、尿失禁)的评估内容;了解老年人常见精神心理问题的评估内容;了解多重用药评估工具。

■技能目标:学会使用日常生活活动能力评估量表、简易精神状态检查量表、老年人抑郁量表、家庭受冲击程度评分表、照护者负担量表、社会支持量表,并能够对老年人进行评估。

【情景导入】

刘奶奶,72 岁,退休前是小学教师,患高血压 10 余年,长期服用降压药。2 个月前罹患脑卒中,目前左侧肢体偏瘫,不能自行行走,生活不能完全自理。刘奶奶个性比较固执,对自己能否康复失去信心,心情低落,任何事都提不起兴趣。近期刘奶奶以儿女工作忙,无法照料的理由,向某养老机构提出入住申请。今天上午,刘奶奶在家人陪伴下到该养老机构办理入住手续。

【思考】

1. 养老机构在收住老年人的时候需要考虑哪些因素?

2. 养老机构照护服务的提供和收费以什么为依据?

3. 如何评估刘奶奶的日常生活能力、认知功能、精神心理状态?

4. 刘奶奶的家庭功能状态如何? 主要照护者是否存在照护压力?

2-1 PPT:老年综合评估概述

2-2 视频:老年综合评估概述

【知识学习】

2-3 思维导图:老年人综合评估

第一节 概 述

评估是对老年人提供相应照护服务的基础,通过评估可了解老年人身体、心理、家庭、社会等功能。评估人员需要根据老年人身体、心理、社会状况等进行综合评估。

1.老年综合评估概念 2017 年 5 月,第二届中国老年医学大会暨中华医学会第十四次全国老年医学学术会议在杭州召开,会议发布了我国首份《中国老年综合评估技术应用专家共识》,旨在规范推广老年综合评估技术的临床应用。同期,《中华老年医学杂志》刊登《老年综合评估技术应用中国专家共识》(以下简称《专家共识》),指出:老年综合评估(comprehensive geriatric assessment,CGA)是指采用多学科方法评估老年人的躯体情况、功能状态、心理健康和社会环境状况等,并据此制订以维持和改善老年人健康及功能状态为目的的治疗和照护计划,最大限度地提高老年人的生活质量。该共识指出老年综合评估是现代老年医学的核心技术之一,是筛查老年综合征的有效手段。

2.老年综合评估的发展和实施

(1)发展现状 2013 年 8 月,我国民政部发布《老年人能力评估标准》(MZ/T 039—2013),指出能力评估的内容包括日常生活活动、精神状态、感知觉与沟通、社会参与四个方面。当前,针对老年人的评估,各地均在不同程度地实施或探索。比如,广州市相关管理办法《广州市社区居家养老服务管理办法》(穗府办规〔2016〕16 号)、《广州市公办养老机构入住评估轮候管理办法》(穗民规字〔2017〕6 号)等规定,老年人申请社区居家养老服务政府资助或申请轮候入住公办养老机构,均要由第三方评估机构进行老年人照护需求等级评估,对老年人身体状况进行客观评价后给予相应的养老服务及资助。2019 年,北京市通过《北京市老年人能力综合评估实施办法(试行)》,对评估各项内容进行了详细阐述,评估结果也将作为申请失能老年人护理补贴、居家养老助残服务项目或补贴等的依据。浙江省浙江医院从 2011 年起开展老年综合评估,并研发了智慧老年综合评估软件。

(2)适用范围 老年综合评估适合 60 岁及以上(欧美国家推荐 65 岁及以上)人群,已出现生活或活动功能不全(尤其是最近恶化者)、已伴有老年综合征、老年共病、多重用药、合并精神方面问题、合并社会支持问题(独居、缺乏社会支持、疏于照护)及多次住院者。对于合并严重疾病(如疾病终末期、重症患者)、严重失智、完全失能的老年人及健康老年人酌情开展部分评估工作。

(3)实施建议 《专家共识》建议由具备老年综合评估资质的专职人员,或老年科特有的多学科团队成员如老年科医生、临床营养师、康复治疗师、临床药师、护师、精神卫生科医师等进行分别评估。根据评估者资质、完成评估所需时间、被评估对象所处环境、被评估者疾病等基础状态及评估目的的不同,老年综合评估的侧重点各有不同。

《专家共识》建议综合医院或老年病专科医院开展全面、详细的老年综合评估工作,从一般情况、共病、多重用药、躯体功能状况、精神心理状况、认知功能、营养状况、社会支持等方面全面评估患者,可采用不同版本的老年综合评估全版软件。综合医院或老年病专科医院门诊或社区卫生服务中心可采用老年综合评估速评软件,通过全版评估量表的简版、经过信度效度检验的简单问卷筛查,快速初筛是否合并老年综合征。而对中长期照护机构或居家养老的老年人,可采用一些自评量表或简单的他评问卷进行评估。老年综合评估工作的目的在于通过不同的初筛工具,多方面、多维度地评估患者是否合并老年综合征和残存功能情况,同时在老年综合征的综合管理中可作为疗效观察指标之一。

3. 具体评估内容

《专家共识》中提到,根据不同的评估需求,老年综合评估技术涉及17项内容,包含一般情况、视力、听力、口腔问题、躯体功能、营养状态、精神和心理状态、衰弱、老年肌少症、疼痛、睡眠状态、尿失禁、压疮、社会支持、居家环境、共病和多重用药等。对于某些失能、轻度失智老年人,由于其日常活动能力下降、认知功能问题,可开展部分老年功能评估。在评估过程中,一般情况评估通常包含姓名、性别、年龄、婚姻状况、身高、体重、吸烟、饮酒、文化程度、职业状况、业余爱好等。

2-4 扫码答题:老年综合评估概述

第二节　躯体功能状态评估

老年人躯体功能评估主要包括日常生活活动能力评估、跌倒风险评估、平衡与步态评估、吞咽功能评估等内容。

2-5 思维导图:躯体功能状态评估

一、日常生活活动能力评估

(一)日常生活活动分类

日常生活活动(activities of daily living, ADL)是指人们在每日生活中,为照护自己的衣、食、住、行,保持个人卫生整洁和进行独立的社区活动所必须反复进行的、最基本的一系列活动,这些活动是维持每天正常生活所必不可少的。日常生活活动能力又可以分为以下三个层次:

2-6 PPT/视频:日常生活能力评估介绍

1. 基本日常生活活动能力(basic activities of daily living, BADL)　是指基本的自身照护能力,包括每天的更衣、进食、修饰、如厕、洗澡和大小便控制等自理活动,以及转移、行走、上下楼梯等身体活动。这是老年人每天必须从事的日常生活活动。这一层次能力的下降,将影响老年人基本生活需要的满足。基本日常生活活动能力的评估不仅是评估老年人功能状态的指标,也是评估老年人是否需要补偿服务的指标。

2. 工具性日常生活活动能力(instrumental activities of daily living, IADL)　是指人们在居家或社区中独立生活所需的关键性的比较高级的技能,如家庭清洁和整理、使用电器设备和电话、购物、旅游、付账单、烹饪、洗衣等,这些活动或多或少需借助一定的工具来完成。IADL是在基本日常生活活动能力的基础上发展起来的体现人的社会属性的一系列活动。这一层次的功能改变,提示老年人是否能独立生活并具备良好的日常生活活动能力。

3. 高级日常生活活动能力(advanced activities of daily living, AADL)　包括娱乐、社交、职业工作、社会活动等能力,这些是与生活质量相关的高水平活动。高级日常生活活动能力是反映老年人的智能能动性和社会角色功能的能力。这一层次功能状态的能力下降,人的健康完整性会受到影响。

老年人日常生活活动能力评估常借助多种评估工具或量表完成。下面介绍常用于长期照护对象日常生活活动能力评估的工具及其使用方法。

(二)评估工具

1. 巴氏指数（Barthel Index） 又称巴氏量表，由美国 Florence Mahoney 和 Dorothy Barthel 于 20 世纪 50 年代中期设计并用于临床，1965 年首次发表，是医疗康复、长期护理机构应用最广、研究最多的日常生活能力评估量表。巴氏量表（附录一表 1）的评估内容共含 10 项，包括 7 项自我照护能力（进食、修饰/个人卫生、如厕、洗澡、穿脱衣服、大便控制、小便控制）、3 项行动能力（床椅移动、平地行走和上下楼梯能力）。每个项目从完全独立至完全依赖分为 2～4 个等级。

（1）适用范围 巴氏量表常用于长期护理对象的服务需求评估，以明确老年人需要什么程度的协助和康复护理训练。通过每个月的定期评估，可动态了解老年人的躯体功能状态和长期护理效果。在使用巴氏量表时，需要综合考虑以下内容：①老年人的生活习惯、文化素质、工作性质、所处的社会和家庭环境、所承担的社会角色以及老年人日常生活活动能力下降前的功能状况、评估时的心理状态和合作程度等；②评估中须注意加强对老年人的保护，避免发生意外；③尽量在同一环境下进行重复评估；④应按照时间顺序记录每次评估的时长和详细结果。

（2）结果判定 根据评分结果，判定如下：①100 分，为完全自理，表示老年人各项基本日常生活活动能力良好；②60～99 分，生活基本自理，表示有轻度功能障碍，能独立完成部分日常活动，需要一定帮助；③41～59 分，中度功能障碍，需要极大的帮助才能完成日常生活活动；④21～40 分，重度功能障碍，生活依赖明显；⑤≤20 分，生活完全依赖。

（3）量表的应用及改良 巴氏量表的优点为：①每个项目都有操作性定义，评分方法标准化；②以 5 分等距变量计分，方便统计分析；③项目简单，且完整地包括了基本的日常生活活动及行动项目；④评估省时、方便，即使非专业人员的评估结果也相当可靠；⑤具备良好的信效度，包括较好的内在一致性、重测信度、预测效度及聚合效度等。该量表的主要缺点是每个项目的评估无法敏感地显示出较小的功能变化与差异。如需增强评估的敏感性，需要更精确的工具反映其肌肉力量、平衡功能等变化。

改良巴氏指数评定量表（Modified Barthel Index，MBI）（附录一表 2）是根据我国国情进行改良后形成的、在康复医学领域得到广泛使用的量表。评估时注意：①在适当的时间和安全环境中进行，评估从简单容易的项目开始，逐渐过渡到较复杂困难的项目；②尽量以直接观察为主，在评估一些不便完成或较难控制的动作时，可询问老年人或家属；③评估老年人的真实能力，应记录"老年人能做什么"，只要老年人无须他人帮助，虽用辅助器也可归类为自理；④评估结果反映老年人 24 小时内的完成情况。

2. 工具性日常生活活动能力量表 工具性日常生活活动能力（IADL）与基本日常生活活动能力（BADL）相关，当个体因疾病或老化因素而致身体功能减退，通常会出现工具性日常生活活动功能的障碍。

（1）评估内容 IADL 量表（附录一表 3）共包括 8 个项目，即使用电话、上街购物、准备餐食（食物备制烹饪）、家务处理、洗衣、户外交通、服用药物、处理财务等能力，计分方式为各项采用 0～1 二分制。在评估男性长期照护对象时，准备餐食、家务处理及洗衣这 3 项可省略不评估。

(2)评估注意事项 ①评估前应与评估对象充分交谈,强调评估目的;②评估时按表格逐项询问,或可根据家属、护理人员等知情人的观察确定;③如果无从了解,或从未做过的项目,另外记录;④评估应以最近1个月的表现为准。

3.功能独立性量表(Functional Independence Measure,FIM) 功能独立性量表是比巴氏量表更为精细、全面的评估工具,它较全面地评估被评估对象身体、语言、认知和社会功能。

(1)评估内容 功能独立性量表共包含6类18项,包括:自我照护6项,即进食、梳洗修饰、洗澡、穿上衣、穿裤子和上厕所;括约肌控制2项,即小便控制和大便控制;转移能力3项,即床/椅/轮椅间、如厕、盆浴或淋浴;运动能力2项,即行走/轮椅、上下楼梯;交流2项,即理解和表达;社交3项,即社会互动、问题解决和记忆(附录一表4)。

(2)评分原则 每一项目最低1分,最高7分,依据老年人完成该项目任务需要他人协助的程度计分,量表总分18~126分。各项目的具体评分原则如下:

1)功能独立:是指活动中不需他人帮助。①完全独立(7分):构成活动的所有作业均能规范、完全地完成,不需修改,无须辅助设备或用品,并在合理的时间内完成;②有条件的独立(6分):项目中的一项或几项,活动中需要辅助设备、完成活动所需时间比正常的时间长、或有安全方面的考虑。

2)功能依赖:是指为了进行活动,老年人需要另一个人予以监护或身体的接触性帮助,或者不进行活动。①有条件的依赖:老年人付出50%或更多的努力,其所需的辅助水平分成:a.监护和准备(5分),老年人所需的帮助只限于备用、提示或劝告,帮助者和患者之间没有身体的接触或帮助者仅需帮助准备必需用品或帮助戴上矫形器;b.少量身体接触的帮助(4分),老年人所需的帮助只限于轻轻接触,自己能付出75%或以上的努力;c.中度身体接触的帮助(3分),老年人需要中度的帮助,自己能付出50%~74%的努力。②完全依赖:老年人需要一半以上的帮助或完全依赖他人,否则活动就不能进行。分为:a.大量身体接触的帮助(2分),老年人付出25%~49%的努力;b.完全依赖(1分),患者付出的努力小于25%。

(3)结果判定 根据评估结果判定老年人的依赖程度。①126分=完全独立;②108~125分=基本独立;③90~107分=有条件的独立或极轻度依赖;④72~89分=轻度依赖;⑤54~71分=中度依赖;⑥36~53分=重度依赖;⑦19~35分=极重度依赖;⑧小于等于18分=完全依赖。

二、平衡与步态评估

1.常用评估工具 门诊常用的初筛量表有计时起立行走测试法(Timed Up and Go Test,TUGT)。国际上广泛使用、信效度高、能更好评定被试平衡功能的有Tinetti量表(Tinetti Assessment Tool)(附录一表5),该量表包括平衡与步态评估两部分。

2.评估前准备 平衡和步态评估前均需要准备:①评估环境干净、明亮,行走的路面防滑平整;②一把结实无扶手的椅子;③测评表、笔、秒表等工具;④提前告知老年人穿舒适的鞋子和轻便的衣服,测评前要先将整个流程告知老年人,测评时尽可能紧跟老年人,以便提供必需的支持。

3.评估注意事项 ①始终站在老年人的身边,做好随时帮助老年人稳定身体的准备,防止跌倒,一旦跌倒或将跌倒应及时扶住他并帮助他坐在椅子上;②根据老年人的情况适当使用步态带;③每个项目测评过程中尽量不使用步行辅助器。

三、跌倒评估

Morse跌倒评估量表(附录一表6)是专门用于评估住院老年患者跌倒风险的量表,使用时要注意:

1.询问跌倒史时,如老年人不愿叙述、合并认知功能障碍下降、精神障碍者,应询问与老年人长期一起生活的家属或照护者。

2.询问现病史和既往史时,可按照老年常见系统疾病询问,或通过查阅病案,了解疾病和服药史。

3.行走辅具的使用,可通过观察和询问相结合的方式。

4.把握评估时机,包括:①入院时评估,65岁及以上患者、临床上有跌倒危险的患者;②高度危险者动态评估,≥45分为高度危险,提示患者处于易受伤危险中,应采取相应的防护措施,同时每周至少评估1~2次;③病情变化或者口服会导致跌倒的药物时需评估,常见会导致跌倒的药物有麻醉药、抗组胺药、抗高血压药、镇静催眠药、抗癫痫痉挛药、轻泻药、利尿药、降糖药、抗抑郁抗焦虑抗精神病药等;④老年人转到其他科室时需评估;⑤跌倒后需评估。

2-7 视频:跌倒的评估及处理

【情景模拟演练】

背景:课前情景——刘奶奶入住机构。

模拟:以小组的形式进行情景设计并模拟,运用巴氏量表对刘奶奶进行日常生活活动能力评估。

2-8 扫码答题:日常生活活动能力评估

第三节　精神心理状态评估

精神心理状态评估包括认知功能、谵妄、焦虑、抑郁等评估。

一、认知功能评估

(一)认知概念及评估内容

认知是对事物认识和知晓的过程,即知识的获得、组织和应用过程,它是一个体现功能和行为的智力过程。老年认知功能主要反映老年人对周围环境的认识和对自身所处状况的识别能力,随着年龄的增长或者由于疾病,老年人可能出现不同程度的认知功能障碍。

2-9 思维导图:精神心理状态评估

老年人认知功能评估包含对记忆能力、语言能力、判断能力、理解能力、反应能力、定向能力、注意力、思考推理能力、问题处理能力及计算能力的评估。

(二)评估的注意事项

1.评估环境应安静、通风、舒适、光线良好。

2.室内通常只有主试和被试两人,即使在床边也要注意避免旁人和家属的干扰。

3.面对被试,主试人员应态度和蔼、语气温和,以消除患者的不合作情绪。

4.严格按照各套量表的要求执行检测,使用统一的指导语,按照规定提供一定范围的帮助;同时,主试使用的语言应能让被试充分理解,要避免超过指导语和规定内容的暗示,也不要敷衍了事,减少应该告知被试的信息。

5.整个评估过程一般不限时,可计时,如量表手册有时间限制的要严格执行。

6.言语障碍、情绪激动欠合作、视觉听力严重受损、手不灵活者不适宜进行该评估。

(三)常用评估工具

老年人认知功能方面的常用评估工具包括简易心智状态问卷(Short Portable Mental Statu Questionnaire,SPMSQ)、简易智力状态评估量表(Mini Cog)、简易精神状态检查(Mini-mental State Examination,MMSE)、画钟测验(Clock Drawing Task,CDT)、长谷川失智量表(Hasegawa Dementia Scale,HDS)及修正长谷川失智量表(Revised Hasegawa Dementia Scale,HDS-R)、临床失智分级量表(Clinical Dementia Rating,CDR)。

1.简易精神状态检查(MMSE) 也称简易智能状态检查量表,是Folstein等人于1975年编制的,是目前应用最为广泛的成人认知障碍筛检工具,包括对老年人定向力、记忆力、注意力和计算能力、回忆能力、语言能力的测评(附录一表7)。

(1)评定说明 每题以0,1两级评分,答对记1分,答错及拒绝回答记0分。

1)定向力(10分):首先询问日期,再有针对性地询问其他部分,如"您能告诉我现在是什么季节",每答对一题得1分,日期和星期差一天可计正常;请依次提问,"您能告诉我您住在哪个省(市)吗"(什么区(县)什么街道什么小区第几层楼),每答对一题得1分。

2)记忆力(3分):即刻记忆也称最初或一级记忆,告诉被试你将问几个问题来检查他/她的记忆力,然后清楚、缓慢地说出3个相互无关的东西的名称(如皮球、国旗、树木,大约1秒钟说一个)。说完所有的3个名称之后,要求被试重复它们。被试的得分取决于他们首次重复的答案(答对1个得1分,最多得3分)。如果他们没能完全记住,你可以重复,但重复的次数不能超过5次。如果5次后他们仍未记住所有的3个名称,那么对于回忆能力的检查就没有意义了(请跳过"回忆能力"部分检查)。

3)注意力和计算能力(5分):要求被试从100开始减7,之后再减7,一直减5次(即93,86,79,72,65)。每答对1个得1分,如果前次错了,但在错误得数基础上减7,正确者仍给相应得分。

4)回忆能力(3分):如果前次被试完全记住了3个名称,现在就让他们再重复一遍。每正确重复1个得1分,最高得3分。

5)语言能力(9分):①命名能力(0~2分)。拿出卡片给被试看,要求他们说出这是什么,之后拿出铅笔问他们同样的问题。②复述能力(0~1分)。要求被试注意你说的话并重复一次,注意只允许重复一次。这句话是"瑞雪兆丰年",只有正确、咬字清楚的才记1分。③三步命令(0~3分)。给被试一张空白的白纸,要求他/她"把纸用右手拿起来,双手把它对折起来,然后放在左大腿上"。要求被试按你的命令去做,注意不要重复或示范。只有他们按正确顺序做的动作才算正确,每个正确动作计1分。④阅读能力(0~1分)。拿出一张"闭上您的眼睛"卡片给被试看,要求被试读它并按要求去做,只有他们确实闭上眼睛才能得分。⑤书写能力(0~1分)。给被试一张白纸,让他们自发地写出一句完整的句子,句子必须有主语、动词,并有意义。注意不能给予任何提示,语法和标点的错误可以忽略。⑥结构能力(0~1分)。在一张白纸上画有交叉的两个五边形,要求被试照样准确地画出来,五边形需画出5个清楚的角和5条边,两个五边形交义处形成菱形。线条的抖动和图形的旋转可以忽略。

(2)评定结果判断 MMSE量表的满分为30分,根据评定结果判定如下:①得分27~30,为正常;②得分<27,为认知功能障碍;③文盲≤17分,小学程度≤20分,中学程度(包括中专)≤22分,中学文化以上程度(包括大专)≤24分,为痴呆或失智症。

(3)优缺点 MMSE量表操作容易,评估所需要的时间不长,信度较高。其缺点是:①受教育程度的影响大,教育程度高者可能会出现假阴性,即忽视了轻度认知损害,而教育程度低者可能会出现假阳性;②MMSE语言项目占大部分,强调语言功能,非语言项目少,对右半球功能失调和额叶功能障碍不够敏感;③敏感度不够高,不能用于失智的鉴别诊断。

2. 画钟测验 画钟测验可以鉴别轻度失智和正常老人,其早期失智诊断敏感性可达80%左右。

(1)评定说明 要求患者独立完成,10分钟内在白纸上画出一只钟,并标示出指定的时间(例如7点15分)。其计分方法有多种,目前国际上普遍采用四分法计分:画一封闭的圆得1分,将数字安置在表盘上的正确位置给1分,表盘上12个数字正确给1分,将指针安置在正确位置给1分。

(2)评定结果判断 4分为认知功能正常;0~3分为重、中和轻度认知功能障碍。与MMSE量表评定结果相比,一致性好,如CDT 0分=MMSE 3~5分,CDT 1分=MMSE 14分,CDT 2分=MMSE 19~20分,CDT 3分=MMSE 23~24分,CDT 4分=MMSE 30分。

(3)画钟测验特点 画钟测验看似简单,完成它却需要很多认知过程参与,涉及记忆、注意、抽象思维、布局安排、运用、数字、计算、时间和空间定向概念、运作的顺序等多种认知功能。本测验的文化相关性很小,不管是什么语言,什么文化程度,只要能够听懂简单的提示语,就能按要求画出钟来,老年人容易接受,测试者也易于掌握。

3. 长谷川失智量表及修正长谷川失智量表

长谷川失智量表(HDS)原为日本学者长谷川和夫于1974年编制,1991年修订,后修改为修正长谷川失智量表(HDS-R)(附录一表8)。HDS-R包括定向力、记忆力、日常知识、计算力、近记忆五个方面,11项题目。HDS-R评分较为简单,不受文化程度影响,敏感性和特异性较高,是失智症筛选的理想工具,在我国使用较多。

4. 临床失智分级量表

临床失智分级量表(CDR)是由美国华盛顿大学的Berg等学者研发,适用于测评阿尔茨海默病或其他类型失智症。评估内容包括记忆力、定向力、判断力与解决问题的能力、社区事务的参与、居家生活活动与嗜好、生活自理能力等。

二、谵妄的评估

谵妄是一种急性精神混乱状态,是常见的老年综合征之一。因为谵妄的某些原因是致命的,如果未被发现并及时处理,将使病情加重和增加死亡率。在临床工作中,当遇到一位急性精神错乱或神志处于意识模糊和间断意识障碍的波动状态的高龄患者时,医护人员一定要高度警惕,及时评估患者是否处于谵妄状态。对于老年人谵妄的评估,美国精神病协会指南建议采用意识障碍评估法(Confusion Assessment Method,CAM),该方法简洁、有效,诊断的敏感度和特异度均较高。

三、抑郁的评估

老年人常因伴随慢性疼痛、合并多种慢性内科疾病(如糖尿病、心血管病、胃肠疾病)、存在各种难以解释的躯体症状,或近期有明显的心理社会应激事件,常合并老年抑郁症。量表评估在筛查或评估老年抑郁症状的严重程度方面起着重要的作用。

老年人抑郁量表(Geriatric Depression Scale,GDS)是由美国学者 Brank 等在 1982 年编制的,常用于老年人抑郁的筛查,分为长式(附录一表 9)和短式(附录一表 10)两种,两个版本的量表都具有较好的信效度。

1. 长式 GDS 共有 30 个条目,每个条目按"是否"回答,其中 10 个条目反向计分(1、5、7、9、15、19、21、27、29、30),总分 0~30 分。评估结果判定:9 分以下为正常,10~21 分为轻度抑郁,22~30 分为重度抑郁。

2. 短式 GDS 共有 15 个条目,每个条目按"是否"回答,其中 5 个条目反向计分(1、5、7、11),总分 0~15 分。评估结果判定:4 分以下为正常,5~9 分为轻度抑郁,10~15 分为重度抑郁。该量表是专为老年人设计的抑郁自评筛查表,可用于社区服务中心或养老机构。

四、焦虑的评估

焦虑是老年人中最常见的情感障碍之一,尤其在住院的老年患者中患病率甚至超过抑郁。焦虑症状可以是某些躯体疾病的临床表现,也可以是由于精神心理、社会或环境等因素导致的一种情感障碍。及时发现和确诊老年焦虑,尽早给予心理干预,可以取得较好的效果。常用焦虑的评估方法有汉密尔顿焦虑量表和焦虑自评量表等。焦虑自评量表(Self-rating Anxiety Scale,SAS)可用于评估有焦虑症状的成年人,目前尚无专用于筛查老年焦虑的自评量表。

2-10 扫码答题:精神心理状态评估

【情景模拟演练】

背景:课前情景——刘奶奶入住机构。
模拟:以小组的形式进行情景设计并模拟,对刘奶奶的精神状态进行评估。

2-11 视频:情绪情感评估

第四节 家庭和社会功能评估

老年人的一些行为问题会影响老年人自身的安全,加重照护者负担。家庭和社会作为长期照护老年人的重要支持系统,一方面使老年人各方面照护需求得到满足,另一方面失能老年人的照护需求等也对其家庭功能造成影响,使其需要支援。因此,对需要长期照护的老年人,进行家庭、社会功能方面的评估是非常有必要的,常用量表包括家庭受冲击程度评分表、照护者负担量表(Zarit Caregiver Burden Interview,ZBI)、社会支持量表(Social Support Rating Scale,SSRS)。

2-12 思维导图:家庭和社会功能评估

1. 家庭受冲击程度评分表 是由中国台湾杨清姿等人于 1994 年发表,用于评估照护患者或者失能老人给家庭带来的变化,评估项目共 7 个方面,包括对家人身体健康的影响、对工作及求学的影响、对家人互动关系的影响、对家人心理状况的影响、对家人社交活动的影响、对家庭经济状况的影响、家庭解决问题与寻求资源能力。每个条目分为四个等级,以评测家庭由于照护而发生的变化和影响。

2. 照护者负担量表 由 Zarit 等于 20 世纪 80 年代发表,用于测量照护者的负担程度,是目前应用最为广泛的照护者负担测量工具。包括角色负担和个人负担两个维度,22 个条目(附录一表 11),每个条目按负担轻重分成 0~4 分五级,其中 0 分表示从来不,4 分表示几乎经常,得分越高,负担越重,总分 0~88 分。

3. 社会支持量表 目前国内应用最广泛、更适合我国人群的测量社会支持的量表,是由肖水源于 1986—1993 年设计的。该量表适合神志清楚且认知良好的老年人。量表有 10 个条目,包括客观支持(3 条)、主观支持(4 条)和对社会支持的利用度(3 条)三个维度。该量表设计合理,具有较好的信度和效度,能较好地反映个体的社会支持水平。量表及计分方法见附录一表 12。

2-13 视频:老年人社会功能评估

【情景模拟演练】

背景:课前情景——刘奶奶入住机构。

模拟:自行设计情景,请一位同学作为刘奶奶的主要家庭照护者,运用照护者负担量表(ZBI)对刘奶奶主要照护者的压力负荷进行评估。

2-14 扫码答题:家庭和社会功能评估

第五节 多重用药评估

一、多重用药的概念

目前对多重用药还没有公认的定义,通常指患者接受药物治疗时使用了一种或多种潜在的不适当药物,或者同时服用了 5 种及以上的药物。但是,多重用药非常复杂,它不仅仅是指一个患者所服用的药物数量,还涉及药物与药物之间的相互作用及其产生的不良反应等。

二、多重用药评估工具和鉴别标准

为了避免老年人用药产生不良反应,医疗人员应进行完整的用药评估,包括询问完整的用药史、评估并检测用药、记录问题和拟订治疗计划等。《中国老年综合评估技术应用专家共识》(2017 年)推荐使用 2015 年美国老年医学会颁布的老年人不恰当用药 Beers 标准和我国老年人不恰当用药目录,评估老年人潜在不恰当用药。

2-15 视频:多重用药评估

1. 多重用药评估的工具——ARMOR ARMOR 是国际上应用较多的评估工具:A(access),评估患者所用的所有药物,尤其是具有潜在不良后果的药物;R(review),审查可能存在的药物与药物的相互作用、疾病与药物的相互作用、体内药物药效学的相互作用、功能状态的影响和亚临床药物不良反应,权衡个人用药的益处胜过药物对主要身体功能(如食欲、体重、疼痛、情绪、视觉、听觉、膀胱、肠、皮肤、吞咽和活动水平)的影响;M(minimize),为最大限度地减少不必要的药物；O(optimize)，为优化治疗方案；R(reassess)，重新评估患者在休息和活动时的心率、血压和血氧饱和度，并重新评估日常生活活动能力、认知状态和服药的依从性(包括用药错误)等。研究表明，通过应用此工具，能够显著减少多重用药情况，明显降低患者再住院率及医疗费用，同时发生跌倒和其他潜在危害行为的频率也呈下降趋势。

2-16 视频：多重用药管理

2.临床多重用药的鉴别标准　主要包括5个方面：①没有明确的用药指征而用药；②运用与治疗手段等效的药物治疗相同的疾病；③所用药物之间存在药物相互作用；④使用不适当的剂量；⑤用其他药物治疗某种药物引起的不良反应。

2-17 扫码答题：多重用药评估

第六节　虐待老年人事件评估

随着我国老龄人口的不断增多，在照护过程中，虐待老人事件时有发生，引起社会广泛关注。

2-18 思维导图：虐待老年人事件评估

一、虐待老年人的概念与分类

虐待老年人的概念由虐待儿童延伸而来，于1975年由Burston在《虐待祖母》一文中首次提出，并认为是公共健康问题。随着其内涵的不断延伸，不同研究者的侧重点有所不同，如我国学者认为虐待是人权问题；而Gibbs等人强调从医学角度理解虐待；法律专家认为虐待即犯罪，是家庭暴力的一种。由于对虐待老年人的认知与不同社会文化背景紧密相联，因此不同国家对其有不同的理解。WHO对虐待老年人的界定是："在任何理应相互信任的关系中，导致老年人受到伤害、痛苦的单次或重复行为，此类行为是对人权的侵犯，包括身体、性、心理、情感、财产和物质的虐待、遗弃、忽视。"2002年，联合国经济及社会理事会的界定是："在本应充满信任的任何关系中发生的一次或多次致使老年人受到伤害或处境困难的行为，或以不采取适当行动的方式致使老年人受到伤害或处境困难的行为。"虐待行为分四类：①身体虐待；②精神虐待、心理虐待或长期口头侵犯；③经济剥削或物质虐待；④疏忽照护。

二、照护者虐待老年人的行为评估

照护者虐待老年人的行为评估方法多样化，包括工具评估、质性访谈、电话报告等。按评估对象的不同，可分为三类，第一类为老年人自我报告虐待发生情况；第二类评估对象仍为老年人，但由机构专业人员实施评估；第三类评估对象为照护者，采用自评的方式。

(一)老年人自我评估

1.虐待风险筛查量表(Vulnerability to Abuse Screen Scale，VASS)　由已有量表整合而来，共12个条目4个因子，即风险、依赖、沮丧、强迫。该量表纳入了冲突策略量表(Conflict Tactics Scale，CTS)和老年人虐待筛查测试(Hwalek-Senstock Elder Abuse Screening Test，HSEAST)的部分条目。CTS和HSEAST均属于自我报告量表，CTS多应用于社区调查，评估家庭暴力和精神虐待，HSEAST在我国使用较多。近期，Grenier等通过比较 VASS 测量结果和社会工作者的虐待案例记录,分析 VASS 预测成功率,结果显示 VASS 可预测 90.9% 的虐待事件。此种自我报告量表可作为老年人受虐风险评估的有效工具。

2.计算机辅助调查技术　敏感性问题常因他人在场而难以得到真实答案。计算机辅助调查技术可实现被调查者单独作答,可信度较高。Beach 等尝试将计算机调查技术应用于虐待的评估,探索计算机语音辅助访谈的可行性及效果。调查者引导老年人明确访谈问题后离开,老年人独自听取语音问题,同时阅读电脑屏幕上的问题,在电脑上勾选问题中的虐待事件是否发生及其严重程度,由专业人员判定有效应答率和虐待发生率。结果显示:老年人有效应答率达 83%,且经济虐待和心理虐待两种类型的发生率较其他评估方法高。虽然语音和阅读相结合提高了应答率,但部分老年人同时存在听觉、视觉障碍,且多数老年人不习惯使用电子产品,使得推广受到一定限制。加快计算机调查技术的发展,结合标准化评估工具的应用,将是调查虐待真实发生率的重要途径之一。

(二)机构专业人员实施评估

1.虐待老年人怀疑度指数(the Elder Abuse Suspicion Index,EASI)　Yaffe 等通过文献回顾和医护人员、社会工作者访谈,编制 EASI。该量表含有 6 个条目,其中 5 个条目与虐待有关,如"您是否得不到充足的衣服、食物?"另有 1 个条目评估调查时所处环境。由家庭医生在隐秘环境中调查,针对虐待相关问题,老年人给出"是""否""不回答"三个选项,2 分钟即可完成,老年人易于配合,方便快捷。

2.虐待危险指数(Vulnerability Risk Index)　由 Dong 等在经验总结、文献回顾和专家访谈基础上设计,筛选出 9 个主要危险因素,包括性别、年龄、收入、躯体功能、认知功能等。通过大样本回顾性研究,进行危险因素与发生虐待的时间节点分析。但回顾性研究受老年人记忆或者身体状况等因素影响,存在一定偏倚,该指标的预测作用有待通过大样本前瞻性研究证实。

3.虐待筛查指标(the Indicators of Abuse Screen,IOA)　于 1998 年编制,包括照护者特征、老年人特征、两者的关系三个方面,共 29 个条目。由经过培训的专业人员家访时实施,主要方式是访谈和 IOA 评估,每例次评估需耗时 2～3 个小时。研究证实,该方法可筛查 84.4% 的虐待事件,但评估用时较长。该方法同时评估老年人和照护者,对获取真实信息有一定干扰,也可能对老年人与照护者关系产生消极影响,故目前应用较少。

4.虐待评估工具(Elder Assessment Instrument,EAI)　主要用于受虐老年人的快速评估,多由经过培训的护士实施。

三、照护者自我评估

Res 等基于中立理论编制照护者虐待老年人评估量表(the Caregiver Abuse Screen,CASE),用于评估照护者是否存在虐待倾向。该量表由 8 个条目和 1 个开放式问题构成,条目列举了照护过程中可能遇到的一些情况,照护者根据上述情况是否发生,选择"是"或"否",计分为 1 或 0,2 分及以下无虐待危险行为,3～5 分具有潜在危险行为,6 分及以上存在虐待危险行为,得分与虐待风险呈正相关。

CASE 已在巴西、西班牙等国家使用,信效度较好。冯瑞新等首次检验该量表在我国的适用性,Cronbach's α 系数为 0.77,5 分钟内即可完成,测量便捷可靠,有助于医护人员和社会工作者早期识别并及时干预。但为避免照护者隐瞒,问卷内容中未明确写出"虐待"一词,因此,对于有虐待倾向的照护者仍需进一步调查。

四、其他评估工具

随着虐待相关研究的深入,评估内容逐渐聚焦,探索出某一虐待类型的评估方法,如忽视、经济虐待。除上述之外,门诊或急诊医生可直接询问老年人受伤原因,判断是否为虐待。针对认知功能障碍的老年人,可通过评估照护者,预测老年人的受虐风险。

2-19 扫码答题:虐待老年人事件评估

照护者虐待老年人行为的评估工具种类较多,评估标准各有不同。虽有研究对比分析了采用电话访谈时不同量表的信效度,但因纳入的量表有限,其结果不能作为工具选择的依据。同时,调查对象为老年人时,由于回忆偏倚或心存顾虑而影响调查结果;调查对象为照护者时,为了避免隐瞒,问卷条目对虐待的阐述多不明确,以上调查方法均存在局限性。未来应整合现有的评估工具,开展评估工具对照护者虐待行为预测能力的前瞻性研究,以提高评估工具的有效性和推广价值。

2-20 视频:老年人虐待评估

第七节 老年综合征风险评估

一、跌倒风险评估

对于处于亚急性或急性后期的老年病患者来讲,他们刚刚经受老年病急性期的治疗,虽然病情基本稳定,但身体的各项功能还有待进一步恢复,跌倒可能是他们最易发生的风险之一。如何评估老年人的跌倒风险,有多种有效的评估方法,除了用前述的跌倒量表评估,下面介绍几种简单易行的评估方法。

1. 平衡试验 要求被试按指令分别完成并足站立、半足距站立以及全足距站立等动作,并坚持尽可能长的时间,记录于表 2-7-1 中。正常人站立时间均应大于 10 秒,小于 10 秒者有跌倒的风险,应做进一步平衡、步态和跌倒风险评估量表的测试。

表 2-7-1 平衡试验测试记录单

序号	试验方法	评估方法	站立时间
1	并足站立	两足紧贴并行站立	( )秒
2	半足距站立	两足紧贴差半足站立	( )秒
3	全足距站立	两足前后站成一条直线,前足的足跟紧贴后足的足尖	( )秒

说明:正常人站立时间均大于 10 秒。　　　　　　　　评价结果:

2. 功能性前伸测试 要求被试按主试的要求,肩部靠墙站立,与肩峰等高横向水平固定一根皮尺。被试双脚自由平行站立,一侧上肢平行前伸,肘伸直,握拳,拳心向下,记录初始第三掌指骨所在位置的刻度;指导被试在不移动双脚的情况下,尽力平行于皮尺向前伸上肢到最大极限,再次记录第三掌指骨所在位置的刻度,计算两者的距离。一般连续测量 3 次,取平均值。测量评估时应注意防止患者跌倒。

正常参考值前伸应≥15cm,即前伸达15cm或以上仍能保持平衡,提示平衡性较好,其发生跌倒的危险性较低(表2-7-2)。

表2-7-2 功能性前伸测试结果判断

测试方法	测量值	功能评价
1.被试肩部靠墙站直,保持稳定状态,上肢向前平伸,握拳,拳心向下,不移动双脚的情况下尽量将拳头前伸;	无法前伸	平衡功能差
	<15cm	平衡功能较差
2.记录初始、最大极限情况下,第三掌指骨所在位置的刻度;	15~25cm	平衡功能尚好
3.连续测量3次,取平均值。	>25cm	平衡功能良好

说明:正常参考值前伸应≥15cm。

3.5次起坐试验 要求被试双手交叉放置胸前,从椅子(座高46cm)上站立并坐下5次,尽可能快且不用手臂支撑。本试验可反映被试的下肢肌力与关节的活动能力。

正常参考值<10秒。如≥10秒,发生跌倒的可能性较大,应做进一步跌倒风险评估。

4.起立行走试验 让被试坐在有硬靠背的椅子上,保持其双臂弯曲不用力。让被试从椅子上站起,向前走3米,转身并回到椅子所在处再转身,然后坐回到椅子上。

如<10秒,说明被试可自由活动;如<20秒,说明被试可独自完成大部分活动;如为20~29秒,说明被试活动不稳定,具有较高的跌倒风险,需要做跌倒风险的进一步评估;如>30秒,说明被试活动功能障碍。

二、尿失禁

尿失禁是一种潜在性的功能丧失,是可治疗或可治愈的。一个有效的筛查问题是"您有过不知不觉的排尿吗?"如果回答"是",需要做进一步的检查。

评估尿失禁时,应注意以下问题:①尿失禁的原因不同,治疗方法也不同,因此,尿失禁评估应尽可能鉴别出是急性还是慢性;②应做中段尿的检查,可提示有无感染的发生;③对于男性,应用超声波进行排尿后残余尿量的检查,以明确是否有前列腺增生等问题;④医护人员可用国际尿失禁咨询委员会尿失禁问卷简表(ICI-QSF)或尿失禁问卷(ICI-Q-LF)进行评估;⑤可指导患者用膀胱过度活动症症状评分表(the Overactive Bladder Symptom Score,OABSS)进行自测。

膀胱过度活动症(OAB)是一种以尿急症为特征的综合征,常伴尿频和夜尿,可伴或不伴急迫性尿失禁。膀胱过度活动症症状评分表(附录一表13)由日本东京大学、日本红十字医学中心Yukio Homma教授设计,根据OAB综合征设置4个问题,被试根据过去一周自身的膀胱症状回答每一个问题,OABSS可同时提供症状的综合分数以及症状的分数。研究证实,在日常临床实践中,OABSS凭借其简易性及可靠性,可成为快速、有效了解OAB症候群及疗效变化的一种快捷评价工具。问题3有关"尿急"的得分≥2分,且总分≥3分诊断为OAB。根据评分结果将OAB分为:轻度OAB,3≤得分≤5;中度OAB,6≤得分≤11;重度OAB,得分≥12。

三、其他风险的评估

在照护服务中,老年患者还会发生晕厥、睡眠障碍、疼痛、吸入性肺炎、肺栓塞和深静脉血栓等其他风险,有时甚至会危及生命,应引起临床医护工作者、养老机构照护者及其他照护者足够的重视。具体的评估内容和评估方法请参见本书相应章节内容或知识拓展,本节不再赘述。

2-21 扫码答题:老年综合征风险评估

第八节　其他评估

根据《中国老年综合评估技术应用专家共识》,评估内容还包括营养状态评估、衰弱评估、肌少症评估、疼痛评估、共病评估、睡眠障碍评估、视力障碍评估、听力障碍评估等。

在实际评估中,除了关注评估内容,还需要综合关注老年人的生活质量。目前生活质量评估没有一个金标准,但大多数衡量生活质量的工具都包括了躯体、认知、心理及社会功能等多个方面。评估生活质量最常用的工具是 36 项健康调查简表(Short Form-36 Health Survey,SF-36),该量表有 36 个问题,涵盖了 8 个方面,即躯体功能、躯体角色(躯体健康问题造成的功能受限)、机体疼痛、社会功能、心理卫生、情绪角色(情感健康问题所造成的功能受限)、活力和总体健康状况。其他常用的生活质量评估量表,运用时可以根据量表使用要求进行合理选择。

2-22 视频:尿失禁评估与照护

2-23 视频:老年人睡眠障碍的评估与照护

(陈井芳　许　瑛　陈　燕)

第三章　老年人日常生活照护和康复照护

第一节　日常生活照护

学习目标

■素质目标:具备关心、尊重老年人的职业素养,体现在老年人日常生活照护活动中。

■知识目标:掌握失能老年人的日常生活照护原则;熟悉失能老年人常见的生活障碍和原因。

■技能目标:学会照护失能老年人日常生活起居的技能,能合理安排老年人的生活作息,能根据老年人特点进行合理计划并能有效实施。

【情景导入】

刘爷爷,76岁,脑出血后1个月,目前意识清醒,病情稳定,左侧肢体偏瘫,肌力2级。由于家人工作繁忙,无法照护刘爷爷,将其转入养老院疗养。

3-1 思维导图:日常生活照护

【思考】

1.刘爷爷生活自理能力存在哪些问题?原因是什么?

2.根据刘爷爷的特点和需求,护理员应怎样给他提供个体化的日常照护?

3.在日常照护活动中应如何贯彻照护原则?请举例说明。

3-2 PPT:日常生活照护原则

【知识学习】

一、日常生活照护原则

为老年人提供日常生活照护,应在日常生活活动能力评估的基础上进行规划,遵循以下原则:

1.个性化原则　应动态评估老年人的日常生活活动能力,以确定老年人能力现状和动态变化,发现有哪方面的能力需要协助,并通过谈话、观察等方法充分了解老年人的偏好、习惯与需求,以此制订和调整照护方案。

2.能力发挥原则　仔细分析老年人的日常生活活动能力评估结果,挖掘老年人尚存的、还没有退化的生活能力,与团队成员共同商讨,制订康复训练或者功能辅助方案,在日常照护中尽量鼓励老年人自行完成可以做的事情,不断发挥肢体的残存功能,以维系或提高老年人生活活动能力。

3.自尊和自信原则　在日常生活照护中尊重老年人,支持老年人对生活的自我掌控,做到不包办、不替代,积极维护和促进其正常功能,帮助提高个人生活独立性。

4.环境友好化原则　安全、舒适、便利的生活空间是减少老年人意外安全事故、维持或促进老年人日常生活活动能力的硬件保障,在生活环境布置过程中应遵循"安全性、无障碍性、便利性"三原则,充分发挥并提升环境对老年人日常生活的辅助作用。

二、失能老年人常见生活障碍及照护

失能老年人的日常生活障碍,主要表现在衣、食、住、行等方面。从老年人的日常生活需求来看,主要包括清洁卫生、睡眠照护、饮食照护、排泄照护、活动照护等内容。

3-3 PPT:失能老年人常见生活障碍及照护

(一)着装照护与技能

1.着装照护要求

(1)由于疾病或者身体原因,老年人不能自己穿脱衣裤,需要他人帮助完成。

(2)照护者着装得体大方,具备为失能老年人更换衣裤的相关知识及操作能力。

(3)在为老年人更换衣裤前要充分了解老年人的情况,选择合适的衣裤,以棉质、柔软、宽松为宜。

2.着装照护技能

(1)做好解释和准备　准备合适的衣物,携带至床前,保持双手干净温暖;向老年人说明更换衣裤的目的和配合要点,取得同意与配合;调节室温至合适温度,关闭门窗、拉床帘保护老年人隐私。

(2)卧位脱衣服　①脱套头衫。老年人取床上平卧位,照护者将老年人的上衣拉到胸部,帮助老年人举起双手至头部,协助老年人屈肘,另一手向上提拉衣袖将袖口脱下;同法脱对侧衣袖,最后托住老年人头部脱出衣领。②脱开襟衫。老年人取平卧位,先解开纽扣或者拉链,脱下近侧衣袖,并将衣服垫在老年人身体下方,协助老年人翻身面向照护者,侧卧,脱下对侧衣袖。一侧肢体功能有障碍时,应遵循先脱健侧、后脱患侧的原则。

(3)皮肤检查和压疮预防　仔细检查老年人的皮肤完整性,必要时按摩受压部位。

(4)卧位穿衣服　①穿套头衫。先穿对侧衣袖,取出清洁上衣,一手从衣服袖口处穿入衣袖中握住老年人手臂,另一只手将衣袖向肩部拉,将衣袖穿好;同法穿近侧衣袖,再将衣领套入头部。②穿开襟衫。先穿对侧袖子,并将衣服垫在老年人身体下方,然后将老年人翻身背朝照护者,穿近侧袖子;整理衣领,扣好纽扣或者拉上拉链。若一侧肢体功能有障碍,则先穿患侧,再穿健侧。

(5)脱裤子　解开腰带或纽扣,一手托起老年人臀部,另一手将裤子褪到臀下,脱下两条裤腿。若一侧肢体功能有障碍,则同脱衣服。

(6)穿裤子　取出清洁裤子套好双脚,拉至老年人臀部,托起老年人臀部,穿裤子至腰部。若一侧肢体功能有障碍,则同穿衣服。

(7)整理衣物和床单位等 拉平衣服,整理棉被,将换下的衣物送去清洗;开窗通风,洗净双手,记录老年人皮肤情况等。

(二)饮食照护与技能

1.饮食照护要求

(1)由于疾病或身体原因,老年人的进食方式发生改变,需要他人帮助完成。

(2)照护者着装得体大方,具备协助失能老年人进食的相关知识及操作能力。

(3)充分了解老年人能否自行从床上坐起,以及能坐起多长时间;双手的握持力度,能否自行使用餐具,能否自行将食物送入口中;视力、视野情况,是否认识食物;有无吞咽障碍以及障碍程度,是否存在吞咽固体食物有困难、进食液体食物有困难或呛咳、吞咽时有疼痛感、食物容易梗在喉咙里或有梗阻感、食物由鼻部逆流等表现。

(4)根据了解的情况为老年人选择合适的餐具、食物等(图3-1-1)。

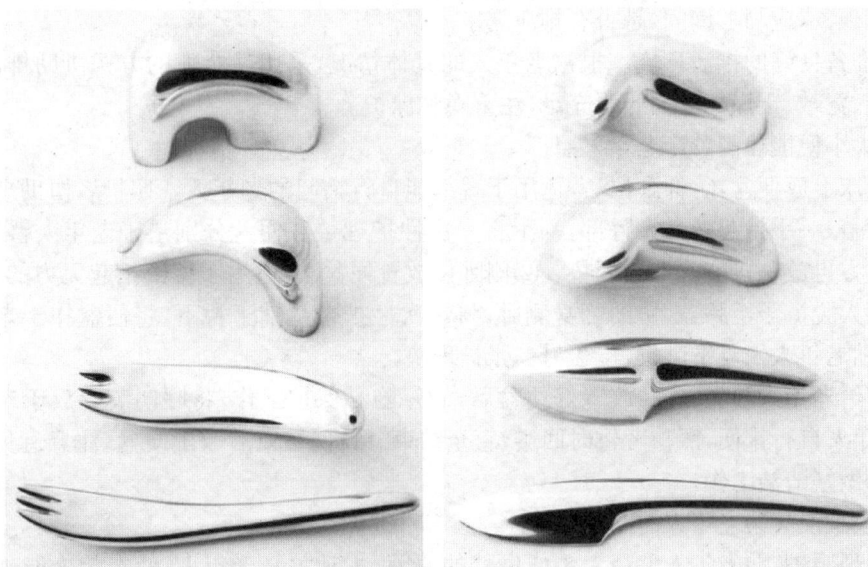

图3-1-1 身体残障者使用的餐具

2.饮食照护技能

(1)做好解释和准备 向老年人做好解释,根据需要协助老年人排净大小便,做好准备;环境宽敞明亮,无异味,室内温度适宜。如情况允许可安排几个人同时到桌边用餐。

(2)摆放正确的进食体位 根据老年人的失能程度和身体状况,选择合适的进食体位。能离床的老年人可以取床边坐位或者轮椅坐位;能坐起但不能下床的老年人,可以采取床上半坐卧位或坐位;不能坐起的卧床老年人则可以采取右侧卧位。

(3)协助老年人进食 介绍食物,促进老年人食欲;用前臂掌侧测试食物的温度,以温热、不烫手为宜;在进食前可让老年人先喝口水滋润口腔,促进唾液分泌。用汤匙喂饭,应从健侧进入,每次量以汤匙的1/3~2/3为宜。遵循一口固体一口液体的原则,等老年人咽下后再进行下一勺喂饭。

(4)做好进食后的照护 进食结束后,嘱咐老年人保持原有进餐体位30分钟;协助老年人做好口腔清洁,有活动性义齿的老年人进餐后应取下清洗;清洁餐具,必要时进行消毒处理。做好老年人进餐前、中、后的记录。

(三)排泄照护与技能

1. 排泄照护要求

(1)由于疾病或者身体原因,老年人会发生排泄方面的问题,如自己不能下床大小便,甚至不能自行控制大小便,需要他人帮助完成。

(2)照护者着装得体大方,具备协助失能老年人排泄的相关知识及操作能力。

(3)协助老年人排泄前要全面了解老年人的失能程度和排泄习惯,针对老年人失能情况和不同的排泄问题进行照护。

2. 排泄照护技能

(1)了解规律 了解老年人的大小便习惯,定时询问老年人排泄需求。

(2)及时识别需求 观察老年人是否有排泄需求,如老年人睡卧不安、拉扯衣裤、试图自行起床等现象,应马上询问,是否有排泄需求。

(3)准备良好的排泄环境 根据老年人的具体情况,采用最合适的方式协助排泄,做到环境清洁、宽敞、干燥、安全、照明充足,注重隐私保护。

(4)大小便能控制卧床老年人照护

1)在床上放便盆:①仰卧位法,适用于臀部能自行抬起的老年人。照护者协助老年人脱裤子至膝盖,一手抬起老年人臀部,一手将一次性护理垫和便盆分别垫于老年人臀部下方,在会阴上方再放一张一次性护理垫。②侧卧位放置便盆法,适用于臀部抬起无力的老年人。协助老年人脱裤子至膝盖,协助翻身侧卧,将一次性护理垫铺于臀下,将便盆扣于老年人臀部,再协助老年人恢复平卧位,覆盖另一张护理垫。

2)留给老年人独立空间:放置好便盆后,做好隐私保护工作,将呼叫装置放于老年人旁边,让老年人自行排便,照护者暂时回避,直至结束。排便结束后取出便盆,注意避免拖拉动作。协助做好清洁工作。

(5)大小便失禁老年人的照护

1)心理照护:向老年人解释大小便失禁的原因,主动关心老年人,使老年人能理解并主动参与照护活动。做好居室环境清洁,定期开窗通风,保持室内空气新鲜。

2)做好防护:大便失禁老年人可于臀下垫透气性好且柔软的一次性护理垫;尿失禁者可以使用成人纸尿裤。

3)皮肤护理:保持局部皮肤的清洁干燥,及时用温水清洁。及时更换污染的护理垫、纸尿裤、被套、床单及衣裤等。

4)重建正常功能:仔细观察老年人的排便时间,寻找规律,及时给予便器,如对尿失禁老年人,为其制订一份个性化的如厕时间表,并记录他容易出现尿失禁的时间,照护者提前15分钟或半小时就开始引导他如厕等。指导老年人养成良好的习惯,注意睡前少喝水等。尿失禁老年人可以指导其进行膀胱功能锻炼。

(四)移位照护与技能

1. 移位照护要求

(1)由于疾病或者身体原因,老年人自己不能自行移动体位,需要他人帮助完成。

(2)照护者着装得体大方,具备为失能老年人活动提供照护的相关知识及操作能力。

(3)帮老年人移位前要充分了解老年人的情况,选择合适的移位工具和方法。

2. 移位照护技能

(1)选择合适的方法和工具　评估老年人的活动能力,根据评估结果、老年人病情、移位的距离等选择合适的辅助工具。

(2)床与轮椅之间的移位　首先要检查轮椅的性能,并根据此次活动目的准备好用物。

1)床上移位到轮椅:轮椅与床头或床尾呈45°角,老年人坐起后健侧靠近轮椅,照护者面向老年人站立,协助老年人双手交叉(患侧拇指在上)放于照护者肩上,照护者两手拉老年人裤腰,一脚固定老年人患侧下肢,协助老年人站起。老年人站稳后,照护者另一脚原地旋转,一边扶住老年人,一边慢慢移动至轮椅方向,协助老年人慢慢坐下,并调整体位。

2)从轮椅移位到床:轮椅放置的位置为老年人健侧靠近床。照护者站在老年人前方,双下肢屈曲下蹲,双手扶住患者的腰背部,利用身体向后倾的力量使患者臀部离开坐位,以健侧下肢为轴,旋转身体,在床边坐下。

(3)移位滑垫水平移位　移位滑垫的材质要求能维持身体的稳定度,内层设计可相互滑动减少摩擦阻力,避免产生剪切力。移位滑垫可用于不同平面和同一平面间的移位。床与平车、洗澡床、卧式轮椅等的移位属于不同平面间的移位,可以借助长形硬式移位滑垫(图3-1-2);同一平面间的左右或水平移动,可以借助短形软式移位滑垫(图3-1-3)。

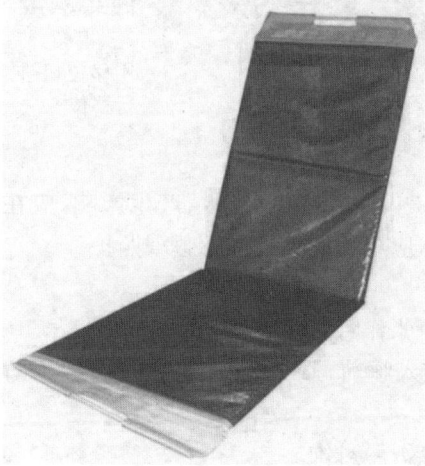

图3-1-2　长形硬式移位滑垫　　　　　图3-1-3　短形软式移位滑垫

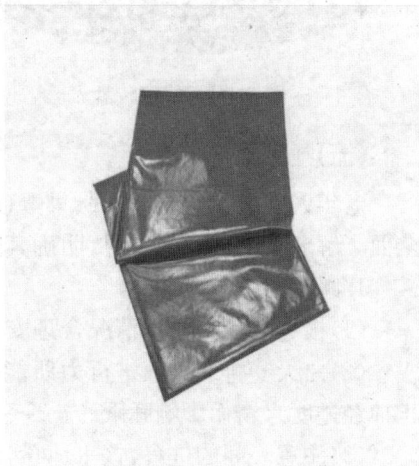

1)不同平面移动:多选长形硬式移位滑垫。移位前,调整病床与其他平面同高,确认床、轮椅等固定牢固并尽可能互相靠近;协助老年人翻身到对侧,将移位滑垫置于躯干下方,横跨于两个平面(如床与洗澡床、卧式轮椅)之间;协助老年人回复平卧位,安全移位;移位结束后,协助老年人翻身取出移位滑垫。反向将老年人由推床、轮椅、洗澡床移到病床时,亦同上述步骤。

2)同一平面移动:多选短形软式移动滑垫。将病床或推床、轮椅、洗澡床恢复水平位置,确认固定牢固;协助老年人翻向对侧,将移位滑垫放于躯干下方,协助上下左右水平滑动。移位结束后协助老年人翻身取出短形软式移位滑垫。

(4)移位转盘(图 3-1-4) 分为站立式和坐式移位转盘。放置在地面、床上、车上、椅子上等,照护者转动转盘,就可以轻松将老年人转运到各种角度,避免因为不恰当转位导致照护者职业损伤以及老年人的二次伤害。

(5)移位机(图 3-1-5) 适用于重度瘫痪或者全身无行动能力者。可以保护照护者和老年人的安全,照护者可以独立完成移位,并且可以避免腰背部的损伤。将移位机推至床旁,移位吊篮放于老年人身下,固定躯干,控制机器根据需要进行移位。

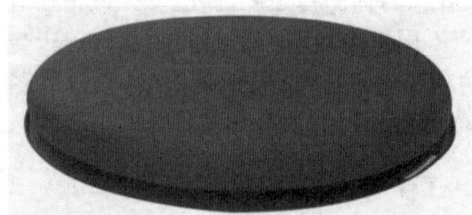

图 3-1-4 移位转盘

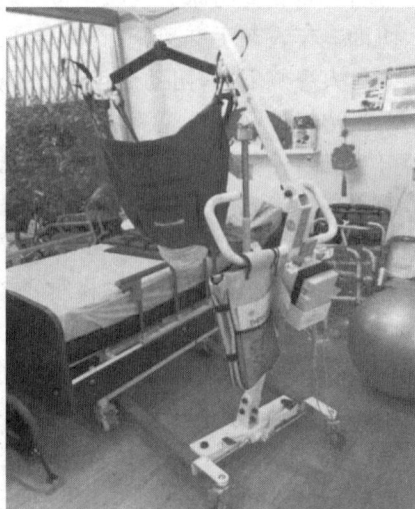

图 3-1-5 移位机

(五)睡眠照护与技能

老年人常有入睡难、失眠、早醒、睡眠周期颠倒等问题,为了避免对病情产生影响,应在全面了解老年人的睡眠情况,明确其睡眠问题的基础上,应用相应技能进行睡眠照护。

1.睡眠照护技能

(1)根据老年人自身情况合理安排时间,可以制订一张作息时间表(表 3-1-1)。

(2)白天安排老年人进行力所能及的活动。傍晚及入睡前,避免老年人过多活动,以防止神经过度兴奋而影响睡眠。

(3)注意晚间的进食,饮水适量,忌喝咖啡和浓茶,晚饭忌过饱。

(4)睡前做些有利于睡眠的事情,如泡脚、按摩、喝杯热牛奶、听听轻音乐、睡前排便等,并养成习惯,有助于老年人入睡。

(5)为老年人创造一个舒适、安全、温馨的睡眠环境,做到温度适宜、寝具温暖舒适、房间环境安全安静、夜间照明适宜等。

表 3-1-1　老年人一天作息时间表

	时间	内容	完成情况	老年人反应
上午	7:00	起床、洗漱、整理床单位、吃早餐		
	8:00	活动		
	9:00	吃点心、水果		
	10:00	聊天、看报纸等		
中午和下午	11:00	吃中饭		
	12:00	午睡		
	13:00	整理房间		
	14:00	参加活动		
	15:00—16:00	吃点心、水果、聊天、看报纸		
晚上	17:00	吃晚饭		
	18:00	活动		
	19:00	看电视、听音乐、泡脚、按摩等		
	20:00	睡觉		

【案例讨论】

刘大爷,75 岁,脊髓手术后,双下肢肌肉渐进性萎缩,现在卧床不能行走,大小便能够控制,平时睡眠不是很好。以前刘大爷很喜欢唱歌、散步、读报纸。

请问:

1. 作为照护者,应如何照护刘大爷?

2. 请为刘大爷制订一天作息表。

3. 准备将刘大爷转移到洗澡床上洗澡,用哪种移位方法比较妥当?

3-6 扫码答题:
日常生活照护
原则

3-7 扫码答题:
失能老人常见
生活障碍及照
护

（袁　葵　邬继红）

第二节　生活环境照护

> **学习目标**
>
> ■素质目标:具备关爱老年人的人文素养和知识技能,融入老年人环境照护中。
> ■知识目标:掌握室内环境布置,室外活动场所选择的相关知识;熟悉设计老年人起居环境的相关知识;了解起居环境布局与老年人活动安全之间的关系。
> ■技能目标:能根据老年人生活环境照护需求,进行生活环境布置;学会运用生活照护环境知识,为老年人选择合适的室外活动场所;能预防和处理老年人的常见意外问题。

【情景导入】

　　张奶奶,66岁,有轻度认知功能障碍,独居。曾因在小区内慢跑时突发头晕、腿部发软而跌倒,又一次跌倒发生在沐浴后从浴室中出来时,在邻居帮助下送医院,检查发现右前臂骨折,治疗后回家休养。张奶奶的儿子聘请居家照护师小周到家里来照护她。

3-8 思维导图:生活环境照护

【思考】

　　1. 小周应具备哪些老年人环境照护知识?

　　2. 小周如何为张奶奶进行居室照护环境布置?

　　3. 老年人常见意外有哪些? 导致意外的危险因素有哪些? 如何预防和处理?

3-9 PPT:老年人生活环境照护

【知识学习】

一、生活环境的设置要求

　　居室是老年人,特别是部分或完全丧失自理能力的老年人的主要生活场所。健康、安全、舒适、便利的生活环境是减少老年人意外安全事故发生、维持或促进老年人日常生活能力的硬件保障。安全性、无障碍性、便利性是老年人生活环境布局与室内设施配置应遵循的三大基本要求。作为照护者,要意识到照护环境营造的重要性,具备能为有不同照护需求的老年人营造适宜的照护环境的能力。

(一)居室布局和要求

　　1. 适宜的室内温湿度　老年人居室最佳室内温度应为(24 ± 2)℃,相对湿度为$50\%\pm10\%$。若室内湿度过低,会出现口干舌燥,甚至咽喉痛,可通过开窗通风,摆放花盆或清水来调节室温、调整湿度。

2. 合理的照明　老年人居室内采光和照明要做到明亮有度；老年人对于阳光的渴望，不仅是生理需求，也是心理需求。光线不足或照明度差，容易导致磕碰和跌倒，会引起眼疲劳。居室内宜用荧光灯作为一般照明，白炽灯作为局部照明。注意光色的搭配、夜间照明问题以及调光功能。

3. 安静的环境　老年人居住环境白天噪声应低于 50dB，晚上宜在 40dB 以下。长期强噪声居住环境，可导致老年人听力减退、头晕、耳鸣、失眠、记忆力减退及全身乏力，严重者可致耳聋、血压升高、消化功能紊乱等。

4. 室内清洁　老年人居室每天通风 2～3 次，每次 20～30 分钟；每天用湿布擦拭家具及地面；床单和枕套等经常换洗。

5. 适老化的照护环境　这是老年人居住环境安全、无障碍、便利的前提，而无障碍与便利都是为了老年人的安全。

(1)家具　家具应简单、实用，转角"圆滑"，尽量靠墙摆放；沙发软硬适中，不可太软，防止老年人坐下后起身困难；储存空间，要低、浅、可视，可选择具有升降功能的橱柜，增加老年人取放物品的便利性。

(2)卫生间　①门应选择推拉门、移门、外开门或内外开门，以便老年人发生意外时，能及时进入卫生间急救；②内部区域应干湿分离，地面防滑处理；③各区域的合适位置均安装 L 形或连续型扶手，便于老年人转换站、坐姿时抓扶，以保持身体稳定；④淋浴区配置沐浴凳，喷淋设备的开关应设在距地 1m 左右高处，开关形式应便于老年人施力，开关上应有清晰、明显的冷热水标识；⑤卫生用品应放置于老年人方便拿取之处。

(3)走廊和过道　须通畅，不得堆放杂物、不牵拉电线等，两边安装高度合适的扶手，台阶的终止边缘要有醒目的颜色标记。

(4)其他　各个房间的空间布局都应充分考虑老年人轮椅进出以及位置转换所需的空间；灯具及开关简单，易识别，可贴上明显的标签；门把手、家用电器插头位置适中；有条件的可在床头、沙发或椅子、坐便器、浴缸的旁边等位置安装呼叫器。

(二)床的布置

床不仅是老年人休息睡眠的地方，也是失能老年人的生活场所。老年人的床铺除了要保证舒适安全和清洁，还应注意以下几个方面。

1. 床的选择　①床要牢固、稳定、高度合适。床的高度以老年人坐在床上足底能完全着地、膝关节与床呈近 90°角最为理想，也可选择可调整高度的床。②床的宽度要保证老年人能安全地翻身和坐起。如果空间许可，床应该越大越好，单人床宽至少需要 100cm，有条件的可增宽至 120cm。③床垫硬度要适宜，不宜太软，过软的床垫容易凹陷引起腰痛，床垫太硬又易导致身体受压，以能在床垫上"放心行走的硬度"为基准，便于老年人翻身，如木板，上铺棉垫或褥子即可。④配置有可脱卸的床栏，根据老年人的情况可配置全包围、半包围的床栏，以防止坠床。

2. 床的安放　床应避免放置在正对窗或有过堂风的位置，可依墙而放或放在房间中间。床头应有床头灯和台灯。床头柜和床角做弧形转角处理。

3. 被褥的要求　老年人的被褥要柔软、透气，以棉织品为佳。床单要能包裹在床垫下，使床单平整、无褶皱。对尿失禁的老年人，床单上可加一个中单或尿垫，以便随时更换。

4.枕头的要求　老年人的枕头要舒适,高低要合适,枕头过低容易影响睡眠或引起眼睑水肿,枕头过高又会造成颈部、肩部肌肉僵硬、疼痛等不适。一般情况下,枕头以 7~8cm 高为宜,也可根据老年人个人习惯调整,但要注意有颈椎病的老年人不能使用高枕。另外,老年人的枕头软硬要适度,枕头应经常晒洗。

(三)装饰和用品选择

1.装饰的选择　要充分满足老年人起居方面的需求,力求实用、美观。走廊和院内可以摆放或种植一些花草、树木、盆景等;老年人房间及床周边的装饰宜少不宜杂,可采用直线、平行的布置法,力求整齐、美观,便于老年人使用;墙上可悬挂字画、壁饰或家人照片等。

2.生活用品的选择　老年人的衣物等,尽量选用棉织品或丝织品,增加舒适性,减少对皮肤的刺激性;衣服款式要选用宽松、易穿脱、便于活动和变换体位的样式,并具有暖、轻、软、简单的特性,可选用纽扣、系带的衣服,慎穿圆领套头上衣。日常用品颜色尽量选择与居室环境对比度大、辨识度高的,以刺激老年人的感知系统,方便查找、取拿;床上用品的颜色与居室环境协调即可。

家是老年人最理想的生活居所,特别是失智失能老年人。当老年人被转移到新环境中时,可引起老年人焦虑,从而引起一些精神行为问题,因此在集中照护机构,应充分考虑上述原则和要求,为老年人营造"家"一样的照护环境,要在维护安全,避免意外的同时,引导或维持其执行活动的功能,诱发活动的动机,尽可能地利用老年人居住环境中的物品或家具,强调和过去的联系,减缓记忆障碍的发展。

二、室外活动场所的选择

应鼓励老年人积极参与健身、休闲、娱乐和交往等户外活动,但户外活动存在一定的风险,为减少风险,在选择室外活动场所时要适合老年人生理和心理上需求,从活动场地的位置、场地的面积、场地的安全性以及活动设施等方面细致考虑,增加老年人活动的积极性和安全性。

1.活动场地的位置　活动场地宜尽量集中,最好设置在老年人足不出户便可以观察到、且在其步行距离以内的地方,尽可能地减少穿越机动车道的次数,以保证出行的便利性和安全性。

2.活动场地面积　若户外活动场地面积过小,不能满足老年人进行活动,特别是群体活动的需要,他们不得不走更远的路到公园、城市广场进行此类活动,这对于行动不便的老年人来说失去了参与此类活动的机会,因此活动场地的面积应该充分考虑日益庞大的老年人群和他们进行群体活动的需要,尽可能地为老年人选择面积足够大的活动场地。

3.活动场地的安全性　活动场地的安全性,是影响老年人闲暇活动时间和质量的因素之一。为老年人选择场地时应考虑地面是否平坦、有无防滑处理、光照是否充足、周围是否设有休息设施等,同时要确保场地内不能有机动车、自行车穿越,以免对老年人的活动带来危险和造成干扰。

4.庇护设施　在遇到恶劣天气时,老年人由于行动能力、判断力和应变能力下降,往往不能及时返回室内,尤其是活动场地距离住处较远的老年人,因此选择活动场地时要考虑到是否有为老年人遮风挡雨的庇护设施,比如廊、亭等园林建筑。

三、常见意外情况的预防和处理

机体功能衰退、多种疾病共存是大部分老年人的特点,在日常生活中可能会发生一些意外或紧急情况,如果处理不当,往往会造成老年人身心伤害,甚至危及生命。常见意外有跌倒、走失、噎食等,照护者应掌握老年人常见意外情况的预防和处理。

(一)跌倒的预防和处理

跌倒是指一种不能自我控制的意外事件,个体被迫改变正常的姿势停留在地上、地板上或者更低的地方。跌倒是一种常见的老年综合征,调查数据显示:我国65岁及以上的老年人每年跌倒一次或多次的达30%,80岁及以上的老年人每年跌倒发生率更是高达50%。在老年人的意外伤害死因中,跌倒居首位,因此跌倒的预防非常重要。

1. 跌倒的危险因素

(1)内部因素 包括年龄、罹患疾病、药物应用及心理认知等因素。①年龄≥65岁:随着年龄的增大,个体肌肉骨骼系统、感觉系统、中枢神经系统的功能退化,使老年人步态、平衡功能及四肢协调能力出现障碍,表现为步幅变小、行走不连续、身体摇摆较大、重心不稳等;另外,老年期泌尿系统的改变如前列腺肥大、膀胱容积变小、尿急及憋尿能力差,使老年人较频繁地上洗手间。②罹患疾病:患有脑卒中、帕金森病、高血压、冠心病、糖尿病、眼部疾病、腿部疾病、失智或抑郁症等。③服用的药物直接或相互作用:正在服用镇静安眠药、降压药、利尿剂、血管扩张剂等药物。④心理及认知因素:老年人在没有帮助的情况下没有发生过跌倒,使其从事危险行为的自信心增加或者高估自己的能力,低估自己不良行为的后果。

(2)外界因素 ①环境因素:近40%的老年人跌倒的发生与环境有关,例如,房间灯光昏暗、地面湿滑不平、家具摆放不合理、衣服及鞋子不合适等。②家庭因素:家庭成员之间的关系、陪护的责任心、家庭经济基础、受教育程度都与老年人跌倒有一定关系。

2. 跌倒的预防

(1)评估跌倒的风险 从年龄、罹患疾病、行动功能、服药情况、心理活动、跌倒史等方面进行评估。有以下情况者为跌倒的高危人群:①年龄>65岁,无人照护者;②曾有过跌倒史,害怕再次跌倒;③肢体功能障碍、步态不稳;④罹患各种疾病:白内障、青光眼、肌无力、严重关节炎、脊柱病、高血压、直立性低血压、帕金森病、癫痫等;⑤有特殊服药史:降压药、镇痛药、安眠药等。

(2)设置安全环境 不良的环境因素是引起老年人跌倒的重要危险因素。家庭环境的改善,尤其是进行居家适老化改造,可以有效减少老年人跌倒的发生。改造前,首先需要对家庭环境进行评估,可使用居家危险因素评估工具(Home Fall Hazards Assessments,HFHA)。该工具评估内容包括居室内的灯光、地面(板)、厨房、卫生间、客厅、卧室、楼梯与梯子、衣服与鞋子、住房外环境等9个方面共计53个危险因素条目,并且对每个条目都给出干预的建议。

应做到:①保持地面干燥,湿滑处、地面不平处有警示标志;②光线充足,在走廊、房间、卫生间开启照明灯;③走廊、楼梯、浴室设置高度合适的扶手;④卫生间、浴室放置防滑垫,配置淋浴椅或合适的浴盆,有条件的可配置为老年人设计的边进式浴缸,要有足够的空间,最好能容纳轮椅进入;⑤房间物品摆放整齐,地面无杂物;⑥常用物品放在固定、易拿到的位置;⑦为老年人选择带扶手的座椅等。

(3)合适着装 ①衣裤长短、肥瘦合身；②活动时穿柔软、鞋底牢固合脚的防滑鞋子，不得穿拖鞋活动；③外出阳光刺眼应做好遮阳措施，如戴墨镜、遮阳帽，防止光线改变影响老年人视觉造成跌倒。

(4)饮食护理 ①多食含钙丰富的食物，如牛奶、虾皮等；②老年人根据身体情况适量饮酒，不得醉酒、酗酒；③睡前不宜过多饮水，防止夜间频繁去卫生间，减少安全隐患；④少喝浓茶和咖啡，以免影响睡眠。

3-10 表格：环境危险因素评估量表（HFHA）

(5)合理用药 全面掌握老年人服药情况及药物副作用，协助老年人定时服药，不得自行随意加减药物，并做好预防措施，如：①服用镇静安眠药应在睡前，叮嘱老年人服药后减少下床活动，并在床旁放置好呼叫器、眼镜、尿壶、水杯等必需品；②服用降压药要定时监测血压变化；③服用降糖药物监测血糖波动情况，观察老年人有无头晕、出冷汗情况；④服用精神类、麻醉镇痛等药物，在服药者意识未完全清醒的情况下照护者不得离开。

(6)心理护理 ①劝诫老年人适应身体逐渐衰老的规律，摒弃不服老、不愿意麻烦别人的思想；②对于有跌倒史的老年人，应鼓励其借助辅助工具或在照护者的帮助下适当活动，克服恐惧心理；③因老年人性格多样化的特点，会出现偏执、易怒、抑郁等不同类型，照护者对老年人进行心理护理时态度要温和，反复多次地耐心解释。

(7)安全活动 ①日常起居活动要缓慢，动作幅度要小，注意力要集中；②活动不便的老年人一定要使用适当的辅助工具，所有辅助工具均要定期专人检修，以防止器械磨损、零件松动等导致安全隐患；③起床时采用"三步法"，即清醒后平卧1分钟，坐起后在床边坐1分钟，站起后适应1分钟，无头晕、腿软等症状再行走，特别是有心脑血管疾病、口服镇静或安眠药物的老年人；④老年人可根据自身情况选择合适的活动，如散步、太极、园艺、书法等；⑤活动时间尽量选择在9:00—11:00，15:00—17:00，冬天晨起温度过低，夜间视线不好的情况下避免外出活动；⑥多晒太阳，促进维生素D的合成及钙吸收，使骨骼中的钙质增加，从而提高骨硬度。

(8)健康宣教 ①从饮食、环境、着装、跌倒时自我保护等方面进行宣教；②宣教方式可采用一对一、集体面授、典型代表讲授、网络短片等形式。

3.跌倒时保护措施 指导老年人学会跌倒时自我保护措施，把跌倒的伤害降到最低。

(1)当行走或站立时，感到头晕、眼前发黑或有预感要跌倒时，应立即降低身体重心，尽量保持下蹲状，再跌坐到地面，可起到缓冲作用。

(2)尽量顺应身体姿势，顺着惯性跌倒，不可逆势而为，或用四肢用力去支撑身体，以免四肢骨折。

(3)如跌倒不可避免，尽可能采取身体蜷缩、双手抱头的姿势，以保护头部不受伤害。

4.跌倒的急救

(1)跌倒自救 此方法适用于跌倒后神志清楚、身体各部位活动无障碍的老年人。在自救过程中，原地休息时可利用身边的衣物、床单覆盖身体来保暖，自行站立后及时联系家人或照护者到医院诊治、检查。①背部着地：肢体无活动障碍的情况下，翻身呈侧卧位，以一侧上肢为支撑点，先缓慢坐起后休息片刻，再借助支撑物站立，或翻身向有固定支撑物方向侧卧，体力恢复后，缓慢挪动至支撑物旁借力站立。切不可仰卧时用力抓扶支撑物或电话，以免引起腹部用力导致头晕、心前区不适。②胸腹部着地：在确定体力允许的前提下，双手支撑身体、双腿屈膝、缓慢站立，也可借助面前的椅子、沙发、墙面等物体支撑站立。③身体一侧着地：方法同背部着地自救法。④跌坐着地：原地休息片刻后借助支撑物站立，或身体向前倾双手撑地站立。

(2)跌倒他救 ①发现老年人跌倒后，先不要随意搬动其身体，评估其意识和全身情况后再进行处理；②如跌倒者出现头痛、昏迷、呼之不应、口角歪斜、手脚无力、对答不切题，就地等待，保暖并迅速拨打急救电话送医院；③如跌倒者神志清楚、对答切题，让其按要求活动四肢，观察有无疼痛、关节异常、骨折等情况，如无异常才可缓慢扶起跌倒者，使用轮椅或平车送至医院检查；④跌倒者有局部出血、扭伤，应止血、包扎伤口或用冰袋冷敷患处；⑤搬动跌倒者时，应采用3～4人平抬法，必要时应先固定头颈部再搬运，防止二次伤害。搬运时需随时观察老年人有无疼痛、胸闷等情况。

（二)走失的预防和处理

老年人的记忆力尤其是近期记忆明显减退，可能导致其无法辨认时间、地点、人物等，容易出现判断失误，从而引起走失事件。近年来老年人走失已经成为社会的热点问题，走失事件的发生，在给老年人造成身心伤害的同时，给家庭也带来极大的压力和负担。

1.老年人走失的原因

(1)疾病因素 任何引起老年人大脑功能损害的疾病，都可能引起老年人空间记忆、时间空间定向、导航能力及其他执行行为功能衰退，尤其是罹患失智症的老年人，在疾病早期，老年人可在不熟悉的环境中存在定向障碍，随着疾病的发展，在熟悉环境中也会迷失方向。

(2)外界因素 ①照护者的因素：照护者思想上不重视，未能按照要求及时巡视，未能预见老年人走失的风险；②管理因素：机构（医院、养老院、社区照护中心等）出入管理不够严谨，没有制订走失事件处理预案，或家中大门未及时关闭或老年人自行开门离开等；③环境因素：老年人所处的环境或场所过于复杂，缺少醒目、明确的指路标识，容易迷路。

2.走失的预防措施

(1)随身携带身份识别卡片或装置 为老年人制作身份识别卡片，标明老年人的姓名、年龄、家庭住址、简要病史，常用联系人的姓名和联系电话等信息，将卡片放在密封的防水袋中，让老年人佩戴或缝在老年人外套上；或者佩戴储存有老年人信息的有GPS定位功能的手表、手环等。

(2)配置通信设备 通信设备内预存家庭地址、子女以及属地派出所联系电话，把老年人基本情况以短信方式预存机内。

(3)提高老年人的"辨识度" ①根据老年人喜好准备合适的颜色鲜亮、醒目的外套，一是走失后找寻有"特点"，二是单独出行时有"亮点"，方便车辆辨识老年人，确保交通安全；②平时多拍摄照片，外出时一定要有专人陪同，一旦发生走失，有近期照片可以提供以便寻找；③平时让老年人背诵关键电话号码，外出时应反复强调一旦找不到人或者迷路了应该在原地等待或者和他约定在某个他喜欢的地点等待，陪同人员会来寻找。

(4)构建安全的居住环境 医院、养老院、社区照护中心等机构应增加醒目、简明标识，要特别标注与其日常生活密切相关的设施，在老年人房间门口做特殊、容易记忆的标识，让老年人反复熟悉。家中尽量不要让老年人独居，门锁可设置为密码锁等，防止失智老年人自行开门外出。

(5)加强门卫管理，岗位不离人 制定严格的老年人外出制度，自理老年人外出或非自理老年人家属陪伴外出均应进行详细登记；有条件的机构可在出入口、通道等必经之路安装监控或人脸识别装置等,实行人防技防并重。

3.走失后的处理　一旦发生走失事件,根据事件发生地点的不同,参考以下流程处理。

(1)立即启动走失事件处理预案　以机构内发生走失为例,须启动机构的紧急反应系统,由机构负责人组织人员进行院内的仔细寻找,关闭机构的各个通道,防止老年人离开机构;调出相应时间段的录像等,寻找线索;通知家属或其监护人,告知目前情况;联系公安部门,协助进行搜索。

(2)重点区域有目的搜索　提供老年人相关信息,划定老年人可能出现的地点,进行搜索。根据老年人携带的通信工具或手环等发送回来的信息,立即进行追踪、定位,确定老年人活动的范围;携带老年人近期照片到救助站、经常活动的场所或者老年人时常念叨的地方寻找。

(3)借助媒体的力量全面铺开查找　在重点区域查找的同时,可编辑推送寻人微信或印制寻人启事迅速扩散,扩大查找范围,也可利用报纸、电视、广播等媒体。

(4)做好后续处理　①老年人方面:当找到走失的老年人后,不要指责,立即安顿老年人,让他好好休息,恢复体力,然后耐心地与老年人进行沟通,了解"走失"的原因,尽可能帮助他解决问题,有必要时送医院做相应检查。②管理方面:集中所有相关人员,梳理走失事件的处理流程,分析事件处置过程中存在的组织、管理、制度等方面的问题,加以完善和改进。

(三)噎食的预防和处理

噎食是指进食时,食物误入气管或卡在食管第一狭窄处压迫呼吸道,引起严重呼吸困难,甚至窒息。噎食是老年人猝死的常见原因之一。

1.噎食发生的原因　噎食的发生可能与以下因素有关:①老年人咀嚼功能下降,咽喉部在结构及功能上发生退行性变化;②老年人患有影响吞咽或呼吸的疾病,如颅脑疾病、神经肌肉的病变、咽喉的病变、食管的病变、心肺功能不全等;③年老或行动不便的卧床者,平卧于床上进食易引发噎食;④进食过快或进食大块的干、黏食物,如馒头、鸡蛋、排骨、汤圆、果冻等。

2.噎食的临床表现　在现实生活中,许多噎食的老年人被误判为冠状动脉粥样硬化性心脏病(简称冠心病)发作而延误了最佳抢救时期,因此熟知噎食的临床表现、快速辨别噎食非常重要。噎食可分为以下三个阶段:

(1)早期表现　因大量食物积存于口腔、咽喉前部,阻塞气管,老年人面部涨红,并有呛咳反射。由于异物吸入气管时,老年人感到极度不适,大部分老年人常有一些特殊的表现,不由自主地一手呈"V"字状紧贴于颈前喉部,表情痛苦。

(2)中期表现　食物卡在咽喉部,老年人有胸闷、窒息感,食物吐不出,双手乱抓,两眼发直。

(3)晚期表现　老年人出现满头大汗、面色苍白、口唇发绀、昏倒在地,提示食物已误入气管;重者出现大小便失禁、鼻出血、抽搐、呼吸停止、全身发绀等。

3.噎食的预防　主要从食物准备、进食管理等方面采取预防措施。

(1)食物准备　食物宜清淡,易于消化,块状食物以"一口大"为宜,必要时可将食物打碎成糊状,食物温度要适宜,减少容易引起噎食的食物。

(2)进食管理　①进餐速度宜慢,不急躁,不催促,要细嚼慢咽;②卧床的老年人进食应取半坐卧位,进食后休息30分钟再平卧;③老年人进食前、后饮水,不可边吃饭边说话,进食时不要分散注意力;④对咀嚼或吞咽困难的老年人,进食要严密观察,可安排照护者喂饭或遵医嘱鼻饲。

4.噎食的急救处理　关键在于争分夺秒,尽快畅通呼吸道,排出异物,并立即拨打急救电话。

(1)清醒状态下噎食的急救　通常采用海姆立克急救法,步骤如下:①照护者帮助老年人站立,并站在老年人背后,用双手臂由腋下环绕老年人腰部;②一手握拳,将拳头的拇指方向放在老年人脐上二横指的腹部;③用另一手抓住拳头,肘部张开,用快速向上向内的冲击力挤压老年人腹部,重复多次,直至异物吐出。

(2)无意识状态下噎食的急救　①迅速置老年人于平卧位,头侧向一边,行卧位腹部冲击;②如老年人呼吸、心跳停止,立即进行心肺复苏。

【案例讨论】

王爷爷,68岁,退休后和女儿一起住,每天都会去家附近的公园散步、锻炼,还会和公园里的其他老年人一起下棋、聊天、打太极拳,每天都会按时回家。近一年来,女儿发现父亲经常晚回家,而且一脸的疲倦,问他去干什么了,他说去公园下棋了,女儿也就没在意。一周前的一天,王爷爷早上出门后一直未回,到了晚上是民警送他回家的。根据民警描述,有人看见王爷爷在公园里着急地走了一整天,问他从哪里来、到哪里去、家人的联系方式等,他都回答不出。于是,好心的市民担心王爷爷有危险,便报了警。回家后,女儿发现父亲的双脚都是水泡,问父亲去哪里了,他说:"去中山公园了,可后来不知道怎么回来了,又着急又累,走得腿都拖不动。"后来,家人带王爷爷去医院检查,诊断为失智症。

请问:

1.王爷爷发生了什么情况?

2.有可能导致王爷爷发生意外的危险因素有哪些?

3.如何预防和处理这些意外情况?

(何　萍　李水浓)

3-11 扫码答题:老年人生活环境照护

第三节　康复指导和训练

学习目标

■素质目标:具备关心、尊重老年人的职业素养,具有良好的团队合作精神。

■知识目标:掌握失能老年人的躯体功能康复训练的知识;熟悉辅助器具使用;熟悉吞咽障碍的表现,吞咽功能训练相关知识;了解吞咽障碍评估方法、流程和康复策略。

■技能目标:学会根据老年人情况进行必要的躯体康复、吞咽功能训练。

【情景导入】

王爷爷,今年70岁,退休在家,患高血压10余年,服用抗高血压药物,但血压波动较大。2个月前突发脑出血,致左侧肢体偏瘫。目前卧床,生活不能自理,内心十分着急。

3-12 思维导图:康复指导和训练

【思考】

1. 根据老年人目前的情况,可以从哪几个方面对其进行康复功能训练?
2. 康复训练对老年人的功能有什么帮助?

【知识学习】

3-13 PPT:躯体功能康复训练

一、康复指导目的及方法

(一)康复指导目的

老年人群常存在多病共存、慢性病患病率高的状况。许多疾病如脑血管意外、失智症、帕金森病会导致老年人在躯体、认知、心理等方面的功能障碍,这些功能障碍不仅会降低老年人生活独立性和社会参与度,还会造成失用,甚至间接影响老年人寿命。康复指导可以运用康复的手段,鼓励老年人主动参与,训练失能老年人的残存功能,提高其功能水平,同时促进其生活自理能力,提高晚年生活质量,减轻其家属和照护者的负担,节约社会养老资源,是失能老年人照护中非常重要的环节。

(二)康复指导的方法

由于疾病可导致多种功能障碍,如中枢神经系统疾病,会导致老年个体的运动、感觉、认知、言语、日常生活活动能力、社交心理功能出现不同程度的受限,因此康复指导需要多方面介入。

1. 躯体功能康复训练　躯体功能康复训练的内容很广,包括关节活动训练、肌力训练、平衡功能训练、感觉功能训练、心肺功能训练等,但许多项目专业性较强,应由专业的康复治疗师来执行,这里着重介绍适宜照护者掌握的几个训练项目。

(1)不同体位康复训练　也就是体位的转换,通过训练老年人的翻身、坐起、站起、步行、上下楼梯等功能,增加老年人的活动范围,是从事其他功能性活动的基础。

(2)辅助器具的使用　许多老年人的失能程度较重,即便进行了必要的躯体功能康复训练也无法完全独立完成功能活动,或有一些老年人虽可以基本完成上述功能活动,但由于年老体弱,耐力较差,还是会不同程度地依赖辅助器具,以提供辅助和安全防护。可供老年人使用的辅助器具很多,本节着重讲述助行器和轮椅的使用方法(见后)。

2. 言语功能康复训练　许多老年疾病除了引起躯体运动、感觉和认知功能的障碍外,还可能导致言语功能的障碍,如失语症、构音障碍等,这些障碍会影响老年人的沟通、交流,因此需要对其进行必要的言语功能训练,包括口唇训练、舌部训练、呼吸发音训练、听力理解等。

3. 吞咽功能康复训练　吞咽障碍指由多种原因引起的,发生于不同部位的吞咽时咽下

困难。吞咽障碍可影响摄食及营养吸收,还可导致食物误吸入气管引发吸入性肺炎,严重者可危及生命。老年人中发生吞咽障碍的概率比较高,而吞咽康复训练是改善老年人吞咽障碍的必要措施。常用的方法包括基础性训练、直接摄食训练以及其他训练方法。

二、躯体功能康复训练

(一)不同体位康复训练

人的生活中离不开行、走、坐、卧等活动,失能老年人会面临无法完成体位转换的困境,从而活动范围受限,进一步加重功能障碍或不利于功能恢复。因此,应尽快进行不同体位的康复训练,具体如下:

1. 翻身

(1)向患侧翻身 照护者向老年人解释大致训练过程,嘱老年人头部向患侧转动,健侧上肢向患侧前伸,健侧下肢跨到对侧,头部、肩胛带和骨盆同时运动,完成向患侧翻身(图3-3-1)。

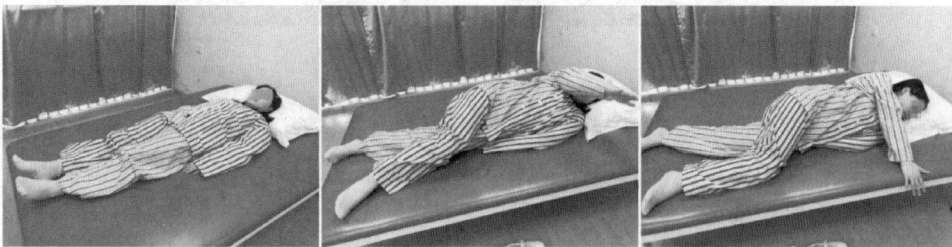

图 3-3-1 向患侧翻身

老年人从患侧卧位回到仰卧位的过程基本跟翻身过程相反,嘱患者头部向健侧转动;健侧上肢甩向健侧;健侧下肢摆回健侧,回到仰卧位。

(2)向健侧翻身 照护者向老年人解释大致训练过程,嘱患者用健手握住患手,可采用Bobath握手法,即双手交叉相握,患侧拇指在上,或者握住患手腕关节,用健侧腿插到患侧腿下,钩住患腿。嘱老年人头部转向健侧,健手拉动患手,将肩胛带转动,同时用健侧下肢将患侧下肢钩向健侧,完成翻身动作(图3-3-2)。

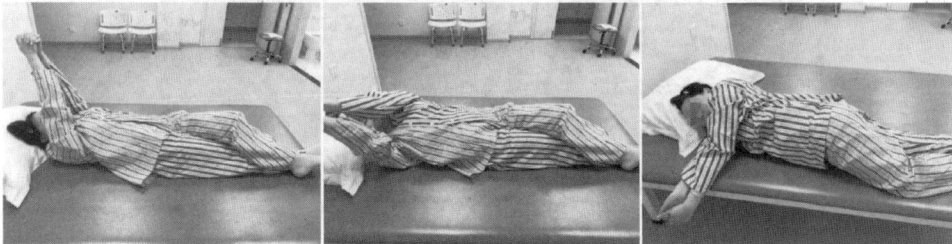

图 3-3-2 向健侧翻身

老年人从健侧卧位回到仰卧位的过程基本跟翻身过程相反,嘱老年人头部向患侧转动,健侧上肢带动患侧转向患侧,健侧下肢将患侧下肢钩回,回到仰卧位。

2. 坐起

(1)健侧翻身坐起 嘱老年人采用上述方法先翻身成健侧卧位,健侧下肢足背处钩住患侧下肢于床下,然后分开双腿。嘱老年人健侧上肢屈肘,前臂旋前,肘及手部支撑身体坐起,调整坐位姿势,患手放在大腿上,双足与地面接触,完成坐起(图3-3-3)。

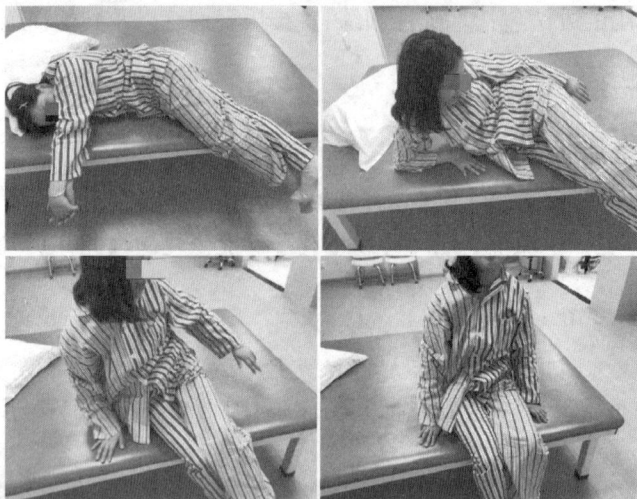

图 3-3-3　向健侧坐起

老年人从坐位回到卧位,顺序与坐起相反。健侧身体向床面倾斜,肘及前臂支撑床面,慢慢将躯干转移到床上,健足插入患侧小腿,同时健足将患腿抬起,移动到床上,从侧卧位翻成仰卧位,调整好卧位姿势。

(2)患侧翻身坐起　嘱老年人采用上述方法先翻身成患侧卧位,健侧下肢足背处钩住患侧下肢于床下,然后分开双腿。嘱老年人用健手撑在患侧肩膀下的床面上,通过伸直健侧上肢把肩和身体从患侧撑起。健侧躯干肌肉收缩,同时双下肢像钟摆一样下"压",协同躯干坐到直立位。健侧上肢和手应一步步地向患侧身体靠近,保持平衡直至其能稳定地坐于直立位(图3-3-4)。

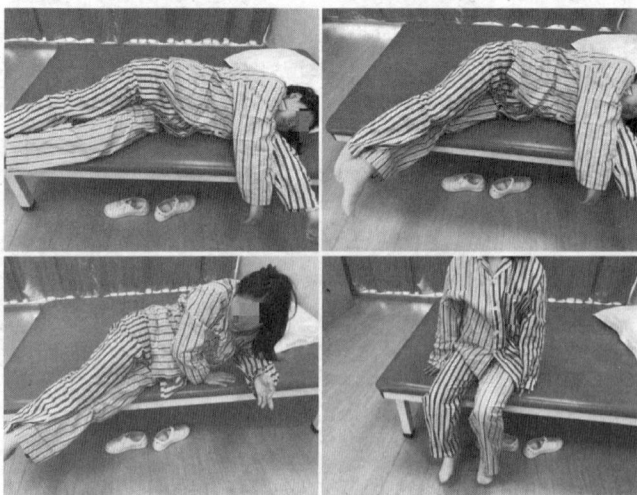

图 3-3-4　向患侧坐起

老年人从坐位回到卧位,顺序与坐起相反。健侧上肢撑住床面,身体向床面倾斜,健侧上肢慢慢移向头部,慢慢将躯干转移到床上,健足插入患侧小腿,同时健足将患腿抬起,移动到床上,从侧卧位翻成仰卧位,调整好卧位姿势。

3.坐位 老年人能够坐起后,由于躯干控制力弱以及感觉功能减退等原因,造成坐位平衡能力差,坐起后容易倾倒,因此在坐位,最主要的训练任务是提高老年人的平衡能力,一般按照静态平衡、自动态平衡和他动态平衡三个层次进行训练。

(1)静态平衡 对偏瘫老年人,一般取端坐位进行平衡训练,刚开始时,可通过增大接触面积降低平衡训练的难度,例如让老年人双手支撑于床面上,躯干伸展,目视前方,维持尽量久的时间;渐渐地可以让老年人单手支撑,一手放于膝上,再过渡到双手不支撑完成坐位平衡;时间由短到长。

(2)自动态平衡 自动态平衡训练,对老年人在坐位上完成各项功能活动尤其重要。可给老年人设计在坐位上的多种活动,例如让老年人在坐位的基础上,左右侧屈,旋转躯干;去够取地上或者身后的东西;照护者伸手,让老年人触碰,并不断变换位置;在稍微远一点的地方从各个方向向老年人抛软球,让老年人接住。

(3)他动态平衡 他动态平衡主要是指在坐位情况下,遇到外力破坏,能够维持平衡的能力。照护员跪坐在老年人身后,轻轻地朝着各个方向去推动老年人的肩部,嘱其努力维持坐位平衡。在做此项训练前,要跟老年人解释清楚,并做好保护(图3-3-5)。

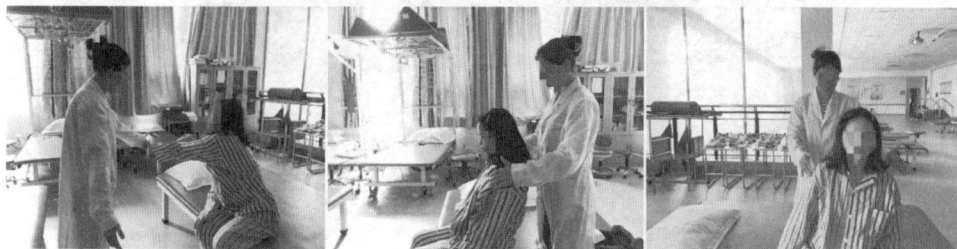

图 3-3-5 坐位训练

4.站起 站起训练是老年人进行站立和步行训练的基础。待老年人具备一定的站立位负重能力后,可以从辅助下站起开始训练,逐渐过渡到患者独立完成站起。

(1)辅助下站起训练 嘱老年人坐在椅子前缘或床上,双足平放在地面,用健侧脚将患侧脚往后钩,使得双足位于膝关节之后,即屈膝大于90°。照护者面向患者站立,将患者上肢放在自己肩上,嘱患者尽量靠住照护者,将部分体重放在照护者身上。照护者双手放置在骨盆后缘,或拉住患者皮带或裤带,双膝夹住患膝两侧或用自己的膝关节抵住患膝,以防患膝无力打软,足放在患足外侧,从内往外方向固定患侧下肢。嘱老年人身体前倾,重心移到双膝之间,双足不动,尽量用双下肢发力,照护者双手向前、向上引导,同时发出口令"站起来",顺势将患者拉起。站起后,调整好站立位姿势,保持抬头、挺胸,体重均匀分布在双侧下肢上,完成站起训练(图3-3-6)。

(2)独立站起训练 嘱老年人坐在椅子前缘或床上,双足平放在地面上,用健侧脚将患侧脚往后钩,使得双足位于膝关节之后,即屈膝大于90°。嘱老年人双手交叉而握(可采用Bobath握手方式),用健侧带动患侧上肢向前,躯干尽量前倾,重心移到足前方。嘱老年人双上肢向上抬起,躯干伸展,双下肢努力伸展,抬头,目视前方直到站立,保持抬头、挺胸,体重均匀分布在双侧下肢上,完成站起训练(图3-3-7)。

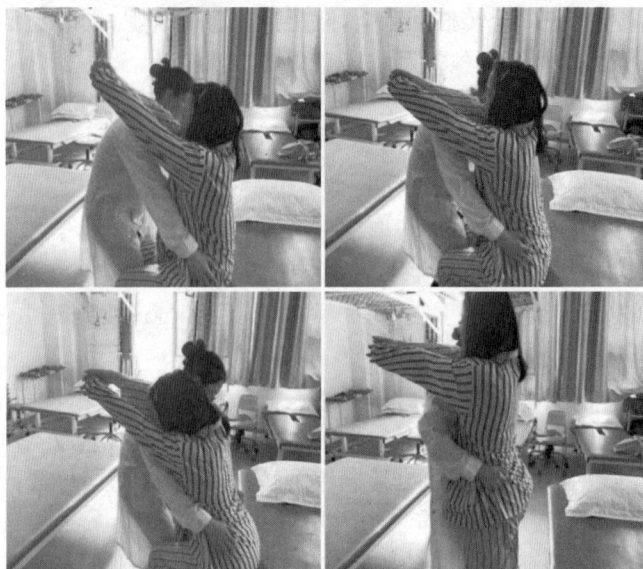

图 3-3-6　辅助下站起训练

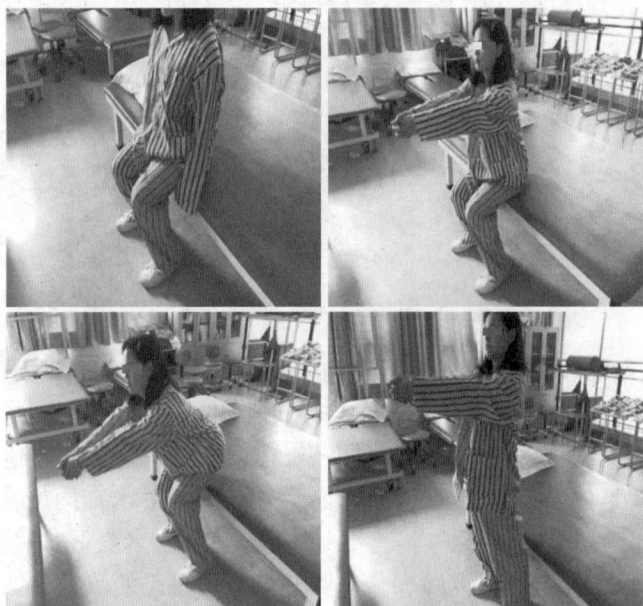

图 3-3-7　独立站起训练

5.立位　站立位是老年人训练步行的基础,主要任务也是训练立位的平衡功能,从静态平衡、自动态平衡和他动态平衡三个层次进行训练。

(1)静态立位平衡　老年人刚开始进行立位平衡训练时,为防止其站立不稳跌倒,应该在有防护的环境下进行,例如可以选择墙角处或平行杠。初期可允许老年人拄拐或者扶持平行杠或照护者扶持其进行平衡训练,双侧均匀负重,抬头挺胸,目视前方,时间由短到长;慢慢撤掉辅助,嘱老年人独自站立,进行静态立位平衡训练。

(2)自动态立位平衡　进行自动态立位平衡训练,主要是让老年人在立位情况下完成姿势的变化和各种功能活动,例如照护者可设计老年人在立位的时候,进行侧屈身体、旋转躯干、够取物品以及给患者抛接球训练等。训练时要给予老年人防护,比如在平行杠中进行。

（3）他动态立位平衡 进行他动态立位平衡训练时,最好也是在平行杠中进行,照护者站在老年人身后,嘱老年人尽量保持平衡,从各个方向轻推老年人肩部。要做好解释说明工作,不要造成老年人的恐惧。

6.上下楼梯 偏瘫老年人在进行上下楼梯训练时,大致要遵循健侧先上、患侧先下的原则。上下楼梯训练时需要老年人的患侧有一定的抓握功能,或者利用拐杖进行支撑。

（1）上楼梯训练 嘱老年人面朝楼梯站立,患侧手抓握住楼梯扶手,或健手挂拐向上一个台阶;健侧腿向上迈一个台阶,将重心转移到健侧腿;健侧腿及上肢同时用力支撑,患侧腿用力迈上台阶;随后按照这个步骤交替进行,完成上楼梯训练(图 3-3-8)。照护者应该在患者的患侧后方给予防护。

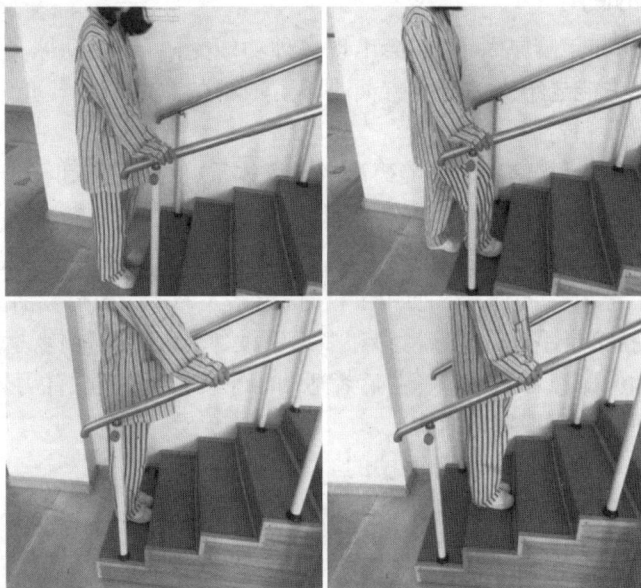

图 3-3-8 上楼梯训练

（2）下楼梯训练 嘱老年人健手挂拐向下一个台阶,患侧手支撑楼梯扶手;患侧腿先向下一个台阶,将重心转移到患侧;患侧腿和上肢同时用力支撑,健侧腿向下一个台阶;随后按照这个步骤交替进行,完成下楼梯训练(图 3-3-9)。照护者应该在患者的前方给予保护。

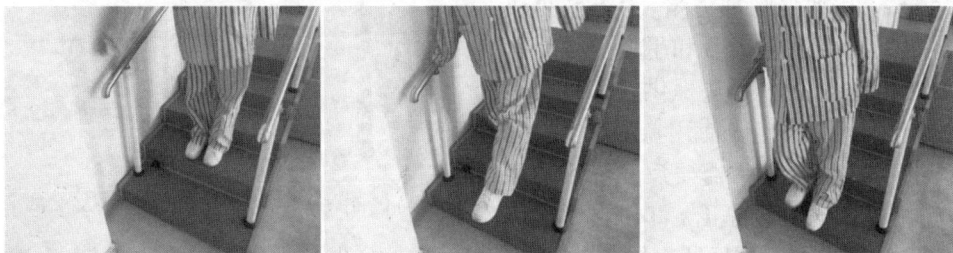

图 3-3-9 下楼梯训练

7.步行 老年人具备一定的单侧负重能力和患侧迈步能力即可进行步行训练。起初训练时还是需要提供相应的防护,例如可以让老年人在平行杠中或者依靠拐杖和照护者的扶持进行训练。以下以挂拐为例,嘱老年人健手挂拐,先出拐杖,接着迈患侧腿,重心转移到患腿,用患侧腿和拐杖支撑,再迈健侧腿,交替进行(图 3-3-10)。

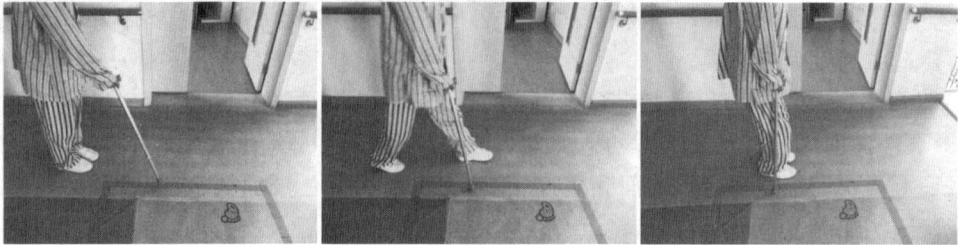

图 3-3-10　步行训练

(二)辅助器具的使用

老年人由于疾病和年龄原因,往往会出现多种功能受限,而辅助器具可以通过代偿,促进其独立性提高,在失能老年人的康复方面是不可或缺的。本节主要介绍老年人常用的两类辅助器具,即助行器和轮椅。

1.助行器　助行器是指辅助肢体障碍患者支撑体重、保持平衡和行走的器具,也可称为步行器,其主要作用是保持身体平衡,减少下肢承重,缓解疼痛,改善步态,改进步行功能等。

(1)手杖　手杖为一只手扶持以助行走的助行器,适合症状较轻的下肢功能障碍者辅助行走,一般可分担小于 25% 的体重。使用手杖时,老年人的上肢及肩的肌力必须正常。

常见的手杖包括单足手杖(图 3-3-11)和多足手杖(图 3-3-12),前者适用于握力好、上肢支撑力强的患者,如偏瘫患者、老年人等,后者适用于平衡能力欠佳、臂力较弱或上肢有震颤麻痹的患者,但不适合地面不平坦的情况。

手杖使用技巧,包括:①在使用手杖的过程中,肘关节屈曲 20°～30°,双肩保持水平,一般情况下手杖应握于健侧手;②行走时不能看着地面,应目视前方,要鼓励其用正常步态;③行走时,手杖不能靠老年人太近;同时为避免手杖着地负重时向内倾倒,也不要离老年人太远。

(2)腋杖　腋杖是支托在腋下的杖类助行器,可支持和加强腕部力量,为下肢提供较大支持,因此当患者力量和平衡严重受累导致步态不稳定,手杖无法提供足够稳定时应选择腋杖辅助行走。使用腋杖需注意:①腋杖相对笨拙,老年人需要反复练习使用方法;②腋杖的长度要适合,直立支撑于体

图 3-3-11　单足手杖　　图 3-3-12　多足手杖

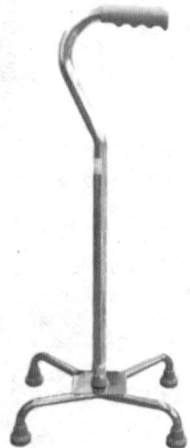

侧时,最高点要与腋窝之间留有缝隙,不然会卡压腋神经;③长期使用腋杖的老年人,建议在腋托上包上海绵,以免长期使用,磨破皮肤。

常用的步态有摆至步、摆过步、四点步、三点步、两点步等。

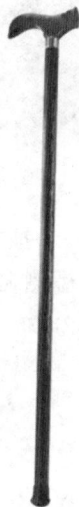

摆至步：是开始步行时常用的方法，步行稳定，具有实用性，但速度较慢，适用于道路不平、人多、拥挤的场合。具体方法：①同时伸出两支腋杖；②支撑并向前摆动身体使双足同时拖地向前，到达腋杖落地点附近（图3-3-13）。

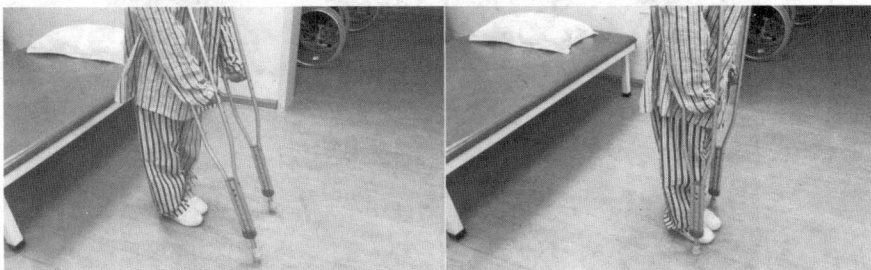

图3-3-13　摆至步

摆过步：摆过步步幅较大、速度较快，适用于路面宽阔及人少的环境，但对功能要求较高。具体方法：①同时伸出两支腋杖；②老年人支撑把手，使身体重心前移，利用上肢支撑力使双足离地，下肢向前摆动，使双足在拐杖着地前方着地（图3-3-14）。

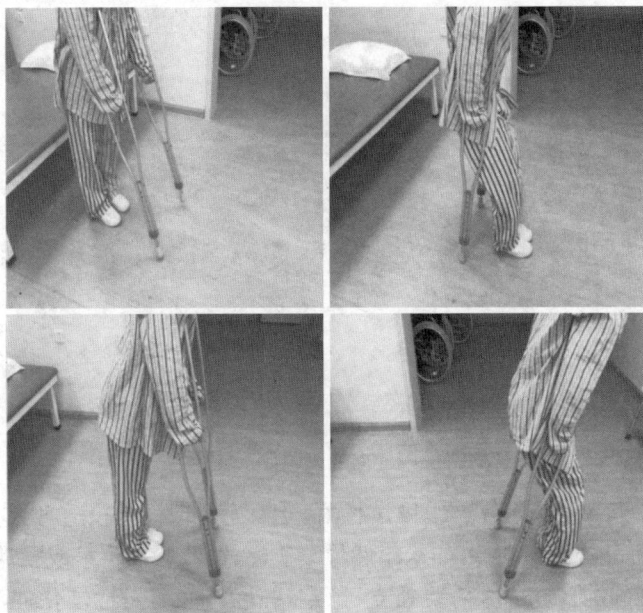

图3-3-14　摆过步

四点步：此种方式步行速度较慢，但稳定性好，训练难度小，适用于恢复早期。具体方法：①伸出左侧腋杖；②迈出右足；③再伸出右侧腋杖；④最后迈出左足（图3-3-15）。交替进行完成步行。

三点步：此种步行方式步行速度快，稳定性良好，适用于一侧下肢不能负重的老年人。具体方法：①将双侧腋杖同时伸出先落地；②迈出不能负重的足；③最后将对侧足伸出。

两点步：常在掌握四点步后训练，稳定性不如四点步，但步行速度比四点步快。具体方法：①一侧腋杖和对侧足同时伸出作为第一着地点；②另一侧腋杖和另一侧足再向前伸作为第二着地点（图3-3-16）。

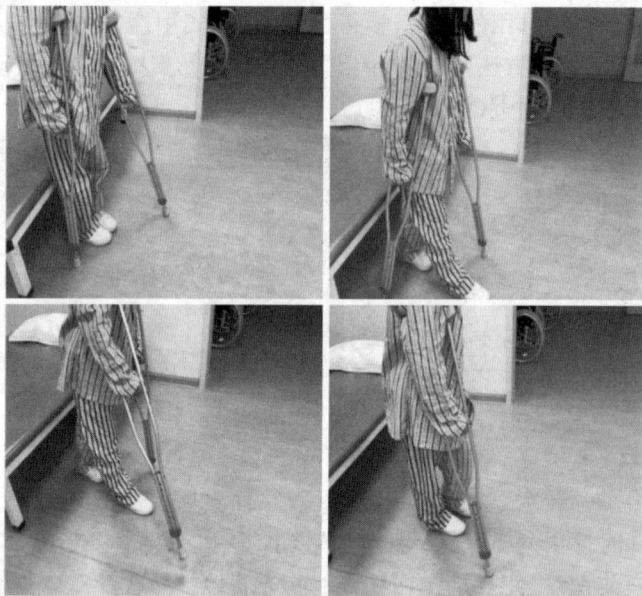

图 3-3-15　四点步

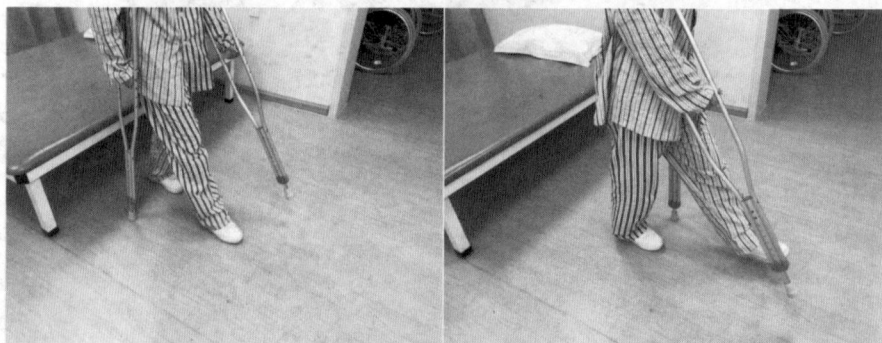

图 3-3-16　两点步

（3）助行架　助行架支撑面积大、稳定性好，但比较笨重，比较适合：①单侧下肢无力或截肢，需要比杖类助行器更大支持，如老年性骨关节炎、关节置换手术或股骨骨折愈合后；②全身或双下肢肌力降低或协调性差，需要独立、稳定站立者，如多发性硬化症、帕金森病、不完全脊髓损伤、脑卒中；③体能减弱，需要广泛支持，如心肺疾病患者、长期卧床或患病的老年人。

具体使用方法：

1）步行时，应将助行架放在老年人前方适当位置。如助行架离患者太远，使四足不能牢固地放在地面上负重，助行架容易倾倒，影响平衡。

2）助行架基本步态模式为提起助行架向前一步；双上肢支撑助行架，弱侧下肢先迈一步；最后迈另一侧下肢。

3）助行架摆至步为将助行架两侧同时前移，再将双足同时迈至前移后的助行架双足连线处。

使用助行架时需要注意的事项包括：由于助行架体积相对较大，因此在训练时应选择比较宽阔的场地进行；如遇到路面不平整的时候，使用助行架要小心，必须确保支撑面平衡才可以迈步。

2.轮椅 轮椅是常用的辅助移动工具之一。当患者步行功能减退或丧失,或为了减少活动时的能量消耗时,可选用轮椅作为代步工具,对于下肢截肢者来说轮椅还发挥着与假肢相同的作用。随着社会文明的进步与发展,轮椅已不仅仅是肢体病伤残者的代步工具,更重要的是他们可借助轮椅进行功能锻炼和参与社会活动。虽然许多老年人可借助助行器或独立进行步行,但由于其耐力问题,长距离转移依旧需要用到轮椅。因此要对有需要的老年人进行相应的轮椅训练。

(1)轮椅的选择 目前市场上轮椅的种类很多,轮椅的基本构造包括轮椅架、车轮、车闸、座椅、靠背、扶手等(图3-3-17)。

应综合各方面的因素为老年人挑选合适的轮椅:①轮椅的大小、重量、安全性,腿托、脚踏板是否可旋开,扶手是否活动;②如因长期使用需自行购买的,应综合考虑价格、是否能折叠等;③使用者的身体状况及操作能力;④使用目的和主要使用场所等。

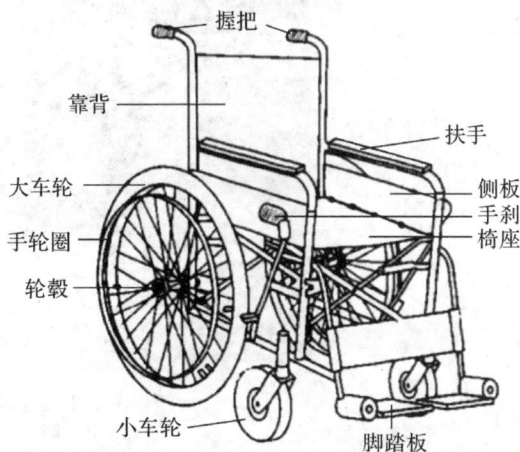

图 3-3-17 轮椅的基本构造

(2)轮椅的基本操作

1)上下轮椅:为确保上下轮椅安全,应先将两侧手刹固定,防止轮椅滑动。脚踏板向上掀起固定。如需由侧方上下轮椅,则应先卸去扶手,有利于移位。

2)操控轮椅:松开手刹后,用双手握持手轮圈,先略微向后转动,再推行向前,用肩部和上臂的力量,推动轮椅向前。

3)制动轮椅:当轮椅推行到目标位置时,一定要注意及时制动,才能完成后续的转移活动。嘱老年人将两侧手刹推动,刹住轮椅。

4)轮椅转弯:遇到转弯时,只要两侧手轮推行幅度不一致即可完成,例如向左转时,左手推行幅度小,右手推行幅度大,轮椅即会左转;向右转时,右手推行幅度小,左手推行幅度大,轮椅即会右转。

5)轮椅减压:每隔10~20分钟需将身体撑起或做减压动作,每次8秒至1分钟,可促进血液循环及减少臀部的压力,预防压疮。意识不清或下半身感觉异常的老年人,应选择使用减压坐垫避免压力长时间集中于骨突部位,引起压疮。

6)照护者推行:使用安全带以做患者躯干固定之用,必要时再加约束带,需随时注意手脚位置,避免被轮子或地面摩擦。下斜坡请注意应面朝上坡方向,推行人员在轮椅下方,协助下坡减速。

(3)轮椅与床、椅转移 除了轮椅基本操作之外,老年人难以避免的会面临如何完成轮椅与床或椅子间的相互转移活动,需要照护者对老年人进行训练,下面主要介绍偏瘫老年人如何完成转移的方法。

1)轮椅至床的转移:嘱老年人操控轮椅,以健侧靠近床面,与床面成30°~45°夹角,刹住手刹。老年人用健侧脚钩抬起脚踏板,摇起健侧扶手挡板,用健侧手撑住床面,抬起臀部,骨盆前倾,重心前移,起立,以健腿为轴心,躯干旋转后,臀部落到床面上。嘱老年人在床面上调整坐姿,保持坐位平衡(图3-3-18)。

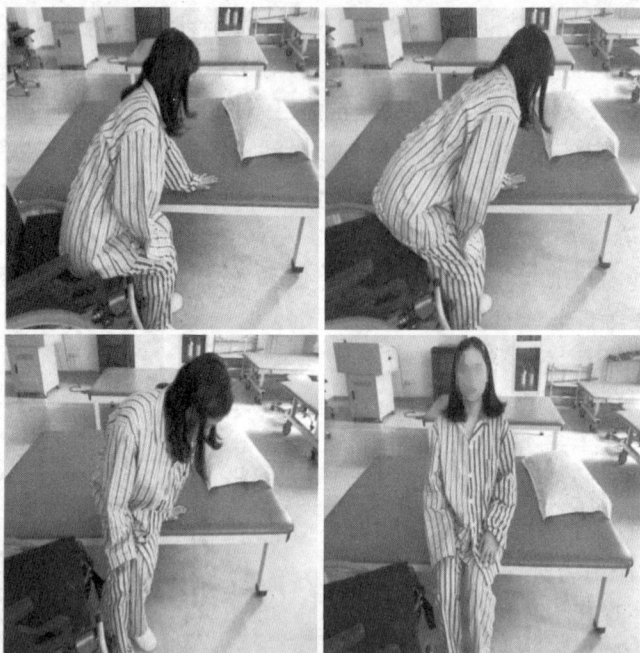

图 3-3-18　轮椅至床的转移

2)床至轮椅的转移：嘱老年人用健侧手将轮椅移动到健侧，与床面成 30°～45°夹角，靠近床面，刹住手刹。老年人用健侧脚钩抬起脚踏板，摇起健侧扶手挡板，用健侧手扶住轮椅健侧扶手或撑住椅面，抬起臀部，骨盆前倾，重心前移，起立，以健腿为轴心，躯干旋转后，臀部落到轮椅椅面上。嘱老年人在轮椅上调整坐姿，保持坐位平衡，放下扶手挡板，用健侧脚放下脚踏板，松开手刹即可推行活动（图 3-3-19）。

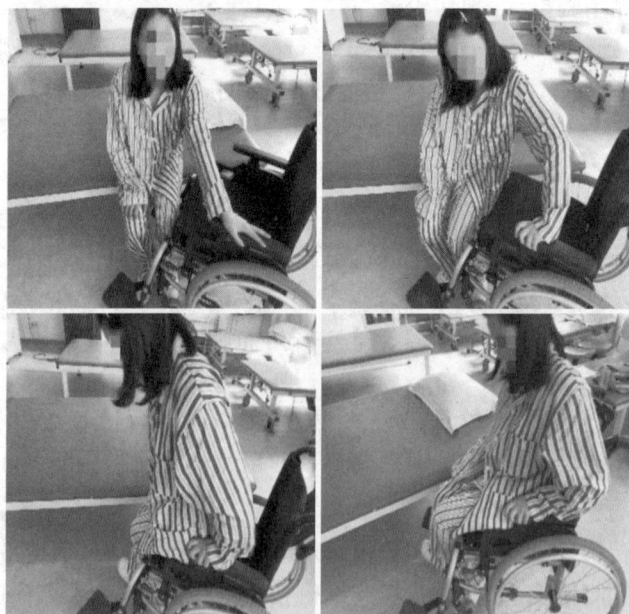

图 3-3-19　床至轮椅的转移

【情景模拟演练】

徐大爷,由于脑出血造成左侧偏瘫,目前可以完成翻身活动,但坐起还需要他人辅助,同时需要乘坐轮椅和借用助行器进行转移活动。

背景:老人居住的房间内。

模拟:三人一组,轮换担任"徐大爷""照护员""观察员"角色,完成以下任务:指导"徐大爷"①进行坐起训练和坐位训练;②进行轮椅与床的相互转移和助行器的使用。

3-14 扫码答题:躯体功能康复训练

（章琪　黄金银）

三、吞咽功能康复训练

3-15 思维导图:吞咽功能康复训练

【情景导入】

李奶奶,75 岁,患失智症 4 年,现记忆力明显减退,食欲下降,饭吃到嘴里常常忘了咀嚼,喝水常会呛到。

【思考】

3-16 PPT:老年人吞咽功能障碍的康复

1.失智老年人为何出现进食困难?

2.有哪些进食技巧可以帮助失智老年人,如何使用?

3.失智老年人吞咽障碍时,可以维持、改善能力的训练方法有哪些?

【知识学习】

(一)吞咽的基础知识

1.吞咽及吞咽障碍的定义　吞咽和呼吸是人类维持生命不可或缺的行为。吞咽是食团通过咽、食管和贲门进入胃内的过程,呼吸则是空气经口腔、鼻腔、喉部直达肺部。吞咽和呼吸这两条路的十字路口就在咽喉处,若空气或食物输送的路径不对,则可能会发生误咽、呛咳(食物通过声门进入气管)。吞咽障碍是指食物从口腔运送到胃的过程中出现的问题,可由下颌、双唇、舌、软腭、咽喉、食管括约肌或食管功能受损引起。吞咽问题在老年人群中很常见,年龄并不是导致吞咽困难的直接原因,但随着增龄而产生的中枢及外周感觉运动系统的退化,失智症所造成的脑损伤可能会影响参与调节食欲和吞咽功能的大脑区域,从而出现吞咽困难或者使已经存在的吞咽问题更加严重。

2.吞咽的过程分期　吞咽动作虽可随意开始,但此动作的完成过程是一个复杂的反射活动过程。正常的吞咽过程可以分为认知期、口腔准备期、口腔期、咽期和食管期五个阶段。

(1)认知期　也称为先行期,是指人们从视觉、嗅觉、触觉、听觉等感官及过去的饮食经验,来感受正要享用的食物的性质(硬度、味道、温度等),并且以此决定食量、食用部位及食用方式的阶段。认知期还有一个重要功能,就是唾液的分泌,滋润口腔,让口腔完成消化食物的准备动作。

(2)口腔准备期　相当于摄入的食物经咀嚼与唾液形成食团的时期。包括将食物送于口中的摄食动作,食物经咀嚼并与唾液混合形成黏稠的块状物(食团),再集中到舌头中央。

(3)口腔期　是指形成后的食团通过舌头被送往咽部的阶段,通常需要 1 至 1.5 秒的时间。

(4)咽期　是指食团进入咽喉部,并送入食管的阶段,需通过吞咽反射来控制相关动作。在这个阶段为了不让食团误入呼吸道(呛咳),许多肌肉会进行协调运动。一般情况下,食管的入口是关闭状态,在相关肌肉协调运动下,食管入口会短暂开放 0.5 秒让食团进入。

(5)食管期　指食团通过食管入口,经蠕动运动到达胃的时期。液体大约 3 秒,固体食物则需 8 至 20 秒不等。

上述任何一个阶段或几个阶段同时发生问题,都称为吞咽障碍。因吞咽是一个连续的过程,常会出现上一个阶段动作进行不顺利,下一个阶段动作也受影响的情况。所以,在观察老年人用餐时,应从认知期开始观察。

3.吞咽障碍的原因　即使是没有特殊疾病的老年个体,其进食、吞咽功能会随着年龄的增长而衰退,高龄者特别是失智老年人是罹患吞咽障碍的高风险人群。其原因主要为:①人体的感觉能力衰退,如嗅觉、味觉、听觉等;②肌肉运动能力的退化,如口腔周围肌肉运动能力退化、嘴唇运动功能退化;③功能和解剖结构变化,如唾液量减少、喉位置变化等。

老年人吞咽困难时的不同表现与不同问题相关。①口腔部吞咽困难:进食过程中食物残留在口中或漏出来;②咽部吞咽困难:吞咽延迟并导致呛咳;③无法进行吞咽动作:可能与认知功能缺损有关;④不愿意进食:可能与抑郁或其他心理因素有关。在判断是哪一类问题前,需先排除急性内科疾病,如感染、脑卒中、药物副作用等状况。另外,某些较明确与容易处理的问题,例如牙齿问题与便秘,应该先发现并处理。

(二)失智老年人吞咽障碍的表现

不同类型失智老年人出现吞咽障碍的时间和表现并不一致,表现为:①食物失认:如阿尔茨海默病患者在早期可能无法在面包、铅笔、剪刀中辨认出哪一个是可以吃的。②进食和吞咽的失用:病情持续进展,患者出现不会使用餐具,把口中的食物移来移去,将食物含在口中数分钟,或不断将食物送入口腔直至塞满,也不吞咽的失用现象。③刻板进食与暴食:部分失智老年人会出现异常的刻板进食行为,只会吃特定的食物,喜好的口味出现变化,变成喜欢吃甜食和重口味的食物,也会偷吃。恶化期会有暴食倾向,只要手上有东西,不管是什么都会一直往嘴里塞。④吞咽生理的改变:包括咀嚼时舌头移动范围变小、咽期吞咽启动延迟、咽部无力、喉上提不足等。随着病情的发展可能难以吞咽固体食物和黏稠食物,之后连喝水或吞咽唾液都可能呛到。⑤注意力的缺失:失智老年人会因为忘记口中有食物而忘记咀嚼,也不能遵守指令做到细嚼慢咽。

(三)吞咽障碍的评估

1.吞咽能力筛查　吞咽能力的下降使老年人失去用餐的乐趣,持续恶化则可导致吸入性肺炎、营养不良、脱水等。因此,及早发现吞咽障碍的警示非常重要,除通过定期测量体重、体温及进食记录来评估有无吞咽障碍外,照护者应学习一些简易测试方法,早期发现存在吞咽障碍的老年人,并将老年人尽快送医院接受进一步检查,以明确诊断。

(1)反复唾液吞咽测试　测试 30 秒内能够吞咽几次唾液的测试。老年人因为口干症的存在,持续干吞唾液就会无法分泌唾液,在测试前可以用 1ml 左右的水先滋润一下口腔内部。方法：①受检者取坐位，如卧床则应采取放松体位。②检查者将手指放在受检者的喉结及舌骨处，确认喉结和舌骨随吞咽运动，越过手指，向前上方移动，其下降时刻即为吞咽完成的时刻。③观察 30 秒内患者吞咽次数和喉上抬的幅度。判断：高龄者 30 秒内完成 3 次即可，少于 3 次或喉上下移动幅度小于 2cm，应怀疑吞咽异常。对于高龄老年人或口腔干燥者空吞咽较难，可用针筒向受检者口腔内注入约 1ml 的水，再提醒受检者尽可能分次将唾液吞下。

3-17 视频：反复唾液吞咽测试

（2）饮水试验 判断患者是否可以经口腔进食，或需进行摄食-吞咽功能康复训练。检查者需观察受检者饮水状况，记录饮水时间、有无呛咳等。方法：①先让受检者随意喝下一小匙水，若无障碍，可继续试验。②受检者取坐位，水杯盛 30ml 温水嘱受检者喝下，观察其饮水经过，并记录所用时间。判断标准见表 3-3-1。

3-18 视频：饮水筛查试验

表 3-3-1 饮水试验判断标准

序号	检查结果	判断
1	可于 5 秒内一次喝完，无呛咳	吞咽功能正常
2	可一次喝完，无呛咳，时间超过 5 秒	可疑吞咽功能异常
3	分两次以上喝完，无呛咳	可疑吞咽功能异常
4	能一次喝完，但有呛咳	吞咽功能异常
5	分两次以上喝完，且有呛咳	吞咽功能异常
6	呛咳不断，难以全部喝完	吞咽功能异常

（3）食物测试 令受检者咀嚼 8g 的布丁再吞咽，观察一次吞咽动作后的口腔内食物残留情况，针对食团形成及运送食物的能力进行评估。评估部位为舌头上方、口腔前庭、腭部，看这些部位是否有点状的布丁残留。残留于牙缝及义齿边缘的布丁不在评估范围内。表 3-3-2 中 1 至 3 项代表受检者有可能有进食、吞咽障碍，需进一步评估其吞咽能力。

表 3-3-2 食物测试判断标准

序号	检查结果	判断
1	无吞咽动作，呛到和/或有呼吸急促	可能有进食、吞咽障碍
2	有吞咽动作，有呼吸急促	
3	有吞咽动作，呼吸正常，有呛到或有湿啰音或口腔内有残留物	
4	有吞咽动作，呼吸正常，无呛到：两次吞咽动作后，布丁即全部吞咽下	吞咽功能正常
5	有吞咽动作，呼吸正常，无呛到：一次吞咽动作后，布丁即全数吞咽下	

2.吞咽障碍诊断

（1）完整的病史 包括完整的神经疾病史、是否做过头颈部手术、药物史、心智状态是否改变、吞咽困难是逐渐出现还是突然出现、食物塞住的感觉出现在哪个部位、进食液体还是固体比较容易呛咳等。

（2）理学检查及神经学检查 ①理学检查方面，要特别注意呼吸及消化系统，如呼吸音、痰的颜色、口腔卫生、是否有腹胀、食物逆流等;②神经学检查方面,完整的十二对脑神经检查是必要的。此外,由于吞咽与说话的神经肌肉分布大致相同,完整的语言检查也可帮助评估吞咽的问题。

(3)特殊检查　如吞咽造影检查、纤维鼻咽喉镜检查、喉部肌肉的肌电图检查。其中以吞咽造影检查的准确度较高,该检查的禁忌包括意识不清、无法配合、无法成端坐的姿势以及无法接受辐射线照射的患者。

(四)吞咽困难的康复对策

吞咽障碍的康复,是针对正常咽下的食物从其识别、摄食开始,经口腔、咽腔直至食物通过食管这一过程中发生的误咽或产生的通过障碍,使其重新获得吞咽功能为目的的综合训练法。康复训练时必须对老年人吞咽障碍的程度进行准确评估。从评估结果来决定必要的训练技能项目和摄入食物的形态。由医师、护士、言语治疗师、作业治疗师等组成吞咽管理小组进行评估并制订康复方案。吞咽功能的康复训练通常可以分为间接训练和直接训练。言语治疗师可指导老年人进行口腔运动练习,加强吞咽肌肉张力,增加舌头和嘴唇的抗阻力运动;利用神经肌肉电刺激方式配合患者主动吞咽动作,增强吞咽肌肉的强度,改善吞咽功能。营养师指导调整食物的质地,尝试将食物增稠,以流质或泥状食物替代固体食物,指导高热量食物的饮食技巧。照护机构及照护者需将进食环境列入考虑范围,包括减少噪声、提供舒适座椅和姿势、选择合适餐具、考虑食物质地、以少量多餐的方式提供营养、合并使用口头或肢体的提示等。此外,保持老年人口腔卫生清洁十分重要。

1.间接训练　指患者在训练时不进食,而是通过其他动作的练习来提高吞咽相关神经肌肉的控制能力,加强口咽肌群的力量,提高肌群运动的速度和幅度,选择性改进吞咽的功能。

(1)舌的动作训练　适用于有运送食团和咀嚼障碍的患者。方法:①舌背上提训练。训练者以手指和压舌板压住患者的舌背,患者抵抗施加的压力,提起舌头,维持数秒。以 10 次为 1 回合,反复进行数回合的训练。②舌尖上提训练。在张开嘴巴的状态下抬起舌尖碰触硬腭与牙龈,可以连续反复进行。③单侧活动训练。让患者以舌头从颊部内侧往外面推,同时从外侧以手指压住脸颊,如果麻痹情况较重,无法推动颊部,治疗师可以用手指试压住舌头旁边,让患者抵抗施加的力量,一直反复训练到舌头能够用力为止。

3-19 视频:舌肌康复训练

(2)嘴唇开闭训练　适用于具有嘴唇开闭障碍,食物会从口中漏出的患者。方法:上唇往下方,下唇往上方用力维持数秒,然后放松。休息之后,反复进行数十次。

(3)喉腔开闭训练　适用于有喉腔封闭障碍,喝水会出现误咽的情况。方法:用双手推着墙壁或椅子的扶手,同时用力发 i,e 的音,或者配合患者的状态,让患者拉着椅子的扶手,用力发出声音。

3-20 视频:深层咽肌神经刺激疗法(冷刺激法)

(4)冷刺激法　利用冷刺激方式来触发吞咽反射的训练,可以改善吞咽相关肌群的肌肉力量和协调性。适用于喉上提范围小,肌肉收缩不协调,有出现误吸的患者。方法:以泡过柠檬水的冰冻棉棒或泡过水的间接喉镜,轻轻施压摩擦前腭弓,刺激数次后,让患者紧闭嘴唇进行空吞咽。

(5)舌头制动吞咽训练 可强化舌根部后缩动作,强化咽壁的力量。适用于咽腔收缩力量减弱,吞咽后有较多咽腔残留的患者。方法:舌略向外伸,用牙齿轻轻咬住舌头或由操作者戴手套帮助患者固定舌头,嘱患者吞咽唾液,维持舌位置不变。如难以吞咽,可以先用冷刺激法,触发吞咽反射后再练习。

(6)吹气训练 可强化嘴唇、颊部、颜面的肌肉力量,以及强化声门和鼻咽腔的封闭能力。方法:事先准备装水的瓶子并插入吸管,往吸管里吹气时开始计时,吹气时需注意不能漏气也不能吹得太用力。

(7)腹式呼吸训练 可改善排痰能力。方法:完全吐气后治疗师两手分别置于患者的上腹部和胸部,让患者以鼻吸气、以口呼气,呼气结束时上腹部的手稍加压于膈部上方,患者以此状态吸气。

(8)咳嗽训练 咳嗽起到咳出误咽食物的作用,吞咽障碍患者由于肌力和体力下降,声带麻痹,咳嗽会变得无力。咳嗽训练有强化咳嗽、促进喉部闭锁的效果。

2.直接摄食训练 直接摄食训练是通过吞咽食物来改善吞咽能力,由于使用各种代偿和辅助方法,可以很快看到改善效果,持之以恒,具有远期疗效。但存在较大误咽和窒息的风险,吞咽管理小组必须充分讨论,确保安全的情况下才能进行。

(1)调整姿势 通过调整身体角度,改变食物通过的路线和速度,从而防止误咽。倾斜的角度可以根据患者状态调整成30°~90°,如患者斜躺,口腔内位置为舌尖在上,舌根在下,可利用重力帮助运送食物。适用于舌头有问题,难以在口腔内运送食团,以及有误咽时。方法:使用可以调整角度的轮椅或床,倾斜身体,调整膝盖和髋关节微弯,身体不需要出力的姿势。如果咽腔收缩时有左右差,可将姿势改成侧卧或侧倾,以便食物通过功能较好一侧的咽腔。

(2)清除口咽腔食物残留 ①空吞咽、多次吞咽。吞咽食物后嘱患者继续空吞咽数次,可以清除残留在咽部的食团。②轮流吞咽。轮流吞咽不同性质的食物,也可以清除咽部残留物。如明胶果冻在18℃时有表面胶化的特性,可以吸附残留物,在吃容易黏或者散开的食物后进食一些明胶果冻,可清除口腔和咽腔残留物。③转头吞咽。适用于食团通过咽腔后有单侧梨状窝残留的患者,以及咽腔收缩不对称患者。进食时头向患侧旋转可以关闭患侧梨状窝,促使食团移向健侧,提高吞咽效率,减少误吸的发生。

(3)K点刺激法 K点位于磨牙后三角的高度,腭舌弓和翼突下颌帆的中央位置,位于两牙线交点的后方。此处实际上是一个凹陷,临床研究确认刺激该点可引起被试张口及触发吞咽反射。失智症患者将食物吃进口中停止动作或难以出现吞咽反射时,可以使用K点刺激法触发吞咽反射。方法:在患者停止动作时,可以用冰棉棒或汤匙刺激K点,这样患者就会继续动作,触发吞咽反射。如患者同时伴有食团难以成形和食团运送困难,可使用扁平小汤匙将食物放置舌头内部,直接以汤匙的前端刺激K点。

(4)食物的性状和黏稠度 根据食物的性状,一般将食物分为四类,即:①流质,如水、果汁等;②半流质,如米汤、羹等;③糊状,如米糊、芝麻糊等;④半固体(如软饭)、固体(如饼干、坚果等)。食物的性状应根据吞咽障碍的程度及阶段,本着先易后难的原则来选择。容易吞咽的食物特点是密度均匀、黏性适当、不易松散、通过咽和食管时易变形且很少在黏膜上残留。临床实践中,应首选糊状食物,因为它能较满意地刺激触、压觉和唾液分泌,使吞咽变得容易。此外,还要兼顾

3-21 视频:
K点刺激法

食物的色、香、味及温度等。根据吞咽障碍影响吞咽器官的部位因地制宜地选择适当食物并进行合理配制,可使用食物增稠剂调节食物的性状。

(5)食团在口中位置　进食时应把食物放在口腔最能感觉食物的位置,最好把食物放在健侧舌后部或健侧颊部,这样有利于食物的吞咽。

(6)一口量及进食速度　一口量,即最适于吞咽的每次食物入口量。一般正常人每口量:流质1~20ml,果冻5~7ml,糊状食物3~5ml,肉团2ml。对患者进行摄食训练时,如果一口量过多,食物将从口中漏出或引起咽部残留导致误吸;一口量过少则会因刺激强度不够难以诱发吞咽反射。一般先以少量试之(流质1~4ml),然后酌情增加。为防止吞咽时食物误吸入气管,可结合声门上吞咽法训练,以使在吞咽时声带闭合更好后再吞咽。吞咽后紧接咳嗽,可除去残留在咽喉部的食物残渣。为减少误吸的危险,应调整合适的进食速度,前一口吞完成后再进食下一口,避免两次食物重叠入口的现象。另外,还要注意餐具的选择,采用边缘钝厚、匙柄较长、容量约5~10ml的汤匙为宜,便于准确放置食物及控制每匙食物量。

(7)进食时提醒　对于失智老年人,在进食时适当提醒以促进患者的吞咽,可帮助减少吸入的危险。包括:①语言示意,例如照护者在患者进食时说"吞"来提醒患者。②手势示意,例如照护者指着自己的嘴唇以提醒患者在吞咽时保持嘴唇闭紧。③身体姿势示意,例如使用下巴和头的支撑器以提醒患者保持正确的身体姿势。④文字示意,利用文字给患者和照护者提供不断的提醒注意预防并发症。⑤食物的味道和温度示意,冷刺激可触发吞咽反射,而热的液体可提醒老年人慢慢吸吮。

(8)进食环境　进食和吞咽是一种常规的日常活动,并不需要更多的思考。然而,存在吞咽问题的患者需要加以注意以便促进吞咽和防止误吸。因此,应安排吞咽困难患者在安静环境下进食,不要在进食时讲话,也避免其他事情分散注意力。

(9)进食前后清洁口腔、排痰　吞咽障碍患者因口腔及咽部感觉、反射能力差,唾液无法进入食管而残留于咽喉部,尤其在睡眠时容易流进呼吸道,进食后残留在口腔及咽部的食物容易随呼吸进入呼吸道,导致吸入性肺炎的发生,因此,进食前后应清洁口腔与咽部。部分患者因口腔干燥症而导致唾液分泌不足,宜用清水多漱口,保持口腔湿润和清洁。对于分泌物异常增多患者,在进食前及进食过程中需协助清理分泌物,以保持进食过程顺畅。

(五)不同原因吞咽障碍的应对策略

1.口腔的问题　保持嘴唇和口腔湿润,确保义齿的密合度,鼓励吞唾液,调整进食姿势,提供适合的食物质地,包括舌运动训练和口腔感觉刺激训练。

2.咽部的问题　咽部通过障碍主要是由于吞咽反射的延迟、消失而引起食管入口部的开口障碍。可请言语治疗师制订基础训练方案,主要通过增强咽肌的运动和咽反射的诱发刺激来使咽部肌群运动正常化。依据患者咽部状况调整进食姿势,调整食物质地,进行冰刺激训练和声门紧闭运动。如伴有食管通过障碍时,为预防误咽,在进食后保持坐位并积极训练空咽。

3.无法进行进食　保持口腔卫生及口腔湿润;提醒患者进食动作:张嘴、咀嚼、吞下去等;给予味道强烈的食物;延长进食时间,少量多餐;允许零食的摄取。

4.不愿意张口进食　通常有两种可能:①老年人想张嘴但张不开。可能是肌肉挛缩或颞颌关节疾病所致,可通过按摩等方式放松口腔周围及下颌关节。②老年人不想张开嘴。需解决造成不愿进食的心理因素,并结合下述措施尽量使老年人进餐,如进餐环境安静愉快、喂食要慢、将注意力集中在进食上、由照护者陪伴进食、不强迫进食、待患者想吃才吃等。

(六)进食方式

1.经口进食　也叫舒适喂食法。少量多餐,或准备可以用手拿的小型食物来给患者吃;吃得下就吃;如果会呛到或暂时不想吃,不勉强患者,尽量让患者觉得吃东西是舒适的。失智老年人使用舒适喂食法时,大多数需进行间接或直接吞咽功能训练以辅助经口进食。优点:持续的经口喂食可以让患者继续享受吃的乐趣,增加家人、护理人员与患者间的互动,也不容易有社交剥夺感。缺点:为了让患者获得足够营养,由口进食的喂食间隔就必须变得比较密集,每天大约要花 45～90 分钟甚至更久的时间,食物的准备也比较费心与费时。研究显示这阶段的患者因为活动力下降,其所需要的热量也跟着下降,但患者仍可能因为其他因素(如药物、疾病)导致热量摄取不足而变得虚弱和体重下降。

2.管饲法　包括鼻胃管放置、内视镜胃造瘘口、空肠造瘘口等。临床上以内视镜胃造瘘口术为造瘘管放置首选。优点:短期使用管饲可降低因吞咽困难和呛咳导致吸入性肺炎的发生;借管饲维持体重,减少疲倦感,节省经口进食的精力和时间,简化食物的摄取和减少进食的时间。缺点:综合国内外研究结果显示管饲对于失智症末期患者的存活率、死亡率、营养指标、肺炎发生、压疮的改善或减少大多没有明显好处。更有研究指出长期管饲的患者有较高的吸入性肺炎发生率,而管饲和经口进食的失智症末期患者存活率的比较是没有差异的。

针对失智老年人吞咽障碍所采用的诸多训练方法大多数是以强化感觉和吞咽运动为目的的,失智老年人吞咽能力和吞咽障碍程度最好能通过言语治疗师的评估并制定相应康复训练策略,养护机构的护理人员或家庭照护者可在言语治疗师指导下对失智老年人进行吞咽功能相关训练。但是对于末期的失智老年人,由于其已不太能配合进行相应训练,不宜频繁进行训练,此阶段还是以防止误吸、确保吞咽安全为主。若失智老年人经口进食时已无法避免呛咳误吸,不必坚持经口进食,可完全或搭配经管营养(管饲、经胃或肠造瘘)。

【情景模拟演练】

李奶奶,75 岁,患失智症 4 年,有时吃了饭,说没吃;有时没吃饭,说吃了;提出要吃饼干,照护员给了她,放到嘴里又嚼不动、咽不下;自己拿水杯喝水,出现呛咳。

背景:失智老年人照护专区

模拟:三人一组,轮换担任"李奶奶""照护员""观察员"角色,完成以下任务:①应用上述两到三种方法初步评估"李奶奶"的吞咽功能;②小组讨论,为李奶奶设计一个合理的吞咽康复方案。

3-22 扫码答题:吞咽功能康复习题

(高薇薇　高少华)

第四章 老年综合征及病患照护

现代医学通常使用的"综合征"亦称"症候群",是指个体由于一些相互关联的器官病变或功能紊乱而同时出现的一系列症状和体征。"综合征"往往由几种疾病或几种不同原因所致疾病引起。比如,患者出现显著的全身水肿、大量蛋白尿、血浆白蛋白降低和胆固醇增高时,为"肾病综合征",但要明确是何种疾病,需进一步检查;而老年医学中经常使用的"老年综合征"一词的含义,与上述医学其他学科使用的"综合征"的含义,有显著不同。

4-1 思维导图/视频:老年综合征

老年人群是一个庞大而有特殊生理特点的群体,随着年龄的增长,老年人各器官系统功能下降,慢性病发病率增高。在衰老、疾病、心理以及社会环境等多种因素的共同作用下,部分老年患者中有一些症状或问题特别常见,如跌倒、认知功能障碍、尿失禁、谵妄、抑郁、疼痛、失眠、晕厥、多重用药、营养不良、压疮、肌少症等,这类由多种原因或多种疾病造成的非特异性的同一临床表现或问题概括为老年综合征(geriatric syndrome,GS)。本章对虚弱、晕厥、营养不良、慢性疼痛进行简要介绍。

第一节 老年人虚弱

【情景导入】

李奶奶,73岁,10年前因突发右侧肢体无力,言语不清入院,磁共振(MRI)检查提示脑梗死,经溶栓、抗凝等治疗后出院。出院后李奶奶右侧肢体肌力下降,行动迟缓,但能进行自我清洁等。5年前因口齿不清加重再次入院。

目前李奶奶行走缓慢,四肢肌力明显下降,能使用汤匙自行进食,在帮助下能完成如厕、沐浴等,表情淡漠,从不主动活动和说话,对照护者的问话反应慢,回答基本正确。一直服用抗凝、降压、调脂和抗抑郁药物。

【思考】

1.你认为李奶奶目前的情况是何种原因引起的?

2.可采用何种方法或量表进行评估?

3.作为社区居民的健康管理人员,你认为李奶奶的照护中应采取哪些措施以防止意外发生?

4-2 思维导图:老年人虚弱

【知识学习】

一、认识"虚弱"

(一)老年人虚弱的概念

"虚弱"也称为"衰弱","虚弱"的老年人处于高危状态,是长期照护服务的重点人群。关于"虚弱"有不同的阐述,主要包括:①将虚弱等同于高龄,即 80 岁或 85 岁及以上;②虚弱为合并多种疾病;③虚弱为伴有残疾或生活不能自理。目前,老年医学和老年病学专家一致认为"虚弱是个体生理易损性增加和维持自体稳态能力降低的一种临床状态"。

有学者认为老年医学的核心是识别、评估、治疗虚弱的老年人,预防虚弱带来的失能和各种不良的健康后果。

(二)老年人虚弱的相关因素

"虚弱"与年龄、合并疾病、残疾或失能等相关,但存在本质上的不同,且并不平行。有文献报道 65 岁及以上人群中处于"虚弱"状态的估计为 10%～25%,而 85 岁及以上人群中可高达 30%～45%。

老年人虚弱是生理功能减退及稳态平衡功能逐步衰弱的结果,随着年龄的增长,生理功能及稳态平衡功能衰退速度加大,使个体适应性变化能力更为局限。高龄、跌倒、疼痛、营养不良、肌少症、多病共存、多重用药、活动功能下降、睡眠障碍、焦虑抑郁等均与虚弱相关。也有部分老年人没有特异性疾病,但感到疲劳、衰弱和消瘦,也归于虚弱综合征的范畴。因此,有学者认为老年人虚弱是残疾的前驱状态,称为"不稳定性失能"。

虚弱是以全身性改变为主的多系统功能减退、各脏器生理储备功能及应激适应能力下降的状态,其发病机制目前并不十分明确,多数认为虚弱是多种因素共同作用和相互作用的结果。

1.各系统慢性炎症改变 慢性炎症引起的炎性衰老,在虚弱中发挥重要作用。慢性炎症能通过对运动系统、内分泌系统、循环系统的病理生理产生直接和间接影响,导致虚弱的发生。而引起慢性炎症的潜在危险因素包括遗传因素、代谢因素、环境和生活方式、应激及慢性疾病等。

2.运动系统改变 虚弱在运动系统方面的基本特点是运动下降和力量减退,所以肌少症是虚弱的主要病理生理基础。肌少症是一种在 50 岁以后快速出现的肌肉质量减轻、肌力下降。疾病可以加速这一过程,最终导致失能。年龄相关的改变可以引起肌少症,如运动神经元、生长激素和性激素水平下降、躯体运动减少、肌肉萎缩、营养不良等,此外慢性炎症也是引起肌少症的重要原因之一。

3.内分泌系统改变 性激素和胰岛素样生长因子-1(IGF-1)是骨骼肌代谢所必需的,更年期后女性雌激素下降以及老年男性睾酮水平降低,均可导致肌肉质量下降和肌力下降。

二、虚弱的临床表现与评估

(一)老年人虚弱的常见临床表现

由弗里德(Fried)等首先提出,认为虚弱的典型表现包括:①不明原因体重下降;②疲劳感;③无力;④行走速度下降;⑤躯体活动降低。具有其中3条或以上,提示存在虚弱;具有其中1~2条,提示虚弱前期。

这种界定方法把虚弱作为临床事件的前驱状态,可以独立预测3年内跌倒发生率、行走能力下降、日常生活能力受损情况、住院率以及死亡率等,便于采取措施预防不良事件,被很多学者在临床和研究中采用。

(二)老年人虚弱的评估

根据老年人虚弱主要是由于机体与外界环境作用时应激能力下降所致,有学者提出了4项诊断标准以及相应的评估方法:①肌肉骨骼功能,通过握力测试、坐椅子站立平衡试验进行评估;②有氧运动能力,进行亚极量踏车试验和限时步行试验评估;③认知和神经整体功能,通过简易精神状态测验(MMSE)和静态平衡试验进行评估;④营养储备,测定体质指数和上臂肌肉面积来评估。

对老年人虚弱进行识别和分级的最为全面、可靠的方法是"老年人综合评估",该方法较为繁杂,需经过专门培训的专业人员进行操作。近年来,研究较多的与虚弱相关的简单指标包括计时起立行走测验(Timed Up and Go Test,TUGT)、握力、肺功能、步行速度(gait speed)等。同时欧美学者也开发了多个用于识别虚弱的问卷,如加拿大 Hebert 等设计的 Sherbrooke 邮寄问卷,荷兰 Tilburg 大学 Gobbens 团队基于整合式虚弱模型开发的,用于社区老年人虚弱状况的自评量表等。

国际营养和衰老学会采用衰弱问卷式评分(FRAIL 标准),是一种临床评估虚弱简便快速的方法,包括以下五项:

(1)不明原因体重下降:一年内体质指数下降>5%。

(2)疲劳感:上周多数时间感到做每件事都很费力。

(3)阻力感:上一层楼都困难。

(4)活动少:不能行走一个街区,持续行走不能超过100m。

(5)多病共存:大于五种病(医生诊断出的五种慢性疾病)。

符合三项或以上即为虚弱。

很多研究表明虚弱的程度和老年人的病死率相关。据 Fried 等对"心脏健康研究"队列研究资料的分析,符合虚弱、虚弱前期判断的人群的7年死亡率分别是无虚弱组人群的3.5倍和2倍。

三、虚弱的预防和治疗

不同虚弱程度的人对预防和治疗措施的反应不同,一般而言,轻、中度虚弱的老年人反应良好,而重度虚弱的老年人干预效果不佳。在治疗合并的各种慢性疾病的同时,应采取维持进食量、阻力性训练、预防动脉粥样硬化、控制疼痛、运动、定期检查性激素水平等方面的措施防治虚弱。

1.适当的体育锻炼 锻炼对人的神经系统、内分泌系统、免疫系统以及骨骼肌等均可产生有益的影响,锻炼获益包括改善身体运动灵活性和日常生活能力、改善步态、减少跌倒、增加骨密度及改善一般健康状况。锻炼包括有氧运动、力量训练和平衡训练,但对虚弱老年人最适合的锻炼方式和锻炼强度,尚不确切。

2.补充营养 营养干预措施可改善虚弱老年人的体重下降和营养不良,被认为在虚弱老年人的治疗中比较重要。可通过补充蛋白质特别是补充富含亮氨酸等必需氨基酸混合物,增加肌容量。有研究提示,维生素 D 水平降低与老年人虚弱有关,对合并维生素 D 缺乏的虚弱患者,补充维生素 D 可能改善其神经肌肉功能和平衡功能,减少跌倒和骨折的发生。

3.药物治疗 有研究表示,血管紧张素转化酶抑制剂(ACEIs)可能改善骨骼肌功能及其结构,有助于延缓老年人骨骼肌丢失,从而提高运动耐量和生活质量,提高行走速度;睾酮可增强老年人的肌肉力量,但增加心血管病风险;中医药在老年人虚弱中的治疗价值,尚有待高质量的临床研究证实。

4.老年人共病的用药和管理 老年人共病是虚弱发生和发展的促进因素。因此,积极预防和管理好现患疾病,尤其是处理可逆转的疾病,如老年抑郁症,预防和评估老年人的多重用药,避免药物不良反应对老年人造成的损害在老年人虚弱的预防和治疗中有重要作用。

【案例讨论】

李奶奶,73 岁,经社区卫生服务中心健康管理人员评估,认为存在步行速度缓慢,握力下降,每日活动量下降等问题,符合虚弱的判断。请问:

1.对于李奶奶可以采取哪些措施延缓其"虚弱"状况的进一步加重?

2.社区卫生服务中心应该怎样管理和改善小区中"虚弱"老年人的状态?

4-3 扫码答题:老年人虚弱

第二节 老年人晕厥

【情景导入】

黄先生,68 岁,早上 6 点 30 分,被路人发现倒在路边,当时神志清醒,诉头晕无力,家人送医院检查后,以"晕厥"原因待查收入院。

【思考】

1.老年人晕厥的原因可能有哪些?

2.应进行哪些检查以明确诊断?

4-4 思维导图:老年人晕厥

【知识学习】

一、认识老年人晕厥

(一)老年人晕厥的概念

晕厥(syncope),亦称昏厥,是指由一过性、广泛性大脑血流低灌注引起的突然发作的短暂意识丧失。晕厥可自行完全恢复,发作时患者因肌张力消失不能保持正常姿势会导致跌倒,一般没有后遗症。晕厥是一个常见的临床症状,大约30%的成年人在一生中经历过至少一次的晕厥发作。有研究显示,美国65岁及以上的老年人,晕厥发病率显著增加,成为急诊住院的常见原因之一。

(二)晕厥的发生机制

晕厥发作的直接原因是各种原因引起的脑部组织血流量突然而短暂地降低,氧供应下降。脑血流量的大小受心排血量、脑组织灌注压和脑血管阻力影响。由于脑血管的自我调节功能,使脑血流量在血压有较大波动范围内仍能维持相对稳定。一般认为,当全脑血流量减少到约为正常量的40%时,即可出现意识丧失,一般发生在心排出量减少了50%或者以上,直立位动脉收缩压下降到40~50mmHg以下时。

健康成年人即使在收缩压下降到70mmHg时,仍然可维持满足需要的脑供血,而老年人由于压力反射敏感性下降,心率、心排出量调节能力降低,血容量下降,脑血流量自我调节功能受损,即使较小的血压下降也可能引起晕厥。

(三)晕厥的病因和分类

欧洲心脏病学会指南将晕厥按病理生理学及病因学分为反射性(神经介导性)晕厥、体位性低血压晕厥及心源性晕厥三大类。而多数老年人发生晕厥,是由多种因素共同作用引起的。导致老年人晕厥的最常见原因,依次为体位性低血压晕厥、反射性晕厥(特别是颈动脉窦综合征)和心律失常。另外,常见老年疾病如贫血、慢性肺部疾病、心力衰竭、脱水,以及多种药物的使用,都可诱发晕厥。

4-5 表格:晕厥的分类

二、晕厥的临床表现和诊断

(一)晕厥的临床表现

1.前驱症状　部分患者晕厥发作前可出现头晕及周身不适、视物模糊、耳鸣、面色苍白、出汗等晕厥先兆。

2.突发而短暂的意识丧失　大多数晕厥无先兆症状而突然出现意识丧失,其特点是突然发作,时间短暂,一般不超过30秒。

3.其他伴随症状或损伤　个别患者可在意识丧失的同时出现四肢阵挛性抽搐,瞳孔散大,流涎等;大部分患者发作后不遗留任何不适,部分患者可在发作后有一段时间处于意识混沌、健忘状态,可伴有呕吐、大小便失禁、面色苍白及出汗等;少部分患者跌倒后身体受伤,其中头部损伤较为多见。

(二)晕厥的检查和诊断

1.检查和处理流程

(1)明确是否晕厥发作 晕厥的意识丧失应符合:①突然发作;②历时短暂;③可自行完全恢复并不留后遗症这3个条件。明确为晕厥后,继续进行检查和评估。

(2)初步评估 根据病史,全面的体格检查,完善各项辅助检查,如12导联心电图检查、卧立位血压、卧立位颈动脉窦按摩(CSM)试验、血常规等的结果进行分析,对晕厥原因做初步判断。

(3)治疗或进一步诊断 已明确诊断者进行治疗;若诊断不明确或怀疑为心源性晕厥、反射性晕厥、脑血管性或精神性晕厥时,需请专科医生会诊并做进一步检查,包括超声心动图(ECHO)、24小时动态心电图、心脏电生理检查(EP)、颈动脉窦按摩(CSM)、三磷酸腺苷(ATP)、倾斜试验、头颅CI或MRI等;如为反复发作的晕厥,则需考虑埋植型事件记录仪(ILR)。

2.检查时注意事项

(1)体位性低血压的判断需重复检查确定,尤其是可能由药物诱发者或年龄相关性的体位性低血压,最好检查时间为晨间或晕厥发作后即刻。

(2)颈动脉窦按摩在老年人晕厥的检查中非常重要,但特异性不强,因为很多无晕厥发作史的老年人也常有颈动脉窦过敏。

(3)倾斜试验在老年晕厥患者和非老年人中同样安全,且阳性率相似。

(4)24小时动态血压监测对于怀疑血压波动性大的老年患者,有较高价值。

(5)对于反复晕厥发作而未明确原因的老年人,需怀疑是否存在心律失常,可考虑埋植型事件记录仪。

4-6 流程图:晕厥的检查和评估流程

三、晕厥的治疗和预防

对于已诊断明确的晕厥患者,应予以对因治疗,如心源性晕厥的患者。现简述体位性低血压晕厥及反射性晕厥的预防和处理。

(一)体位性低血压晕厥

体位性低血压,也称为直立性虚脱,是指由于体位改变,如从平卧位突然转为直立位,或者长时间站立发生的血压下降。通常将站立后收缩压较平卧位时下降≥20mmHg,或舒张压下降≥10mmHg,判断为体位性低血压。体位性低血压是老年人晕厥的最常见原因,据研究表明,65岁及以上老年人中体位性低血压者占4%～33%,75岁及以上的老年人可达30%～50%,而老年人晕厥发作的10%～20%可归因为体位性低血压。

为预防体位性低血压的发生,对老年人尤其是长期卧床或患有高血压的老年人,可采取以下措施:

1.体位转换缓慢分步完成 做好站立前准备工作,如进行轻微的四肢活动,以促进静脉血向心脏回流,升高血压;做好体位转换的过渡动作,如卧位到坐位、坐位到站位,逐步完成体位转换。

2.认识诱因并做好防范

(1)服用药物 药物是老年人发生体位性低血压的重要诱发因素。会诱发体位性低血压的药物主要包括四类：①降压药，这类药物使血管紧张度降低，血管扩张和血压下降，最常见的为呱乙啶和神经节阻断药；②镇静类药，以氯丙嗪最为明显，巴比妥类及苯二氮䓬类药物亦可引起；③抗肾上腺素药，如妥拉唑林、酚妥拉明等；④血管扩张药，该类药物能直接松弛血管平滑肌，如硝酸甘油等。如老年人必须使用上述药物，应告诉老年人应用此类药物后不要突然站起，最好静卧1～2小时，站立后如有头晕感觉，应继续卧床休息。夜间起床最容易引起体位性低血压，故睡前应尽量减少饮水等，如需起床一定要小心；清晨起床同样须小心。

（2）其他　大量出汗、热水浴、腹泻、感冒、饮酒等都是发生体位性低血压的诱因，应该注意避免。

3.采取措施预防反复发作　对于反复发作体位性低血压的老年人，可建议穿弹力长袜，使用紧身腰带，睡眠时可将床头垫高5°～20°或以上。遵医嘱服用药物，如氟氢可的松（fludrocortisone）、盐酸米多君（midodrine）等。

（二）反射性晕厥

1.颈动脉窦综合征（carotid sinus syndrome，CSS）是一组自发的突发性头晕、乏力、耳鸣乃至晕厥的临床综合征。根据患者对颈动脉窦按摩的反应，分为：①心脏抑制型，即颈动脉窦按摩时出现心室停搏≥3秒，约占颈动脉窦综合征患者的60％～80％；②单纯血压降低型，即刺激颈动脉窦时出现收缩压降低50mmHg或以上；③混合性。

4-7 PPT：颈动脉窦按摩

对晕厥反复发作的CSS患者，目前的标准治疗是植入双腔心脏起搏器。

2.血管迷走性晕厥　血管迷走性晕厥发作是由于令人不悦的生理或情感因素的刺激作用于大脑皮层，通过迷走神经反射引起周围血管阻力降低、血管扩张。常见于青少年，其中身材偏瘦高、体弱的青年女性多见，伴有动脉粥样硬化性心脑血管病、高血压及使用降压药的老年人，也较容易出现。

该型晕厥常为复发性，多在直立位发生。可由引起精神紧张的任何刺激诱发，例如恐惧、疼痛、疲劳、饥饿、炎热、愤怒、看见血液等。发生前常有迷走神经张力增高的症状（先兆期），如恶心、虚弱、打呵欠、上腹不适、视物模糊和出汗，患者若在此时立即坐下或平卧可避免一次发作。

发作期主要表现为意识丧失、跌倒、血压下降、心率下降、脉搏微弱、面色苍白，部分患者出现大小便失禁、四肢强直或阵挛性抽动。醒后可出现全身无力、头昏、口渴、呕吐和腹泻等。

倾斜试验对血管迷走性晕厥的诊断有一定意义。被试在倾斜过程中出现晕厥或接近晕厥症状，同时伴有收缩压下降或心动过缓者，为倾斜试验阳性。

该类患者除尽量避免诱发因素外，应遵医嘱使用药物，如氟氢可的松、盐酸米多君等，部分患者如晕厥反复发作，可考虑植入双腔心脏起搏器。

【案例讨论】

4-8 PPT：直立倾斜试验

黄先生，68岁，因突发晕厥、跌倒以"晕厥"原因待查入院。检查后发现血压 176/140mmHg,空腹血糖 12.67mmol/L,心电图检查提示窦性心动过缓。诊断:高血压、糖尿病。黄先生当天跌倒的原因可能是降压药物引起的,不排除低血糖反应。

请为黄先生制订一份合理的自我照护计划。

4-9 扫码答题:老年人晕厥

第三节　老年人营养不良

【情景导入】

李奶奶,75 岁,10 年前发生脑梗死,右侧肢体肌力下降,能自行行走,行走速度缓慢。家人反映,老人近 2 周食欲明显下降,每餐进食量约为以往的 1/3。家属很担心,是否会出现营养不良?

【思考】

1.老年人营养不良的原因可能有哪些?

2.应如何进行评估?

3.老年人营养不良的照护措施有哪些?

4-10 思维导图:老年人营养不良

【知识学习】

一、认识老年人营养不良

(一)老年人营养不良的概念

广义的营养不良(malnutrition),不仅指营养缺乏,还包括营养过剩或营养失衡(WHO)。而狭义的"营养不良"主要指能量、蛋白质、维生素及矿物质等营养的摄入和利用不足。

营养不良仍然是我国老年人中比较普遍的健康问题。例如,某市调查显示,老年人总体营养不良及营养不良风险的发生率为 55%,其中营养不良的老年人有 52%生活不能自理,而营养正常的老年人只有 4%生活不能自理;西北某地社区调查显示,自理能力是影响老年人营养状况的主要危险因素,自理能力障碍者营养不良发生率(97.8%)远高于自理能力正常者(77.5%)。

(二)老年人营养不良的原因

1.疾病因素　多种慢性或急性疾病是老年人营养不良的最主要原因,一方面疾病导致机体的营养消耗增加,另一方面,营养不足引起机体免疫力下降、伤口愈合延缓、肌肉强度降低等,使营养状况越来越差。

2.药物因素　老年人患病率高,很多慢性疾病需要长期服用多种药物,比如拟交感神经药物、抗帕金森病药物、抗抑郁药、降血糖药物等可引起恶心、呕吐、味觉嗅觉功能下降,或者导致口腔干燥,使得食欲减退;服用新霉素、阿司匹林等会阻碍消化道营养吸收的正常过程,可引起腹泻、蛋白质丢失、维生素缺乏、水电解质代谢紊乱等;长期使用消炎痛、利血平等可引起胃肠黏膜充血,直接或间接引起营养物质吸收障碍。

3.生理因素　随着年龄的增长,老年人出现生理功能的减退,如活动能力下降,不能独自外出,使老年人不能自行选择、采购食物以及烹调食物。另外,老年期的不利生理性变化,使得老年人营养素摄入减少,如胃肠道功能出现的老化性改变,影响其对食物的消化和吸收;牙齿缺损、牙周炎或不适合的假牙使老年人咀嚼困难而出现避免吃肉食或肉食摄入减少等;味觉、嗅觉、视力下降使老年人进食兴趣下降。其中口腔因素是影响老年人营养的重要因素。

4.社会学因素　老年人营养不良很大程度上与经济收入和社会阶层等因素有关。比如,经济收入较高的老年人有较合理的营养摄入,农村老年人则摄入的食物种类比较单调,独居老年人因缺乏家人的关怀,饮食简单而单调,容易营养失衡。

5.不合理的饮食习惯　老年人的代谢过程以分解代谢为主,需要摄入较多的蛋白质以补充消耗的组织蛋白,最好给予优质蛋白质,如豆类、奶类、牛肉等,但我国居民的饮食结构中猪肉的消耗明显较多,奶类等消耗少;另外,有些老年人有偏食的习惯,长期摄入单一的食物种类,使营养素摄入失衡;有些老年人则过于节俭,吃隔夜菜等。

另外,老年人的精神因素,以及营养知识的不足和认识误区也是发生营养不良的重要原因。对于少数老年人出现的不明原因的明显食欲缺乏或厌食,称为老年厌食症(anorexia of aging)。

二、老年人营养不良的筛查和评估方法

(一)老年人营养不良的表现

生活中可通过一些现象初步判断老年人是否营养不良。

1.食欲下降,进食量减少　在过去的3个月内,平时胃口不错的老年人逐渐变得挑食,不愿进食或进食量减少,即使饭菜完全按照他的口味安排也只是吃几口就不吃。这些都是老年人食欲下降的表现,长此以往将导致营养不良。

2.衣裤变松,体重下降　体重下降是老年人营养不良的重要征兆和突出表现。如果平时合身的衣裤在近3个月内突然显得过于宽松,或体重有明显的下降,都有可能是营养不良。有研究资料显示,入住长期护理机构的老年人1个月内体重下降5%以上者,死亡风险是体重增加者的10倍。

3.急性疾病或突发事件,伤口延迟愈合　如近3个月内老年人身上出现不自然的深度瘀伤或创伤,并且很长时间没有消退或愈合,这是缺乏某种元素、营养不良的信号。而急性疾病则增加能量消耗,突发事件可能导致老年人精神心理问题,如抑郁,可引起或加重营养不良。

(二)老年人营养不良的筛查和评估

对老年个体营养状况的评估一般采用综合性评价方法,包括膳食调查、人体测量、临床检查和实验室检查四个部分。其中,常用的实验室检查指标特异性和敏感性较低,主要有血浆白蛋白、前白蛋白、转铁蛋白、外周血淋巴细胞计数及肌酐-身高指数等。

老年人综合性营养评价指标和工具简易营养评估表(Mini-nutritional Assessment,

MNA)是目前使用最广的,在 20 世纪 90 年代由 Guigoz 等编制。MNA 共包括 18 个条目,前 6 个条目可作为营养不良的筛查,如得分 11 分或以下,可完成后 12 个条目,以进一步评估。MNA 应用于我国人群的营养水平调查,其中体质指数(body mass index,BMI)、上臂围、小腿围等的取值需根据我国人群的基本数据进行调整;营养不良通用筛查表(Malnutrition University Screening Tool,MUST)也是国际上应用较多的营养不良筛查工具。

4-11 视频/表格:老年人营养不良评估与照护

三、老年人营养不良的处理

老年人营养不良的最佳处理策略是针对原因的个体化方案。这里主要讨论老年人营养不良干预的通用原则。

1.预防药物性营养不良 根本措施在于遵医嘱合理用药、安全用药,不长期大剂量使用一种药物。老年人和主要照护者应了解药物的不良反应并学会如何观察有无不良反应,不应擅自加大用药剂量和延长用药时间。可针对病情需要调配好饮食,必要时服用相应的维生素和微量元素制剂。

2.纠正老年人不合理的饮食习惯 老年人的蛋白质分解代谢增强,蛋白质的利用能力降低,因此平时应注意优质蛋白质的供给。肾功能正常的老人,应多摄入牛奶、豆奶、瘦肉等;胃肠功能差的老人,应常吃山药、莲子、红枣、薏米、荞麦等健脾食物,可把这些食物煮熟后,用擀面杖研成细末,冲成糊吃。另外,应纠正老年人可能存在的偏食、饮食单一、常吃隔夜菜等不良习惯。

3.积极改善影响进食的生理学因素 一是积极治疗影响进食的疼痛、便秘、抑郁、口腔和牙齿疾病等,如给老年人佩戴合适的义齿;二是改变烹调方式以及选用合适的食材为老年人准备适合口味的又容易消化吸收的食物。

4.提倡"家庭营养支持" 积极开展家人和老年人的营养学知识教育,指导家属和患者不要机械性地执行"治疗"性膳食的规定,如低脂、低胆固醇、低盐膳食等,而应考虑当一位老年人已有营养不良时,最重要的是尽可能改善营养,提高蛋白质和能量的摄入水平,即遵循"想吃就吃,能吃就吃"的原则,可辅用各种零食和佐餐品,尽可能增加食物摄入。

5.积极营造良好的就餐环境,促进进食 鼓励老年人多活动,尽可能不在床上,而是在餐桌上进食,并尽可能和其他人一起进食;使用色彩丰富的暖色系餐具和配菜等,促进食欲;如老年人喜欢某些轻音乐,可以在就餐时播放,以改善心情;有条件的话,带老年人外出就餐。

【案例讨论】

李奶奶,脑梗死后遗症,右侧肢体肌力下降,能借助助行器在户内和户外平地行走,平时喜吃甜食,不喜蔬菜、水果。5 天前体检发现:白蛋白水平低于正常水平低限,血糖升高,血脂升高。

请问:你作为护理组长,如何为李奶奶制订合理的营养方案,并组织实施。

4-12 扫码答题:老年人营养不良

第四节 老年人慢性疼痛

【情景导入】

王奶奶,76岁,回族,患高血压病10余年,3年前曾发生腔隙性脑梗死,医嘱要求常规服用降压及抗凝药物,但王奶奶经常忘记服药。1年前因外伤发生腰椎压缩性骨折,治疗半年后能借助手杖行走。最近,王奶奶腰背疼痛,久坐时尤为明显,同时情绪紧张,食欲不振,进食减少。

【思考】

1. 老年人群中疼痛的发生情况如何?

2. 应如何进行评估,老年人慢性疼痛的照护措施有哪些?

3. 对于认知症老人的疼痛应如何判断?

4-13 思维导图:老年人慢性疼痛

【知识学习】

一、认识老年人慢性疼痛

(一)疼痛的概念和分类

疼痛是一种令人不愉快的感觉和情绪上的感受,伴有实质上的或潜在的组织损伤,是老年人最常见的症状之一。根据疼痛持续时间可分为急性疼痛和慢性疼痛。

1. 急性疼痛 短期存在,一般少于2个月,起源于急性损伤或疾病,可合并自主神经反应,如出汗或心率加快等,多在疾病痊愈之前即缓解,对个体有保护作用。

2. 慢性疼痛 是指持续3个月或以上,或超过疾病或损伤预期的痊愈时间后,仍然存在的较长期疼痛。疼痛常与以往的损伤有关,除损伤本身外,还受心理、社会、经济等其他因素的影响。

慢性疼痛在老年人中非常普遍,是影响老年人生活质量和导致就医的最主要症状之一。有研究资料估计,社区有慢性疼痛的老年人达25%~50%,其中女性较男性患病率高,关节、下肢、足部疼痛随年龄增加而增加,而头、胸、腹部疼痛则相反。有针对护理院老人的调查资料显示,慢性疼痛的患病率依次为腰痛(下背部痛)(40%)、四肢关节痛(24%)、陈旧性骨折部位疼痛及各类神经痛。

(二)老年人疼痛感知的变化

1. 老年人对短期伤害性刺激引起的疼痛阈值随年龄增加而升高 调查显示,老年人无痛性心肌梗死的发生率高达35%~42%,且年龄越大,其发生率越高。在各类急性病中,年龄越大疼痛症状越不明显。对患腹膜炎、肠梗阻、肺炎等的患者调查发现,65岁及以上的老年患者中,约40%仅有轻微疼痛或无疼痛。有实验结果显示,在受到轻度伤害性刺激时,对疼痛的敏感性也随年龄增加而减弱。多项研究资料显示,老年人的平均痛阈水平与年轻人的前15％相当。痛阈升高可能会削弱疼痛的报警功能,使得对伤害性刺激的感知减弱,也可使老年人对疼痛症状的描述有误,导致误诊误治。

2.老年人对重度疼痛以及慢性疼痛的耐受程度明显下降　基础和临床研究发现,老年人内源性下行疼痛抑制系统尤其是阿片肽系统的效能随年龄增加而减弱,使得老年人对重度疼痛以及慢性疼痛的耐受程度明显下降。有临床研究资料提示,老年人的中枢神经系统在受到刺激后,更容易产生长时间的过度兴奋,即组织损伤、炎症或神经损伤情况下,功能修复所需时间延长。这是老年人慢性疼痛患病率较高的机制之一。

二、老年人慢性疼痛的特点和评估

(一)老年人慢性疼痛的特点

老年人疼痛容易受多种内外因素的影响,疼痛水平变化频繁,当情绪紧张、焦虑、害怕或愤怒时,疼痛会加重,反之,心情愉快则会使老年人对疼痛的耐受阈值提高,疼痛减轻。其特点是:①慢性疼痛一般持续较长时间;②病因有时不明确;③可伴有呻吟、面部疼痛表情、步态和体位改变等疼痛行为,一般无交感神经兴奋表现;④可存在心理和神经因素的影响;⑤治疗困难,常不能以单一药物或方法缓解,需要综合治疗。

(二)老年人慢性疼痛的评估

评估是疼痛处理的第一步,应遵循以下原则:①相信患者的主诉;②全面评估疼痛,收集全面、详细的疼痛史,动态评估;③注意患者的精神状态及分析有关心理社会因素;④仔细的体格检查。

疼痛评估方法包括疼痛强度的单维测量和疼痛经历的多维全面评估。

1.疼痛强度的测量　疼痛强度被认为是决定疼痛影响个体总体功能和健康感的主要因素。一般选择合适的疼痛测量量表进行评估,选择量表时要考虑个体的听力、阅读及理解能力等。

(1)词语描述量表(Verbal Descriptor Scale,VDS)　有研究资料表明,老年人习惯用描述性词语如无痛、轻度痛、中度痛、强烈痛、非常痛来表示疼痛强度。词语描述量表用于老年人疼痛强度测量有较好的信度和效度,容易使用,是评价老年人疼痛的首选方法。

(2)数字评价量表(Numeric Rating Scale,NRS)　该量表用0～10代表疼痛,0表示无痛,10表示极痛,被试从0～10中选择代表他们疼痛的数字,但有部分老年人,不论认知是否受损,感到回答量表时有困难。

(3)直观模拟量表(Visual Analogue Scale,VAS)　该量表是一种常用的测量工具,采用100mm水平线或垂直线,两端分别标有"无痛"和"剧痛",患者可指出代表自己疼痛强度的一点。该方法简单、可重复性强,能用数值表达患者疼痛的程度。但需要抽象思维,对文化程度低及认知功能障碍的老年人可能不适合使用。

(4)五指法　评估者向患者展示五指,小指表示无痛、无名指为轻度痛、中指为中度痛、食指为重度痛、拇指为剧痛,让被试进行选择。该法操作简单,适用范围广。

其他工具还有面部表情量表、我国学者提出的"长海痛尺"等,较适用于文化程度低的人。

2.疼痛部位的测定　老年人慢性疼痛可能存在多个疼痛部位,可由老年人用手在图表或自己身体上依次指出。常用的有麦吉尔疼痛量表问卷(McGill Pain Questionnaire,MPQ)中的身体图、疼痛地图(Pain Map),应用于有认知损害老年人时被证明是具有较高效度的测量工具。

3.疼痛的多维评价　疼痛多维评价应全面评估疼痛的强度、感觉、情感、时间等。麦吉尔疼痛量表问卷(MPQ)提供了一种多维度的评价方法,结合使用100mm 直观模拟量表(VAS)测量疼痛强度、0~5 数字描述现时疼痛强度(PPI)。身体空间位置图可让患者指出疼痛部位,但是对于老年人太复杂且费时。现常用简化的 MPQ(SF-MPQ),由11 个感觉类、4 个情感类对疼痛描述的词语及 VAS 和 PPI 组成,所有描述词均用 0~3 分表示无、轻、中、重的不同程度,比较简单,适用于老年人。MPQ 应用于老年人慢性疼痛评估易于老年人理解,且与其他疼痛强度量表具有较好的一致性效度,但它并不适用于文化程度低或有认知损害者。

4-14 图片:麦吉尔疼痛量表问卷(MPQ)及长海痛尺等

4.心理状态的评估　慢性疼痛通常伴随着情绪反应,可导致情绪障碍,最常见的是抑郁和焦虑。一些慢性疼痛老年人常有明显的认知功能扭曲和无助感。研究显示:疼痛和抑郁、焦虑相互影响,可形成恶性循环。因此,对患有慢性疼痛的老年人,尤其是其疼痛程度和疼痛行为难以用器质性疾病解释的患者,应做相应的心理评估。

三、老年人慢性疼痛的处理

老年人慢性疼痛多不能根治或难以明确,其治疗目的主要是减轻疼痛,改善功能及提高生活质量。

(一)药物治疗

慢性疼痛的首选治疗方法是口服用药。药物主要有四类:①传统非甾体类抗炎药(NSAIDs)或非选择性环氧化酶抑制剂(COX);②选择性环氧化酶-2 抑制剂;③辅助性止痛剂,包括抗抑郁药及抗惊厥药;④阿片类药物。

药物治疗时,应从低剂量开始,逐渐调整到最低有效剂量。首选口服给药,避免肌内注射。持续疼痛时定时给药,监测药物的副作用。常用止痛药物的优点及副作用见表 4-4-1。

表 4-4-1　常用止痛药物的优点及副作用

药物	优点及副作用	选用注意事项
对乙酰氨基酚(扑热息痛)	价格低廉、副作用相对小	首选止痛剂
非甾体类抗炎药(阿司匹林、吲哚美辛、布洛芬等)	明显增加老年人胃肠道出血的风险	长期应用均应谨慎
选择性环氧化酶-2 抑制剂(尼美舒利、塞来昔布、罗非昔布等)	引起胃肠道出血的风险显著低于传统非甾体类抗炎药,但价格较贵	根据个人情况选择
抗抑郁药及抗惊厥药	—	神经痛及合并抑郁的患者,可作为辅助用药,从小剂量开始谨慎增加剂量
阿片类药物(曲马多和吗啡类阿片受体激动剂)	用于止痛成瘾概率小于 1%	其他药物控制不佳的慢性疼痛

(二)非药物治疗

非药物治疗主要包括物理治疗和认知行为治疗,可与药物治疗联合应用,能增加疗效或减轻药物治疗的副作用。

1. 物理疗法 主要有冷热疗法、按摩、针灸及经皮神经电刺激疗法(Transcutaneous Electrical Nerve Stimulation, TENS)。TENS 目前已广泛用于慢性疼痛的治疗,主要采用电脉冲刺激仪,通过放置在身体相应部位皮肤上的双电极,使低电压电流透过皮肤对机体神经末梢进行温和的刺激,以达到提高痛阈、缓解疼痛的目的。

2. 体育活动 适当的体育活动可改善肌肉紧张度和活动性,是治疗慢性疼痛的重要措施。如太极拳活动,对纤维肌痛症有较好的效果。

3. 认知行为治疗 主要包括放松技术、分散注意力、指导意象放松训练、催眠、生物反馈等技术,其目的是帮助患病老年人认清自己的思想,增强改变现状的信念。

4-15 扫码答题:老年人慢性疼痛

【案例讨论】

请分析【情景导入】中陈述的王奶奶的情况,拟定一份长期照护计划,如果使用止痛药物的话,应如何做好药物的管理?

4-16 视频:慢性疼痛的评估

4-17 视频:慢性疼痛的照护

(黄金银 宁香香)

第五章　脑卒中及病患照护

第一节　认识脑卒中

【情景导入】

　　叶师傅,65 岁,因突发右侧肢体无力,言语不清 3 天,磁共振(MRI)检查提示左侧基底节区梗塞入院。叶师傅有高血压病史 8 年和糖尿病史 5 年,未能坚持服药,日常喜欢肥腻的食物,身高 1.6m,体重 82kg。入院后采取改善脑循环、降压、降脂、控制血糖、抗凝等一系列措施,右侧肢体肌力逐渐恢复,但仍有构音不清,两周后转康复科治疗,1 个月后基本恢复正常出院。

【思考】

　　1.你认为叶师傅出院后应如何进行日常生活的自我管理?
　　2.叶师傅及其照护者应如何从整合照护系统中获得相应的资源?
　　3.如果你是社区居民的健康管理人员,你能为叶师傅提供哪些建议?

5-1 思维导图:认识脑卒中

【知识学习】

一、什么是脑卒中

(一)概念

　　1.脑血管病　是各种血管源性病因引起的脑部疾病的总称。其病因主要为两个方面:①颅内外血管本身的疾病,如血管发育异常、肿瘤等;②心血管系统及其他系统或器官的损伤,使脑血管及其循环功能受累,最常见的为动脉粥样硬化、心源性栓塞等。

2.脑卒中(cerebral stroke) 是急性脑血管病,又称中风、脑血管意外(cerebral vascular accident,CVA),是由于脑部血管突然破裂或因血管阻塞导致血液不能流入大脑而引起的神经功能缺损综合征,神经功能缺失常持续 24 小时以上,包括缺血性(ischemic stroke,IS)和出血性脑卒中(hemorrhagic stroke,HS)。

(二)流行病学特征

据世界卫生组织发布的全球死亡原因数据,脑卒中在 2000 年之后一直是导致人类死亡的第二位原因。据《中国心血管病报告 2017》推算,我国心血管病患者数已达 2.9 亿,其中脑卒中 1300 万,且脑卒中已成为第一位死亡原因,也是我国成年人残疾的首要原因。脑卒中呈现发病率高、死亡率高和致残率高的特点。

1.脑血管病死亡率呈上升趋势,其中农村地区脑血管病发病率、死亡率均高于城市地区。

2.缺血性脑卒中的发病率高于出血性脑卒中,占脑卒中总数的 60%～70%。

3.卒中幸存者中最常见的危险因素是高血压(88%)、吸烟(48%)和饮酒(44%)。

4.卒中发病率和死亡率呈现北高南低现象。发病率和死亡率最高的是东北地区,其次是中部地区,发病率最低的是西南地区,死亡率最低的是南方地区。

(三)脑的解剖生理基础

1.脑的血液供应 脑部的血液由两条颈内动脉和两条椎动脉供给。

(1)眼部和大脑半球前部(3/5)的血液 由颈内动脉入颅后依次分出眼动脉、后交通动脉、脉络膜前动脉、大脑前动脉和大脑中动脉供应。

(2)大脑半球后部、小脑和脑干的血液 由双侧椎动脉供应。双侧椎动脉经枕骨大孔入颅后汇合成基底动脉,在脑干头端腹侧面分成两条大脑后动脉,供应大脑半球后 2/5 的血液;而椎-基底动脉在颅内依次分出小脑后下动脉、前下动脉,脑桥支,内听动脉,小脑上动脉等供应小脑和脑干的血液。

(3)脑底动脉环 又称大脑动脉环或 Willis 环,由大脑前动脉近侧段、前交通动脉、颈内动脉、后交通动脉、大脑后动脉近侧段组成。前交通动脉沟通左、右颈内动脉系,后交通动脉沟通颈内动脉系和椎-基底动脉系,在正常情况下,动脉环两侧的血液不相混合,只有在动脉环上的某一处血液供应减少或闭塞时,可一定程度通过脑底动脉环使血液重新分配和代偿,以维持脑的血液供应。因此动脉环是一种代偿的潜在装置。

2.脑血液循环的生理和病理 脑的平均重量约为 1500g,占整个体重的 2%～3%,与脑组织较高代谢率相适应的是每分钟有 750～1000ml 血液流经脑循环,约占每分钟心搏出量的 20%。由于脑组织几乎没有能量储备,故对缺血缺氧十分敏感。影响脑血流量的主要因素有动脉压、静脉压、颅内压、脑血管阻力、血液中二氧化碳和氧的浓度、血液黏稠度等。

在正常情况下,当平均动脉压在 60～160mmHg 范围内时,脑血流量可通过不同的机制得到保证,以保护脑组织不受损害。一旦脑循环调节机制失代偿,则会引起不可逆脑组织损害。

二、脑卒中的病因与危险因素

(一)病因

1.血管壁病变 大动脉粥样硬化是脑卒中最常见的致病原因,病变部位常在各大动脉的起始部位或动脉分叉处。其导致缺血的方式有以下三种：①严重的狭窄或闭塞，当动脉管腔狭窄程度超过70％时，狭窄远端的脑血流量下降，如同时出现脑血流灌注不足，则会出现脑梗死；②动脉粥样硬化血栓形成导致动脉梗阻，梗阻远端脑组织梗死；③动脉粥样硬化斑块脱落，导致动脉源性栓塞。另外还有动脉炎、发育异常、外伤等。

2.血液成分改变及血液流变学异常　①血液黏稠度增加：如高脂血症、高糖血症、高蛋白血症、红细胞增多症等；②凝血机制异常：如血小板减少性紫癜、血友病、应用抗凝剂等，产后、术后、妊娠等同样可引起血液高凝状态。

3.血流动力学改变　如高血压、低血压、心脏功能障碍等。

4.其他　如颈椎病、肿瘤等压迫邻近的大血管，影响供血；颅外形成的各种栓子(如空气、脂肪、肿瘤等)引起脑栓塞。

(二)危险因素

针对我国城市和农村进行的脑血管病学的调查显示，脑血管病的危险因素可以分为无法干预的因素和可干预因素两类：

1.性别、年龄、种族等无法干预的因素　研究发现我国人群脑卒中发病率高于心脏病，与欧美人群相反。

2.不良生活方式等可干预的因素　通常同时存在多个增加脑卒中发病风险的危险因素，如吸烟、不健康的饮食、肥胖、缺乏适量运动、过量饮酒和高同型半胱氨酸，或患有基础疾病，如高血压、糖尿病、心脏病和高脂血症。高血压病是脑卒中最主要和独立的危险因素，尤其是清晨血压异常升高者。研究发现清晨高血压是卒中事件最强的独立预测因子，缺血性脑卒中在清晨时段发生的风险是其他时段的4倍，清晨血压每升高10mmHg，卒中风险增加44％。

三、脑卒中的分类

(一)依据神经功能障碍的轻重和症状持续时间分

1.短暂性脑缺血发作(TIA)　由于脑动脉系统短暂性供血不足导致的供血区局灶性神经功能障碍，症状持续时间一般短于2小时，可反复发作，甚至一天数次或数十次，24小时内完全缓解，不留后遗症，脑内无明显梗死灶。临床上分为两类：①颈内动脉系TIA，表现为突然发生的肢体运动和感觉障碍、失语、单眼短暂失明等，少有意识障碍，其中单眼突发一过性黑蒙是颈内动脉分支眼动脉缺血的特征性症状；②椎-基底动脉系TIA，表现为阵发性眩晕(最常见)、眼震、耳鸣、听力障碍、复视、步态不稳、吞咽困难、一过性单侧或双侧肢体无力、感觉异常，少数可有意识障碍或猝倒发作。一侧颅神经麻痹、对侧肢体瘫痪或感觉障碍是椎-基底动脉系TIA的典型表现。

2.可逆性缺血性神经功能障碍(RIND)　与TIA基本相同，发病后神经缺失症状较轻，持续时间超过24小时，有的患者可达数天或数十天，可于3周内完全恢复。脑部可有小的梗死灶，大部分为可逆性病变。

3.完全性卒中(CS)　症状较TIA和RIND严重，不断恶化，常有意识障碍，脑部出现明显的梗死灶，神经功能障碍长期不能恢复。完全性卒中又可分为轻、中、重三型。

(二)依据病理性质分

1.缺血性脑卒中　又称脑梗死(cerebral infarction)，占全部脑卒中的60％～80％。包括脑血栓形成和脑栓塞。

2.出血性脑卒中　包括脑出血和蛛网膜下腔出血。

(三)依据发病急缓分

1.急性脑血管疾病　包括短暂性脑缺血发作、脑血栓形成、脑栓塞、脑出血、蛛网膜下腔出血等。

2.慢性脑血管疾病　包括脑动脉硬化症和血管型失智症。

【案例讨论】

张大爷,76 岁,因为头晕、肢体乏力到内科门诊就医,当医生问他什么情况下发生头晕的症状时,他说"往往早上起床,或者从蹲位站起时,会有明显的头晕"。请分析:

1.张大爷头晕的原因可能是什么?

2.请给张大爷提一些建议。

5-2 扫码答题:认识脑卒中

第二节　常见脑卒中类型

【知识学习】

一、缺血性脑卒中

缺血性脑卒中,是指各种原因引起脑部血液循环障碍,局部脑组织缺血、缺氧所致的坏死或软化。临床上最常见类型为脑血栓形成和脑栓塞。

5-3 思维导图:脑卒中类型面面观

(一)脑血栓形成

1.概念　脑血栓形成是指在脑动脉粥样硬化等动脉壁病变的基础上,脑动脉主干或分支管腔狭窄、闭塞或形成血栓,造成该动脉供血区局部脑组织血流中断而发生缺血、缺氧性坏死,出现偏瘫、失语等相应的神经症状和体征。脑血栓形成是临床最常见的脑血管疾病,占全部的缺血性脑卒中的 60%。

2.病因　脑动脉粥样硬化是本病基本病因,常与高血压病互为因果,糖尿病和高脂血症也可加速动脉粥样硬化的进程;结缔组织疾病、细菌和钩端螺旋体等感染引起的脑动脉炎症,使管腔狭窄或闭塞;另外,由血液系统疾病引起者相对少见。

3.临床表现　脑血栓形成常在安静或睡眠中发病,典型症状为突然出现的偏侧上下肢麻木无力、口眼歪斜、言语不清等;可同时出现意识模糊、记忆下降、头晕等症状。

(二)脑栓塞

1.概念　脑栓塞是指人体血液中的各种栓子物质,如异常的固体、液体或气体等,随血流进入脑动脉或供应脑的颈部动脉,血管腔发生急性闭塞,引起局部脑组织血流中断,局部缺血、缺氧甚至软化、坏死,从而出现急性脑功能障碍的临床表现。脑栓塞多发生于颈内动脉系统,椎-基底动脉系统相对少见,约占全部缺血性脑卒中的 15%～20%。

2.病因　栓子的来源可分为三类。

(1)心源性　引起脑栓塞的栓子来源于各种心脏病的占75％。以风湿性心脏病伴心房纤维颤动脑栓塞居首位,约占半数以上;其他可见于心肌梗死或心肌病的附壁血栓,感染性心内膜炎的赘生物,冠状动脉硬化性心脏病伴房颤及各种心脏手术合并症等的栓子脱落。

(2)非心源性　引起脑栓塞常见的非心源性栓子主要有以下几种:①主动脉弓及其发出的大血管的动脉粥样硬化斑块脱落和附着物脱落;②败血症尤其是严重肺部感染产生的细菌性栓子;③长骨骨折或长骨手术时的脂肪栓子;④胸腔手术、人工气胸或气腹,潜水员或高压氧治疗者的减压病产生的空气栓子;⑤其他栓子,如肿瘤物质脱落形成的瘤栓子、寄生虫或虫卵、羊水等。

(3)来源不明性　指经仔细检查也未能找到导致脑栓塞的栓子来源的。

3.临床表现　急骤起病是主要特点,是发病最急的疾病之一,大多数患者患病前无任何前驱症状,活动中突然起病,绝大多数症状在数秒或数分钟内发展到最高峰,少数患者在数天内呈阶梯样或进行性恶化。约半数患者起病时有意识障碍,但持续时间短暂。

(三)诊断与治疗

1.检查

(1)一般检查　正确测量身高、体重、血压,检查心、肺、肝、脾等重要脏器的基本状况,发现常见疾病的相关征兆,或初步排除常见疾病。

(2)影像学检查　①头颅CT及MRI扫描。缺血性脑卒中发生初期CT常无异常发现,其重要性在于排除脑出血,起病24～28小时后梗死区呈现明显低密度改变,脑干梗死CT常显示不佳,而MRI在发病后4小时即可诊断。②脑血管检查。数字减影血管造影(DSA)、CT或MRI血管成像可显示脑内大动脉的病变部位和性质,显示脑动脉狭窄、闭塞或扭曲部位和程度,以及侧支循环情况。③经颅多普勒检查(TCD)。TCD为无创伤性检查脑血流动力学改变的方法,根据血液的流速和方向,可判定脑血管有无狭窄和闭塞。

(3)腰穿　脑脊液化验多正常,大面积梗死时压力可增高。

2.症状识别与诊断要点

(1)症状快速识别　脑卒中的典型症状仅为头痛、呕吐,容易与其他疾病混淆,可以通过"FAST"判断法迅速识别脑卒中。

F:Face(脸),要求患者笑一下,看看患者嘴角是否歪斜,脑卒中患者的脸部会出现不对称,患者也无法正常露出微笑;

A:Arm(胳膊),要求患者举起双手,看患者是否有肢体麻木无力现象;

S:Speech(言语),请患者重复说一句话,看是否言语表达困难或者口齿不清;

T:Time(时间),明确记下发病时间,立即送医。

(2)诊断要点　①根据高龄、有高血压病史;发病前有TIA,安静休息时发病为主,症状逐渐加重;发病时意识清醒,有偏瘫、失语等明显神经系统局灶性体征,结合CT检查,一般可明确诊断为脑血栓形成。②对年轻人突然出现偏瘫,一过性意识障碍伴抽搐发作或有其他部位栓塞,有心脏病史,可明确诊断为脑梗死。对于无心脏病史、临床表现像脑栓塞者,应注意查找非心源性栓子的来源,以明确诊断。中老年人应与脑出血等鉴别。

3.治疗原则

(1)内科治疗　①溶栓治疗。溶栓治疗是目前公认的脑卒中最有效的救治方法(建议静脉溶栓在症状发作后3～4.5小时内进行),同时应用扩血管药、血液扩充剂以改善微循环。

②降压治疗。按照指南进行脑卒中合并高血压患者急性期血压的控制,对慢性或陈旧性脑卒中其血压治疗的目标一般应达到<140/90mmHg;高血脂、糖尿病患者,其降压目标应达到<130/80mmHg;对于脑卒中的降压治疗原则是平稳、持久、有效控制 24 小时血压,尤其是清晨血压。降压药应从小剂量开始,密切观察血压水平与不良反应,尽可能将血压控制在安全范围(160/100mmHg 以内),切忌降压太快,以防脑供血不足。③进行血糖、脑水肿和颅内高压的管理等。

(2)外科手术　①颈内动脉颅外段严重狭窄(狭窄程度超过 70%),狭窄部位在下颌骨角以下,手术可及者可采用颈动脉内膜切除术,如闭塞超过 24 小时,已发生脑软化者,不宜手术。②可采用颅外-颅内动脉吻合术预防 TIA 发作。

二、出血性脑卒中

出血性脑卒中又称颅内出血,发病率低于缺血性脑卒中,但是预后差,其死亡率和病残率均高于缺血性脑卒中。

(一)脑出血(intra-cerebral hemorrhage,ICH)

1.概念　ICH 是指非外伤性脑实质内血管破裂引起的出血,占全部脑卒中的 20%~30%,急性期病死率高达 30%~40%。脑血管病变是其主要发病原因,患者常在情绪激动、费力使劲时突然发病,幸存者中多数留有不同程度的运动障碍、认知障碍、言语吞咽障碍等后遗症。

2.病因及诱因

(1)病因　高血压合并小动脉硬化、微动脉瘤或者微血管瘤是常见病因,其他血管病变包括脑血管畸形、脑动静脉畸形、淀粉样脑血管病、颅内静脉血栓形成、动脉炎、烟雾病(Moyamoya 病)和动脉解剖变异等;血液因素有抗凝、抗血小板或溶栓治疗、白血病、血栓性血小板减少症等;另外,嗜血杆菌感染、颅内肿瘤、酒精中毒及交感神经兴奋药物等亦可导致脑出血。

(2)诱因　主要在用力过猛、气候变化、不良嗜好(吸烟、酗酒、食盐摄入过多、体重过重)、血压波动、情绪激动、过度劳累等情况下发病。

3.临床表现　高血压性脑出血常发生于 50~70 岁,男性略多于女性,冬春季易发,出血前多无预兆,发病后数分钟至数小时内临床症状达到高峰,重症者迅速转入意识模糊或昏迷。症状和体征因出血部位及出血量不同而异,主要表现为以下几方面:

(1)运动和言语障碍　运动障碍以偏瘫为多见,是基底核、丘脑与内囊部位出血的常见早期症状;言语障碍表现为失语和言语含糊不清。

(2)呕吐　发生率约 50%,可能与颅内压增高、眩晕发作、脑膜受到血液刺激有关。

(3)意识障碍　意识障碍程度与脑出血的部位、出血量和速度有关,常表现为嗜睡或昏迷。脑部短时间大量出血,多会出现意识障碍。

(4)眼部症状　①瞳孔不等大,常发生于颅内压增高出现脑疝的患者;②偏盲和眼球活动障碍;③两眼凝视大脑的出血侧,急性期可出现。

(5)头痛头晕　①头痛常为首发症状,多位于出血侧的头部,半数患者头痛剧烈,当颅内压力增高时,疼痛可累及整个头部;②头晕常与头痛伴发,特别是在小脑和脑干出血时。

（二）蛛网膜下腔出血（subarachnoid hemorrhage，SAH）

1. 概念　　SAH 是指多种病因导致脑底部或表面的血管破裂，血液流入蛛网膜下腔引起的一种临床综合征。可分为自发性（大约占脑血管意外的 15％，多见于 30～70 岁）和外伤性蛛网膜下腔出血。

2. 病因　　①颅内动脉瘤最常见，包括先天性动脉瘤、高血压和动脉粥样硬化所致的动脉瘤，大约占蛛网膜下腔出血的 70％；②脑血管畸形，约占病因的 10％，主要是动静脉畸形，以青少年多见；③脑底异常血管网病，即烟雾病，约 1％；④其他，包括夹层动脉瘤、血管炎、颅内静脉系统血栓形成、结缔组织病、血液病、颅内肿瘤、凝血障碍性疾病、抗凝治疗并发症等。

3. 临床表现　　突然起病，以数秒钟或数分钟快速发生的头痛是最常见的起病方式。患者常能清楚地描述起病的时间和情景。发病前多有明显诱因，如剧烈运动、情绪激动、用力、排便、咳嗽、饮酒等；少数可在安静情况下发病。约 1/3 的患者动脉瘤破裂前数日或数周有头痛、恶心、呕吐等症状。其典型表现为突然发生的剧烈头痛、恶心、呕吐和脑膜刺激征，伴或不伴局灶体征。

（1）剧烈头痛　　常在活动中或活动后出现爆裂性难以忍受的局限性或全头剧痛，可持续性或持续进行性加重，可同时出现上颈段疼痛。其始发部位常与动脉瘤破裂部位有关。

（2）伴随症状　　发病数小时内绝大多数病例出现脑膜刺激征，以颈强直最明显，克氏征、巴氏征可阳性；可伴呕吐、短暂意识障碍、项背部疼痛、畏光等；眼底检查可见视网膜出血、视乳头水肿；约 25％的患者可出现精神症状，如欣快、谵妄、幻觉等；可有癫痫样发作或有局灶神经功能缺损体征，如失语、单瘫或轻偏瘫、感觉障碍、动眼神经麻痹等。

在部分患者尤其是老年患者中头痛、脑膜刺激征等表现常不明显，精神症状较明显。原发性中脑出血的患者症状较轻，CT 检查表现为中脑或脑桥周围脑池积血，血管造影未发现动脉瘤或其他异常，一般不发生再出血或迟发型血管痉挛等情况，临床预后良好。

（三）诊断与治疗

1. 检查

（1）影像学检查　　CT 检查是临床疑诊出血性脑卒中的首选检查，脑出血患者发病后 CT 立即显示圆形或卵圆形均匀高密度区，边界清楚，同时可明确血肿部位、大小、形态，是否破入脑室或脑组织移位、脑水肿程度以及梗阻性脑积水等；MRI 检查可区别陈旧性脑出血和脑梗死，MRI 较 CT 更易发现脑血管畸形、血管瘤及肿瘤等出血原因；脑血管造影检查可明确脑血管畸形、烟雾病、血管炎等。

（2）腰椎穿刺及脑脊液检查　　脑脊液多呈洗肉水样均匀血性；疑诊脑出血但有明显颅内压增高表现、瞳孔改变或怀疑小脑出血时禁行腰椎穿刺检查。无条件进行 CT 检查，且高度怀疑蛛网膜下腔出血，建议从出现头痛到腰椎穿刺的间隔时间至少 6 小时，最好 12 小时后进行。

（3）其他检查　　血、尿、大便常规及肝肾功能、凝血功能、心电图检查均属必要项目。外周血白细胞、血糖、尿素氮水平等可短暂升高；凝血活酶时间和活化部分凝血活酶时间异常提示凝血功能障碍。

2. 诊断要点

（1）脑出血　　50 岁及以上中老年高血压患者在活动或情绪激动时突然发病，迅速出现偏瘫、失语等局灶性神经缺失症状时应首先考虑脑出血诊断,如伴有颅内高压症状则支持脑出血诊断;头颅 CT 检查可提供脑出血的直接证据。需与脑梗死、蛛网膜下腔出血,以及引起昏迷的全身性疾病进行鉴别。

(2)蛛网膜下腔出血　突然发病,有剧烈头痛、恶心、呕吐和脑膜刺激征阳性的患者,伴或不伴意识障碍首先考虑本病,如脑脊液呈均匀一致血性,压力增高,眼底发现玻璃体下出血可临床确诊,常规头颅 CT 检查可提供直接证据。

3.治疗原则　少量脑出血多采用内科保守治疗,以降低颅内压和控制血压为主要措施。如出血量大或 CT 证实血肿继续扩大时,应酌情及时行颅内血肿清除术、去骨瓣减压术;蛛网膜下腔出血患者治疗原则是控制继续出血,防治脑血管痉挛(发生率 10%～60%,有报道高达 76%),去除病因和防止复发。对于动脉瘤引起的出血,应尽快进行手术治疗。当患者的生命体征稳定后康复治疗宜尽早进行。

【案例讨论】

患者,王某,63 岁,女性,有阵发性房颤、高血压和高脂血症病史,使用阿司匹林(抗血小板凝集药)、普罗帕酮(抗心律失常药)、氯沙坦(抗高血压药)和非诺贝特(调血脂药)治疗。患者称 6 个月前曾有过短暂的言语障碍发作,昨天下午因"1 小时前突发面部下垂"就诊。入院第二天早上醒来发现左侧出现了严重偏瘫,脑血管造影提示:大脑中动脉闭塞。患者病情持续进展,入院第四天行开颅减压手术,术后给予康复治疗数周,目前患者偏瘫,需依靠辅助设备行走。请思考:

1.从该患者的就诊行为分析,你认为王某的就医过程存在什么问题? 应做哪些改进?

2.应如何指导家属迅速识别脑卒中并作出正确处理?

3.请阐述出血性脑卒中和缺血性脑卒中的区别。

第三节　脑卒中后老年人生活照料技术

5-4 扫码答题:常见脑卒中类型

5-5 思维导图:脑卒中后老年人生活照料技术

【知识学习】

一、主要护理问题和相关因素

脑卒中类型不同,发病后的临床表现和治疗措施有所差异,且病程长,照护者应给予全面评估,并提出护理问题。常见的护理问题及相关因素如下:

1.自理能力下降或缺陷　与运动障碍、认知障碍、共济失调或体力下降有关。

2.躯体移动障碍　与脑卒中急性期局部脑神经细胞和锥体束受压有关。

3.意识改变　与脑卒中导致局部脑神经细胞受损或颅内压增高有关。

4.舒适的改变　与脑出血引起颅内压增高或肩手综合征等引起的疼痛有关。

5.排便模式的改变　与神经源性膀胱、神经源性直肠有关。

6.吞咽障碍　与延髓麻痹有关。

7. 沟通交流障碍　与言语功能障碍、认知障碍有关。

8. 不良情绪反应　焦虑、抑郁、恐惧等。

9. 潜在并发症　肩关节半脱位或脱位、皮肤完整性受损的危险、深静脉血栓、坠积性肺炎、痉挛、再次出血或梗死、癫痫、脑疝。

二、照护措施和技巧

脑卒中急性期一般持续2～4周,在此期间需积极处理原发病与各类并发症,稳定病情,缓解症状,消除影响康复疗效的因素,避免脑卒中复发。恢复期及后遗症期注重机体功能恢复,提高生活质量。

1. 病情观察　严密观察各项生命体征变化,能识别运动、感觉、言语等功能的改变并记录,需同时关注有无胸痛、呼吸困难、面色苍白等症状。

2. 一般护理

(1)环境和体位　保持室内空气流通,室内温湿度适宜;为防止缺血性卒中患者脑血流量减少,建议取平卧位,减少活动;出血性脑卒中者需绝对卧床,保持头部抬高15°～30°,以促进静脉回流,减轻脑水肿,注意避免不必要的搬动。如患者意识丧失,为保持呼吸道通畅,可安置患侧卧位。

(2)饮食管理　对于无呕吐、胃出血和呛咳的患者给予高蛋白、高维生素、低盐、低脂易消化的流食,进食前应先检查患者吞咽功能是否正常;对于存在周边视野缺失的患者,注意餐盘应摆放在患者的视野内;如发病3天后仍无法进食,应给予鼻饲流质。

(3)日常护理　保持床单位平整、柔软、干燥,必要时使用气垫床;做好细致的口腔护理,有活动性义齿应取下保养清洁;做好患者个人清洁卫生,给予擦浴保持皮肤、会阴部清洁、干燥;预防便秘,保持大便通畅,必要时按医嘱使用软化大便的药物;定时翻身,叩背,预防压疮和呼吸道感染。

3. 对症护理

(1)保持呼吸道通畅和供氧　关注有无呼吸窘迫或呼吸减弱,注意观察呼吸时面颊部的鼓起情况,鼓起一侧即为卒中受影响的一侧;按医嘱给予氧气吸入;意识不清患者,及时清除口鼻腔分泌物,必要时,协助医生进行气管插管。

(2)处理发热和头痛　对于发热者要注意有无中枢性发热,并及早使用冰帽、冰枕、冰毯、温水或酒精擦浴等物理降温方法;对于头痛者,可能与出血及颅内压增高有关,按医嘱快速给予脱水、降颅压药物。

4. 用药护理　正确应用组织纤维蛋白溶酶原激活剂溶解凝块或肝素、华法林抗凝;静脉补液不可太多、太快,避免引起颅内压增加;在持续血压监测的情况下配合医生给予降血压治疗;密切观察药物的作用及副作用并及时记录。

5. 活动护理　在病情稳定后,可尽早安排下床活动,以增强肌力,预防肌肉和关节萎缩、深静脉血栓、肺部感染、尿路感染等并发症。安排患者活动时遵循以下要点:①为防止呕吐,活动时间一般在餐后30～60分钟。②协助患者进行肢体运动作为下床前的预备活动,达到松弛骨骼肌肉的目的。③有人工气道者,应先吸痰再下床。④下床活动时,合理放置各种导管,如导尿管可予以夹闭,防止尿液逆流;避免导管滑脱。⑤使用轮椅时,应确保轮椅性能良好,应用枕头等物适当支托患者肢体,正确使用安全带和注意保暖。⑥下床行走前注意清除环境中的障碍物,行走时采用必要的保护具或合理利用辅助设施,提醒患者注意保护自己患侧肢体,防止受伤或跌倒。

6.心理护理　确定可行的短期目标,患者、家庭成员和照护者共同参与照护过程;与患者保持有效的沟通,对于有言语障碍的患者提供简单的表达基本需求的方法,耐心平静地重复问题或采用肢体语言来帮助患者理解问题等。

7.康复护理　研究认为,康复护理介入的时间越早越好,指导康复训练的内容取决于患者神经功能障碍的程度。一般建议在病情稳定 48～72 小时后与临床诊疗护理同步进行康复护理。

(1)急性期康复　①保持抗痉挛体位即良肢位,目的是保持肢体的良好功能,防止或对抗痉挛模式的出现,预防继发性关节挛缩、畸形或肌肉萎缩,防止压疮、肺炎及深静脉血栓的出现。②关节被动运动,目的为促进肢体血液循环、增加感觉输入、预防关节活动受限。可分别进行上肢(肩、肘、腕、手指)以及下肢(髋、膝、足背)各关节的伸展、屈曲、外旋、外翻等运动。一般每轮每个关节做 2～3 次,肌张力越高的关节,被动运动次数应适当增多。③关节主动运动,在病情允许的情况下,可尽早开展床上主动训练并注重瘫痪肢体和软弱肌群的训练,常见方法为 Bobath 握手、桥式运动、床上坐位训练等。

(2)恢复期及后遗症期康复　①恢复期时要应用各种偏瘫康复技术促进功能的恢复。主动康复训练的顺序和强度应遵循瘫痪恢复的规律,先从躯干、肩胛带和骨盆开始,以基本动作训练为重点,按照翻身、坐位、站位和行走,以及肢体近端至远端的顺序进行。②脑卒中常见的后遗症主要为患侧上肢运动控制能力差和手功能障碍、失语、构音障碍、面瘫、吞咽困难、偏瘫步态、患足下垂行走困难、两便失禁、血管型失智症等。康复重点应该是保持原有的日常生活活动能力,加强残存的功能,即通过预防性与维持性康复,补偿性康复以及残存功能的强化,提高患者的机体功能,避免失用综合征、骨质疏松、压疮、肺炎等并发症的发生。常用方法为坐位、站位平衡训练,行走及上下楼梯训练,结合进行物理治疗、作业治疗,并对失语、构声障碍、吞咽障碍、认知障碍等予以有针对性的训练。

8.健康教育　指导患者合理饮食,生活规律,对于有后遗症的患者,在康复治疗师的指导下进行持续的康复训练;告知患者和家属及时识别卒中症状,如头痛、嗜睡等,学会紧急处理的方法;强调按医嘱用药的重要性,告知药物的作用和副作用,并学会观察和记录,在定期复查时为医生调整药物提供依据。

5-6　Word:脑卒中案例分析参考答案

【案例讨论】

王护士,是一位老年科的新进护士,科室最近接收了一位脑卒中患者是王护士分管的,该患者因头痛、嗜睡、右侧肢体偏瘫入院,头颅 CT 显示左侧基底节区低密度阴影,生命体征稳定,目前右上肢肌力 2 级,下肢肌力 1 级。请问王护士:

1.应如何协助患者进食?

2.应如何给患者安置体位?

5-7 扫码答题:脑卒中后老年人生活照料技术

(黄金银　宁香香)

第六章 骨关节炎及病患照护

学习目标

■素质目标:具备关心、尊重老人的职业素养,具有同理心。

■知识目标:掌握骨关节炎的概念、临床表现、照护要点;熟悉骨关节炎的辅助检查、诊断要点、治疗要点;了解骨关节炎的病因和发病机制。

■技能目标:学会照护骨关节炎患者,指导和督促患者进行合理的康复训练。

第一节 认识骨关节炎

【情景导入】

"上海徐霞客"——秦永泉,曾骑自行车一次性完成中国 30 个省(区、市)的探险考察,历时 549 天,六过长江,七越长城,九跨黄河,成为环游大陆的第一人。曾经穿越"死亡之海"塔克拉玛干大沙漠,经过三个生命禁区,首次骑自行车穿越世界第二大沙漠而创下一项吉尼斯纪录。然而在 71 岁那年,他被诊断为"膝关节骨关节炎",随着病情的进展,他寸步难行,休息时双膝也很疼痛,经常需要服用止痛药,最后不得不在上海长航医院接受了人工关节置换手术。

【思考】

1.什么是骨关节炎?

2.骨关节炎会给老年人带来哪些危害?

6-1 思维导图: 骨关节炎

6-2 PPT:骨关节炎概述

【知识学习】

一、什么是骨关节炎

骨关节炎(osteoarthritis,OA)是一种由于关节软骨、骨和关节周围组织发生退行性病变而引起的老年常见疾病,又称为退行性关节炎、骨关节病、增生性关节炎、老年性关节炎等。在临床上,需要与老年人其他常见骨性病进行鉴别,如骨质疏松、类风湿关节炎(RA)等。OA 好发于中老年人群,发病率高,累及部位包括膝、髋、踝、手和脊柱等关节,会引起关节疼痛、僵硬,继而导致畸形及功能丧失,是引起老年人关节疼痛、残疾和失能的最常见原因之一,也是常见致残性疾病。

二、骨关节炎的病因和发病机制

OA 的发生是多种因素共同作用的结果,发病机制包括:①软骨基质中的黏多糖含量减少,纤维成分增加,软骨的弹性降低;②软骨下骨板损害使软骨失去缓冲作用;③关节内局灶性炎症。根据病因不同临床上分为原发性和继发性。

1.原发性 老年人的骨关节病大多数属于原发性,可能与一般易感因素和机械因素有关。一般易感因素包括遗传因素、生理性老化、肥胖、性激素、吸烟等,机械因素如长期不良姿势导致的关节形态异常、长期从事反复使用关节的职业或磨损关节的剧烈体育活动。

2.继发性 常见原因是关节先天性畸形、关节创伤、关节面的后天性不平衡及其他疾病。

三、骨关节炎的临床表现和辅助检查

(一)临床表现

1.关节疼痛及压痛 是 OA 的典型症状,疼痛在各个关节均可出现,其中以髋、膝及指间关节最为常见。初期为轻度或中度间断性隐痛,休息后好转,活动后加重;疼痛常与天气变化有关,寒冷、潮湿环境均可加重疼痛。晚期可以出现持续性疼痛或夜间痛。关节局部可有压痛,在伴有关节肿胀时尤其明显。

(1)膝关节病变 在上下楼梯时疼痛明显,久坐或下蹲后突然起身可导致关节剧痛。如果髌骨缘软骨增生肥大,与股骨髁部活动时吻合不良,脱落的软骨碎片可卡在关节,致使不能动弹,称为"关节卡锁"。

(2)髋关节病变 疼痛常于腹股沟传导至膝关节前内侧、臀部及股骨大转子处,也可向大腿后外侧放射。

(3)脊柱病变 以颈、腰疼痛多见,少数因骨赘压迫神经、脊髓而出现相应的症状。

2.关节活动受限 常见于髋、膝关节。晨起时关节僵硬,有发紧感,俗称晨僵,活动后可缓解。关节僵硬持续时间一般较短,常为几至十几分钟,极少超过 30 分钟。患者多在疾病中期出现关节卡锁,晚期关节活动受限加重,最终可致残疾。

3.关节肿胀、畸形 关节肿大以指间关节炎最为常见且明显,可出现 Heberden 结节、Bouchard 结节。膝关节因骨赘形成或滑膜炎症积液也可造成关节肿大,严重者由于关节结构的破坏、关节囊挛缩、肌肉痉挛等可出现关节畸形、半脱位等。

4.骨摩擦音(感) 常见于膝关节,由于关节软骨破坏,关节面不平整,活动时可以出现骨摩擦音(感)。

5.肌肉萎缩 常见于膝关节,关节疼痛和活动能力下降可以导致受累关节周围肌肉萎缩,关节无力。

(二)影像学检查

1.X 线检查 是首选的影像学检查,为明确 OA 临床诊断的"金标准"。在 X 线片上 OA 的三大典型表现为:受累关节非对称性关节间隙变窄、软骨下骨硬化和(或)囊性变、关节边缘骨赘形成。部分患者可有不同程度的关节肿胀,关节内可见游离体,甚至关节变形。

2.MRI 表现为受累关节的软骨厚度变薄、缺损,骨髓水肿,半月板损伤及变性,关节积液及腘窝囊肿。MRI 对于临床诊断早期 OA 有一定价值,目前多用于 OA 的鉴别诊断或临床研究。

3.CT　常表现为受累关节间隙狭窄、软骨下骨硬化、囊性变和骨赘形成等,多用于 OA 的鉴别诊断。

(三)实验室检查

OA 患者血常规、蛋白电泳、免疫复合物及血清补体等指标一般在正常范围内。若患者同时有滑膜炎症,可出现 C-反应蛋白(CRP)和红细胞沉降率(ESR)轻度增高。

四、骨关节炎的诊断要点

需根据患者病史、症状、体征、X 线表现及实验室检查做出临床诊断。中华医学会 2018 年版 OA 诊疗指南提出了髋关节、膝关节和指间关节 OA 的诊断标准,具体见表 6-1-1 至表 6-1-3。

表 6-1-1　髋关节 OA 的诊断标准

序号	症状、实验室或 X 线检查结果
1	近 1 个月内反复的髋关节疼痛
2	红细胞沉降率≤20mm/h
3	X 线片示骨赘形成,髋臼边缘增生
4	X 线片示髋关节间隙变窄

说明:满足诊断标准 1+2+3 条或 1+3+4 条,可诊断髋关节 OA。

表 6-1-2　膝关节 OA 的诊断标准

序号	症状、实验室或 X 线检查结果
1	近 1 个月内反复的膝关节疼痛
2	X 线片(站立位或负重位)示关节间隙变窄、软骨下骨硬化和(或)囊性变、关节边缘骨赘形成
3	年龄≥50 岁
4	晨僵时间≤30 分钟
5	活动时骨摩擦音(感)

说明:满足诊断标准 1+2 条或 1+4+5 条或 1+3+4+5 条,可诊断膝关节 OA。

表 6-1-3　指间关节 OA 的诊断标准

序号	症状、实验室或 X 线检查结果
1	指间关节疼痛、发酸、发僵
2	10 个指间关节中有骨性膨大的关节≥2 个
3	远端指间关节骨性膨大≥2 个
4	掌指关节肿胀<3 个
5	10 个指间关节中有畸形的关节≥1 个

说明:满足诊断标准 1+(2、3、4、5 中的任意 3 条),可诊断指间关节 OA;10 个指间关节为双侧示、中指远端及近端指间关节、双侧第一腕掌关节。

【案例分析】

患者刘某,男,74 岁,近一年来出现负重下右髋部疼痛,行走障碍,休息后可缓解,近 2 个月来,患者自觉症状加重,口服药物效果欠佳,遂来院就诊。既往体健,体格检查:髋关节肿胀,轻度压痛。

请问:为明确髋关节骨关节炎诊断,还需完善哪些检查?

6-3 扫码答题:骨关节炎概述

6-4 PPT:骨关节炎的治疗要点

第二节　骨关节炎的治疗要点

【思考】

1. 骨关节炎的基础治疗措施包括哪些?

2. 治疗骨关节炎常用的药物有哪些?

【知识学习】

中华医学会 2018 年版 OA 诊疗指南指出,OA 的治疗目的是缓解疼痛,延缓疾病进展,矫正畸形,改善或恢复关节功能,提高患者生活质量。总体治疗原则是阶梯化治疗和个体化治疗(图 6-2-1),即依据患者年龄、性别、体重、自身危险因素、病变部位及程度等分别或联合采用基础治疗、药物治疗、手术治疗等。

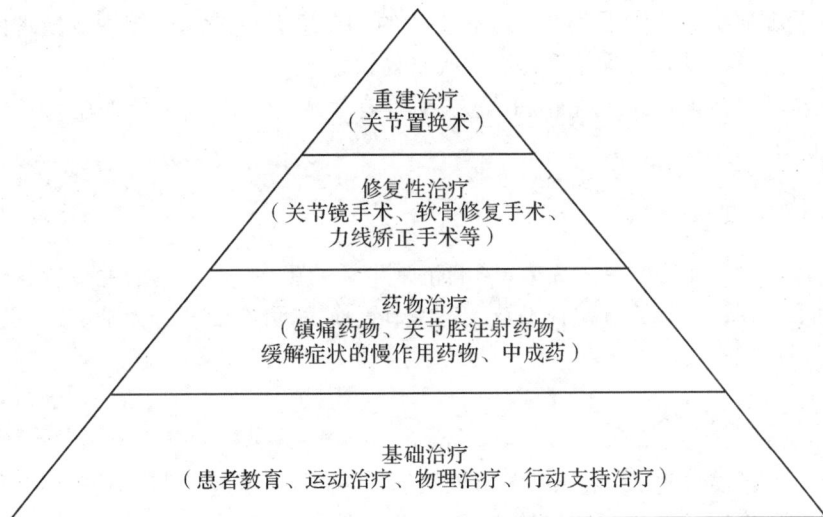

```
重建治疗
(关节置换术)

修复性治疗
(关节镜手术、软骨修复手术、
力线矫正手术等)

药物治疗
(镇痛药物、关节腔注射药物、
缓解症状的慢作用药物、中成药)

基础治疗
(患者教育、运动治疗、物理治疗、行动支持治疗)
```

图 6-2-1　OA 阶梯化治疗示意图

一、基础治疗

针对病变程度不重、症状较轻的 OA 患者,强调改变生活、工作方式的重要性,以减轻疼痛,改善和维持关节功能。

1. 健康教育　对患者进行疾病知识宣教,并帮助患者建立长期监测及评估机制,根据每日活动情况,建议患者改变不良的生活、工作习惯,如避免爬楼梯、爬山等,减轻体重。

2. 运动治疗　　制订个性化运动方案,减轻疼痛,改善和维持关节功能,保持关节活动度。可采取的运动有:①低强度有氧运动,如游泳、打太极拳等;②关节周围肌肉力量训练,包括股四头肌等长收缩训练、直腿抬高加强股四头肌训练、臀部肌肉训练、静蹲训练、抗阻力训练等;③关节功能训练,包括关节被动活动、牵拉、关节助力运动和主动运动。

3. 物理治疗　　可促进局部血液循环、减轻炎症,从而减轻疼痛。常用方法包括水疗、冷疗、热疗、经皮神经电刺激、按摩、针灸等。

4. 行动辅助　　可选择合适的行动辅助器械,以减轻关节负重,如手杖、拐杖、助行器、关节支具等,也可选择平底、厚实、柔软、宽松的鞋具辅助行走。

6-5　Word:OA 阶梯化治疗示意图解析

二、药物治疗

药物治疗要根据 OA 患者病变的部位及病变程度,内外结合,进行个体化、阶梯化治疗。

1. 非甾体类抗炎药物(NSAIDs)　　是 OA 患者缓解疼痛、改善关节功能最常用的药物。包括局部外用药物(膏剂、贴剂、乳胶剂等)和全身应用药物(口服药物、针剂以及栓剂)。

2. 镇痛药物　　对 NSAIDs 类药物治疗无效或不耐受者,可使用非 NSAIDs 类药物、阿片类镇痛剂、对乙酰氨基酚与阿片类药物的复方制剂。

3. 关节腔注射药物　　常用的药物有糖皮质激素、玻璃酸钠、医用几丁糖、生长因子等,可以有效缓解疼痛,改善关节功能。

4. 缓解 OA 症状的慢作用药物　　对有症状的 OA 患者可选择性使用双醋瑞因、氨基葡萄糖、硫酸软骨素等药物,以诱导软骨生成或修复软骨。

5. 中成药　　包括含有人工虎骨粉、金铁锁等有效成分的中成药及外用膏药,可减轻疼痛,改善关节功能。

三、手术治疗

手术治疗适用于非手术治疗无效、影响正常生活的患者,类型包括关节软骨修复术、关节镜下清理手术、截骨术、关节融合术及人工关节置换术,可有效减轻疼痛、改善关节功能和矫正畸形。

【案例分析】

李女士,70 岁,大学教授,常感膝关节处酸痛。1 个月以来膝关节反复疼痛,近 1 周气温骤降,疼痛加剧,来医院就诊。体格检查:膝关节肿胀,轻度压痛。辅助检查:X线检查可见软骨软化、轻微骨性增生,病变尚未累及关节间隙。初步诊断为膝关节骨关节炎。

请问:针对此种轻度膝关节骨关节炎,治疗时要注意什么?

6-6 扫码答题:骨关节炎的治疗要点

第三节　骨关节炎的康复、管理和照护

6-7 PPT：骨关节炎的康复、管理和照护

【思考】

　　1.老年人在平时生活中如何预防骨关节炎？

　　2.使用药物治疗骨关节炎时有哪些注意事项？

【知识学习】

一、一般护理

　　1.合理膳食　避免摄入高脂、高糖食物，可适当增加钙和维生素 D 的摄入，鼓励多食豆制品、奶制品、紫菜、海带、鱼虾等海鲜类，以促进软骨新陈代谢。活性氧能减轻软骨磨损，因此鼓励多食富含维生素 C 的水果及蔬菜。

　　2.适当运动　坚持运动量适宜、能增加关节活动的运动项目，如游泳、打太极、练八段锦等。肥胖者可通过规律科学的运动锻炼减轻体重。

　　3.保护关节　①注意防潮保暖，防止关节受凉受寒。②尽量使用大关节而少用小关节，如用屈髋屈膝下蹲代替弯腰和弓背；用双脚移动带动身体转动代替突然扭转腰部；选用有靠背和扶手的高脚椅就坐，且膝髋关节成直角；枕头高度不超过 15cm，以保证肩、颈和头同时枕于枕头上。③多做关节部位的热敷，如热水泡洗、桑拿。④避免从事损伤关节的活动或工作，如下蹲、长期站立、爬山、骑车等。

二、减轻疼痛

　　关节明显疼痛时应卧床休息，采取适当的姿势和体位，尽量保持关节的伸展位置，必要时使用石膏托或支架，从而减轻疼痛和肌肉痉挛。髋关节受累时，可手扶手杖、助行器站立或行走，以减轻关节负重；膝关节疼痛时，除适当休息外，可通过上下楼梯时扶扶手、坐位站起时手支撑扶手的方法减轻关节承受的压力；腰背疼痛发作时，可让老人缓慢地以俯卧姿势移到床上或就地躺下，以放松腰背部，然后缓慢伸腿，挺直腰背，直至疼痛缓解，这类老年人应睡硬板床，硬板上铺柔软被褥以促进舒适。

三、用药护理

　　非甾体类抗炎药物是 OA 最常用的药物，可局部外用或全身用药。在使用口服药物前，建议先选择局部外用药物，如氟比洛芬凝胶贴膏。口服用药，应督促患者定时、定量、准确用药，并注意观察药物的疗效和副作用。尽量使用最低有效剂量，避免过量用药及同类药物重复或叠加使用。此类药物对胃肠道刺激较大，宜饭后服用；对肝、肾有副作用，应定期检查白细胞计数和肝肾功能。另外，阿片类药物具有一定成瘾性，不宜长期使用。激素类药物可掩盖疼痛而使关节使用过度，或因药物对软骨的直接损害作用而加重关节的破坏等，也不宜反复使用。关节腔注射药物是侵入性治疗，可能会增加感染的风险，必须严格无菌操作。

四、手术护理

加强患者的围手术期护理,包括术前的心理疏导、术后疼痛护理、康复训练护理以及并发症的观察与管理等,以巩固手术效果。不同关节的置换术后护理有所不同。髋关节置换术后让患者平卧,患肢轻度外展20°,膝关节屈曲10°~15°,抬高20°(膝下可垫一软枕),搬动时尽量保持此位置,防止人工关节脱位。为了预防深静脉血栓形成,要按照医生的要求进行早期康复活动,术后1~2日开始髋膝关节屈伸练习,屈髋<45°,以后逐渐增大屈度,但避免>90°,逐步过渡到下床扶拐活动,但6周内应注意避免手术侧髋关节内收外旋(即盘腿动作或向健侧卧时双腿之间应加软枕),禁止屈髋超过90°和直腿抬高。下地时患肢避免负重以防止发生髋关节脱位或松动。膝关节置换术后应注意防治压疮、感染、深静脉血栓和肺栓塞等并发症和失用综合征的发生。手术疼痛减轻后就应行被动关节活动范围(ROM)训练,并嘱患者在可耐受的情况下进行患膝的主动ROM训练,以恢复充分的膝关节活动度,加强膝关节周围肌肉的力量和膝关节的稳定性,逐步加强步行训练,尽快恢复患者独立的日常生活活动能力,提高生活质量。

五、心理护理

OA的康复是一个缓慢而长期的过程,有研究显示OA患者中焦虑和抑郁的患病率高达40%,因此照护过程中的心理护理必不可少。照护者可通过为老年人创造利于交际的环境,如床距离窗户较近、窗户的高度适宜、病房距老人活动中心较近等,促进其与外界的互动;可主动提供一些简单的活动,对老年人的良好表现及时给予鼓励和赞赏,增强其自信心;此外,要积极调动老年人及其家属主动管理疾病的能力,以提高治疗效果。

六、康复护理

进行各关节的康复训练,通过主动和被动的功能锻炼,可以保持病变关节的活动,防止关节粘连和功能活动障碍。不同关节根据其功能不同锻炼方法也有所不同。①髋关节:早期踝部和足部的活动,鼓励老人尽可能做股四头肌的收缩,去除牵引或外固定后,床上训练髋关节的活动,进而借助拐杖下床活动;②膝关节:早期训练股四头肌的伸缩活动,解除外固定后,再训练伸屈及旋转活动;③肩关节:练习外展、前屈、内旋活动;④手关节:锻炼腕关节的背伸、掌屈、桡偏屈、尺偏屈。

6-8 情景演练:骨性关节炎的健康宣教

【情景模拟演练】

赵女士,65岁,退休后经常爬山。因膝关节反复疼痛1个月,行走不便,来院就诊。体格检查:膝关节肿胀,轻度压痛。辅助检查:X线检查可见关节间隙变窄、软骨下骨硬化、关节边缘骨性增生,浮髌试验(+);MRI显示软骨厚度变薄、缺损,半月板损伤,有关节积液。初步诊断:膝关节骨关节炎。

请问:

1.该患者目前存在的主要护理问题是什么?如何护理?

2.请分组模拟演练膝关节骨关节炎的健康宣教。

6-9 扫码答题:骨关节炎的康复、管理和照护

(毛 翠 章 琪)

第七章 帕金森病及病患照护

第一节 认识帕金森病

【情景导入】

张奶奶,77岁,和老伴同住。10年前诊断为帕金森病,3年前手部震颤明显加重、四肢肌肉僵硬、活动不灵、起步困难、呈慌张步态。近年来,坐起、站立及行走困难,右脚无力抬起,走动时左右摇晃;吃饭时碗勺碰撞,经常呛咳,喉中有痰鸣,语言含糊不清,情绪低落,经常流泪。目前应用美多巴治疗。

张奶奶的儿子和儿媳一般在周末的时候来探望他们,帮助处理一些事务。

【思考】

1.为什么会发生帕金森病?

2.帕金森病的临床特点是什么?

7-1 思维导图:帕金森病

【知识学习】

一、什么是帕金森病

1.概念 帕金森病,又称震颤麻痹,是中老年人常见的神经系统变性疾病,以静止性震颤、运动迟缓、肌强直和姿势平衡障碍为临床特征,主要病理改变是黑质多巴胺能神经元变性和路易小体形成。

99

2.流行病学特征　帕金森病主要发生在 65 岁及以上的中老年人,发病率为 1.7%,随年龄增长呈现发病率逐年增高的趋势,而 40 岁以前发病者甚少。我国约有 221 万帕金森病老年人,造成的经济负担每年约为 170 亿元。

7-2 PPT/视频:帕金森病概述

二、帕金森病的病因与发病机制

帕金森病的病因及发病机制尚未明确,可能与环境因素、遗传因素、神经系统老化等有关,是多种因素交互作用的结果。

1.环境因素　20 世纪 80 年代初发现一种嗜神经毒 1-甲基-4-苯基-1,2,3,6-四氢吡啶(MPTP)在人和灵长类均可诱发典型的帕金森综合征。因此,有学者认为环境中的某些物质,如杀虫剂、除草剂或某些工业化学品等与 MPTP 结构类似,并通过类似的机制致病,可能是帕金森病的病因之一。

2.遗传因素　据报道,5%～10% 左右的帕金森病患者有家族史,包括常染色体显性遗传或常染色体隐性遗传,而绝大多数患者为散发性。研究发现至少有 6 个致病基因和家族性帕金森病相关。

3.年龄　衰老是帕金森病的危险因素之一。老年人黑质(中脑的神经核团,是合成多巴胺的主要核团)中线粒体复合物 I 活性降低,使 ATP 生成减少,自由基产生增加,影响脑组织的能量供给,导致多巴胺能神经元的死亡。研究发现年龄每增长 10 年,多巴胺能神经元丢失率可达 5%～10%。另外,帕金森病老年人黑质区存在明显脂质过氧化,还原型谷胱甘肽显著降低,提示抗氧化机制障碍及氧化应激可能与帕金森病有关。

三、帕金森病的临床表现

帕金森病起病缓慢,进行性发展。首发症状多为震颤(60%～70%),其次为步行障碍(12%)、肌强直(10%)和运动迟缓(10%)。

1.静止性震颤　多始于一侧上肢远端,呈现有规律的拇指对掌和手指屈曲的不自主震颤,类似"搓丸"样动作。具有静止时明显震颤、动作时减轻、紧张时加剧、入睡后消失等特征,故称为"静止性震颤"。随着病程的进展,震颤可逐渐涉及下颌、唇、面和四肢。少数老年人无震颤,尤其是发病年龄在 70 岁及以上者。

2.肌强直　多从一侧的上肢或下肢近端开始,逐渐蔓延至远端、对侧和全身肌肉。肌强直与锥体束受损时的肌张力增高不同,后者被动运动关节时,阻力在开始时较明显,随后迅速减弱,呈所谓的折刀现象,故称为"折刀样肌强直",多伴有腱反射亢进和病理反射。患帕金森病老年人的肌强直表现为屈肌和伸肌肌张力均增高,被动运动关节时始终保持阻力增高,类似弯曲软铅管的感觉,故称为"铅管样肌强直"。多数老年人伴有震颤,检查时可感到均匀的阻力中出现断续停顿,如同转动齿轮感,称为"齿轮样肌强直",这是由于肌强直与静止性震颤叠加所致。

3.运动迟缓　随意动作减少、减慢,多表现为开始的动作困难和缓慢,如行走时启动和终止有困难。面肌强直使面部表情呆板,双眼凝视和瞬目动作减少,笑容出现和消失减慢,造成"面具脸"。手指精细动作很难完成,系裤带、鞋带等很难进行;有书写时字越写越小的倾向,称为"写字过小征"。

4.姿势步态异常　早期走路时患侧上肢摆臂幅度减小或消失,下肢拖拽;随着病情进展,步伐逐渐变小、变慢,启动、转弯时步态障碍尤为明显;晚期有坐位、卧位起立困难,有时行走中全身僵住,不能动弹,称为"冻结"现象;有时迈步后碎步往前冲,越走越快,不能及时止步,称为"慌张步态"。

5.非运动症状　可有感觉障碍,早期出现嗅觉减退或睡眠障碍。常见为自主神经功能障碍的表现,如便秘、多汗、流涎、性功能减退和脂溢性皮炎等。约半数老年人伴有抑郁症。约15%~30%的老年人在疾病晚期出现认知功能障碍。

7-3 扫码答题:帕金森病概述

7-4 课后拓展:老年人抑郁当心帕金森病

第二节　帕金森病的治疗

【思考】

1.针对张奶奶的治疗方法有哪些?

2.根据张奶奶的特点和需求,制订怎样的个体化治疗方案?

7-5 思维导图:帕金森病的治疗

【知识学习】

针对帕金森病,目前提倡采用综合治疗,常用的治疗方法有药物治疗、外科治疗和康复治疗等。

7-6 PPT/视频:帕金森病治疗

一、药物治疗

早期无须药物治疗,当疾病影响老年人日常生活和工作能力时,适当的药物治疗可不同程度地减轻症状,并可因减少并发症而延长生命。常用药物中以替代性药物如复方左旋多巴、多巴胺受体激动药等效果较好,但药物治疗不能完全控制疾病的进展,且都存在不良反应和长期应用后药效衰减的缺点。

1.抗胆碱能药物　可协助维持纹状体的递质平衡,适用于震颤明显的年轻人。常用药物有苯海索(安坦),1~2mg 口服,3 次/天;或东莨菪碱、甲磺酸苯扎托品等。

2.金刚烷胺　能促进神经末梢释放多巴胺,并阻止其再吸收,对少动、强直、震颤均有改善作用,可与左旋多巴等药物合用,100mg 口服,2 次/天。

3.复方左旋多巴　由于多巴胺不能透过血脑屏障进入脑内,对脑部多巴胺缺乏的替代疗法需应用其前体左旋多巴。复方多巴制剂可增强左旋多巴的疗效和减少其外周不良反应,是治疗帕金森病最基本、最有效的药物。常用药物为多巴丝肼(美多巴、左旋多巴加苄丝肼),口服。

4.多巴胺受体激动药　能直接激动纹状体,产生和多巴胺相同作用的药物,从而减少和推迟运动并发症的发生。常用药物有普拉克索和吡贝地尔。

5.儿茶酚-氧位-甲基转移酶抑制药　通过抑制左旋多巴在外周的代谢,使血浆左旋多巴浓度保持稳定,并能增加其入脑量。一般与复方左旋多巴制剂合用,可改善其疗效,改善症状波动。常用药物有恩他卡朋。

6.单胺氧化酶 B 抑制药　通过抑制多巴胺分解代谢,增加脑内多巴胺含量。与复方左旋多巴制剂合用可增加疗效,同时对多巴胺能神经元有保护作用。常用药物有司来吉兰。

二、外科治疗

对于长期药物治疗疗效明显减退,同时出现异动症的老年人可以考虑手术治疗,但手术只是改善症状,不能根治,术后仍需药物治疗。手术方法有立体定向神经核毁损术和脑深部电刺激术(DBS)。DBS 因其微创、安全和可控性高而作为主要选择。另外,酪氨酸羟化酶、人视网膜色素上皮、神经营养因子基因转染和干细胞等治疗方式还在不断探索中,目前仍处于动物实验阶段,离正式进入临床治疗阶段还有很长的路要走。

三、康复治疗

早期康复治疗有益于提高帕金森病老年人的身体功能和生活自理能力,改善生活质量,其作用在帕金森病综合治疗中日益受到重视。在康复治疗前,须由康复医师对患病老年人做全面评估,目的是确定其身体的各种功能和能力,分析能力障碍的原因,制定客观的康复治疗目标及措施。

(一)评估内容

1. 身体结构与功能水平的评定

(1)关节活动范围测量　是指关节运动时所通过的运动弧,包括主动活动范围和被动活动范围。主动的关节活动范围是指作用于关节的肌肉随意收缩使关节产生运动时所通过的运动弧;被动的关节活动范围是指由外力使关节运动时所通过的运动弧。可使用普通的量角器进行测量,分别测量主动关节活动度和被动关节活动度。

(2)肌力评定　肌力是个体主动运动时肌肉产生的收缩力,可分为 6 级,即 0～5 级。具体分级见表 7-2-1。

表 7-2-1　肌力分级

分级	临床表现
0 级	完全瘫痪,肌肉无收缩
1 级	肌肉可收缩,但不能产生动作
2 级	肢体能在床面上移动,但不能抬起
3 级	肢体能抬离床面,但不能抗阻力
4 级	能做抗阻力动作,但较正常差
5 级	正常肌力

(3)肌张力评定　肌张力是肌肉静止状态时肌肉的紧张度。肌张力的临床分级是一种定量评定方法,检查者根据肢体被动活动时所感觉到的肢体反应或阻力将其分为 0～4 级(表 7-2-2),也可采用改良 Ashworth 分级法进行评定(表 7-2-3)。

表 7-2-2 肌张力临床分级

等级	肌张力	标准
0级	软瘫	被动活动肢体无反应
1级	低张力	被动活动肢体反应减弱
2级	正常	被动活动肢体反应正常
3级	轻中度增高	被动活动肢体有阻力反应
4级	重度增高	被动活动肢体有持续性阻力反应

表 7-2-3 改良 Ashworth 分级法评定标准

分级	评定标准
0	无肌张力增高
1	肌张力略微增加:受累部分被动屈伸时,在关节活动范围内呈现最小的阻力,或出现突然卡住和释放
1$^+$	肌张力轻度增加:在关节活动范围后 50% 范围内出现突然卡住,然后在关节活动范围后 50% 均呈现最小阻力
2	肌张力较明显地增加:通过关节活动范围的大部分时,肌张力均较明显地增加,但受累部分仍能较容易地被移动
3	肌张力严重增加:被动活动困难
4	僵直:受累部分被动屈伸时呈现僵直状态,不能活动

(4)平衡能力评定 主要采用观察法及功能性评定法,临床上常用的平衡量表主要有 Berg 平衡量表(附录一表 14)。主测者对被试在不同情况下的站立和移动情况进行评估,根据被试每个动作的完成质量按 0~4 分五个级别予以记分,共 14 项,满分 56 分,最低分 0 分,评分越低,表示平衡功能障碍越严重。

(5)步行能力评定 常用的有 Hoffer 步行能力分级量表(表 7-2-4)。

表 7-2-4 Hoffer 步行能力分级量表

分级	评定标准
Ⅰ.不能步行	完全不能步行
Ⅱ.非功能性步行	借助于膝-踝-足矫形器、手杖等能在室内行走,又称治疗性步行
Ⅲ.家庭性步行	借助于踝-足矫形器、手杖等能在室内行走自如,但在室外不能长时间行走
Ⅳ.社区性步行	借助于踝-足矫形器、手杖或独立可在室外和所在社区内行走,并进行散步,可去公园、诊所、购物等,但时间不能持久,如需要离开社区做长时间步行时仍需坐轮椅

(6)吞咽功能 可进行饮水试验筛查有无吞咽障碍及其程度。试验时先让老年人单次喝下一茶匙水,如无问题再喝 30ml 的温水,注意观察老人饮水过程,记录饮水时间、有无呛咳等,结果判断见本书第三章(表3-3-1)。

(7)言语功能 可使用 Frenchay 构音障碍评价法和中康汉语构音障碍评定法。

（8）呼吸功能评定　以日常生活中有无出现气短、气促等主观症状为标准,进行评价,一般按气短、气促症状的强弱分为 6 级,见表 7-2-5。

表 7-2-5　主观症状 6 级制评分表

级别	主观症状
0 级	虽存在不同程度的呼吸功能减退,但活动如常人。对日常生活能力不产生影响,即和常人一样,并不过早地出现气短、气促
1 级	一般劳动时出现气短,但平时不出现气短
2 级	平地步行不气短,速度较快或登楼、上坡时,同行的同龄健康人不感到气短而自己有气短
3 级	慢走不及百步出现气短
4 级	讲话或穿衣等轻微动作时有气短
5 级	安静时也有气短,无法平卧

（9）认知功能和心理功能　可分别采用简易精神状态评价量表、老年抑郁自评量表、汉密尔顿焦虑量表等进行评估。

2.活动水平评定

（1）日常生活活动能力评定　可采用 Barthel 指数评定量表进行评定,也可采用 Hoehn-Yahr 分期法进行评定,后者专为帕金森病患者设计,见表 7-2-6。

表 7-2-6　Hoehn-Yahr 分期评定法

分期	日常生活能力	分级	临床表现
一期	日常生活不需要帮助	Ⅰ级	仅一侧障碍,障碍不明显
		Ⅱ级	两侧肢体或躯干障碍,但无平衡障碍
二期	日常生活需要部分帮助	Ⅲ级	出现姿势反射障碍的早期症状,身体功能稍微受限,仍能从事某种难度的工作,日常生活有轻中度障碍
		Ⅳ级	病情全面发展,功能障碍严重,虽能勉强行走、站立,但日常生活有严重障碍
三期	日常生活需全面帮助	Ⅴ级	障碍严重,不能穿衣、进食、站立、行走,若无人帮助只能卧床,或在轮椅上生活

（2）韦氏帕金森病评定法　评定帕金森病患者手动作、强直、姿势、上肢协调、步态、震颤、面容、言语、生活自理能力等 9 个项目,每项根据功能障碍程度分为 0～3 分:0 为正常,1 为轻度,2 为中度,3 为重度,总分为所有项目累加分,最高分 27 分。1～9 分为轻度,10～18 分为中度残损,19～27 分为严重进展阶段(附录一表 15)。

（二）康复治疗的目标

康复治疗不能改变帕金森病的进展、结局,但可延缓病情发展,减轻疾病痛苦,延长独立生活能力。

1.短期目标　维持或促进关节在最大范围内运动,预防痉挛和纠正不正确姿势;预防或减轻失用性肌萎缩和肌无力;改善运动和姿势控制,增强平衡反应能力和安全意识,改善步态,维持或改善耐力;维持或增加肺活量以及说话能力;教会老年人和家属节约能量及工作简化技巧,维持或增强老年人独立生活能力;帮助老年人调整心理状态,重新认识生活方式发生的改变。

2.长期目标 延缓病情进展,预防和减少继发性功能障碍;教会老年人代偿策略,发挥老年人最大功能,维持其最大限度的独立生活能力;帮助老年人和家属调整心理状态,延长寿命,提高生活质量。

7-7 扫码答题:帕金森病治疗

7-8 课后拓展:帕金森病老年人三忌

第三节　帕金森病老年人的康复管理和照护

【思考】

1.如何为张奶奶进行药物管理、康复训练和饮食指导?

2.如何保障张奶奶的安全?

3.如何给张奶奶实施心理护理?

7-9 思维导图:帕金森病老年人的康复管理和照护

7-10 PPT/视频:帕金森病护理

【知识学习】

一、药物指导和管理

1.用药原则 告知老年人和家属本病需要长期或终身服药治疗,用药原则为从小剂量开始,逐步缓慢增加至有效维持剂量。服药期间尽量避免使用维生素B_6、利血平、氯丙嗪、奋乃静等药物,以免降低药物疗效或导致直立性低血压。

2.疗效观察 服药过程中要仔细观察并记录震颤、肌强直和其他运动功能、语言功能的改善程度,观察老年人起坐的速度、步行的姿态、讲话的音调与流利程度、写字、梳头、扣纽扣、系鞋带以及进食动作等,以确定药物疗效。

3.药物不良反应及其处理 见表7-3-1。

表7-3-1 帕金森病常用药物的作用、不良反应及用药注意事项

药物	作用	不良反应	用药注意事项
多巴丝肼卡左双多巴控释片	补充黑质纹状体内多巴胺不足	恶心、呕吐、便秘、眩晕、幻觉、异动症、开/关现象	需服药数天或数周才见效,避免嚼碎药片;避免与高蛋白食物一起服用;避免突然停药;最佳服药时间为饭前30分钟或饭后1小时
普拉克索	直接激动纹状体,使之产生和多巴胺作用相同的药物	恶心、呕吐、眩晕、疲倦、口干、直立性低血压、嗜睡、幻觉、精神障碍	首次服药后应卧床休息,如有口舌干燥可嚼口香糖或多喝水;避免开车或操作机械;有轻微兴奋作用,尽量在上午服药,以免影响睡眠
恩他卡朋	抑制左旋多巴和多巴胺的分解,增加脑内多巴胺的含量	恶心、呕吐、神志混乱、不自主动作、尿黄	与多巴丝肼一起服用

续表

药物	作用	不良反应	用药注意事项
司来吉兰	阻断脑内多巴胺释放，增加多巴胺的浓度	恶心、呕吐、眩晕、疲倦、做梦、不自主动作	有轻微兴奋作用，尽量在上午服药，以免影响睡眠；有溃疡者慎用
苯海索	抗胆碱能药物，协助维持纹状体递质平衡	恶心、呕吐、眩晕、疲倦、视物模糊、口干、便秘	不能立即停药，需缓慢减量，以免症状恶化
盐酸金刚烷胺	促进神经末梢释放多巴胺并阻止其再吸收	恶心、呕吐、眩晕、失眠、水肿、惊厥、玫瑰斑	尽量在黄昏前服用，避免失眠；有心脏病、肾功能衰竭者禁用

二、运动康复指导

帕金森病常见的功能障碍和康复问题主要有静止性震颤、肌强直、运动障碍、姿势和步态异常、协调平衡功能障碍、吞咽功能障碍、自主神经功能障碍、言语障碍、认知功能障碍、神经心理障碍、活动和参与受限等。帕金森病老年人的康复锻炼应以鼓励为主，尽可能活动，但是锻炼必须与适当休息相结合，保证老年人不出现疲劳和过度消耗。锻炼应该在老年人觉得最放松、休息最好和活动最自如的时候进行。

(一)运动疗法

帕金森病的康复锻炼以运动疗法为主，针对帕金森病四大运动障碍，即肌强直、运动迟缓、震颤和姿势步态异常，以及预防由此产生的一系列继发性并发症造成的功能障碍。

1.关节活动范围训练　主动或被动向各个方向训练脊柱与四肢各个关节，是每天不可缺少的项目，主要目的是维持和改善全身各关节的关节活动范围，防止关节及其周围组织粘连和挛缩等。主要关节部位是颈、腰、肩、肘、腕、指、髋、膝，要注意避免过度牵拉，应在老年人肌肉最大承受范围内进行锻炼。注意老年人骨质疏松的可能，避免活动造成骨折。

(1)脊柱锻炼　脊柱运动是防止脊柱强直的重要方法，包括颈部和腰部前屈后伸、左右侧屈、左右回旋等运动。

(2)头部训练　缓慢的低头、仰头、左右转动(耳朵触肩)、左右摆动(下颌接肩)等头颈部锻炼。锻炼要循序渐进，动作要缓慢轻柔，逐步加大动作幅度。

(3)躯干锻炼　立位，进行侧弯运动、转体运动练习侧腰肌；平卧位，双手抱住双膝，慢慢将头部伸向双膝关节，进行腹肌练习；俯卧位，手臂和双腿同时高举离地，反复多次，以练习腰背肌肉。

(4)上肢及肩部锻炼　耸肩及放松练习，使肩部尽量抬高及下沉；伸直手臂，高举过头并向后保持 10 秒；双手向下在背后扣住，往后拉 5 秒。

(5)下肢锻炼　双腿稍分开站立，双膝微屈，向下弯腰，双手指尖尽量触地；也可双脚掌相对，将膝部靠向地板进行盘坐。

2.肌力训练　可用沙袋、哑铃、拉力器或专用的肌力训练器进行训练。

3.松弛训练　肌强直和肌肉僵硬是帕金森病的一个典型特征。通过松弛训练可以改善老年人的肌张力异常。

(1)缓慢的前庭刺激 如柔顺的有节奏的运动可使全身肌肉松弛,可有效缓解肌强直和肢体僵硬。临床上用摇动或转动椅子的方法,以降低肌强直和提高运动能力,也可在垫子上将老年人固定,完成节奏缓慢的转动运动。

(2)放松训练 训练应在安静、灯光柔和的地方进行,穿着宽松,身体姿势尽可能地舒服,可取坐位或者卧位,闭上眼睛,随后开始深而缓慢的呼吸,并将注意力集中在呼吸音上。腹部在吸气时鼓起,呼气时放松,经鼻子吸气,并想象着空气向上到达前额,经过头部和背部到达脚部,连续做此锻炼5~10分钟可使全身肌肉松弛。

4.平衡功能训练 平衡功能训练对帕金森病老年人非常重要,是预防跌倒的主要训练手段之一。训练方法有:①站立,双足分开25~30cm,重心向前后、左右移动;②抬脚绕桌转圈,或单腿支撑,或双足站立,用脚尖或脚后跟在地上画圈或各种曲线;③站立或坐位,躯干及骨盆旋转,上肢随之协调摆动。

5.步态训练 步态训练主要是纠正老年人起步难、抬腿低、步幅短、转身慢和上下肢动作不协调等异常步态,提高步行速度、稳定性、协调性、美观性及实用性。步态训练的节奏可用口令、音乐旋律或节拍来指引调节。训练时最好有其他人在场,可以随时提醒和改正异常的姿势。训练时要求老年人双眼直视前方,身体直立,起步时足尖要尽量抬高,先足跟着地,再足尖着地,跨步要尽量慢而大,两上肢尽量在行走时做前后摆动。可在老年人脚的前方每一步的距离画上一条线,让老年人每一步跨越一条线,在训练师或照护者指引及带动下配合进行停止、转弯、变换方向等训练。当老年人步态控制良好时,可逐渐在其前方设置5.0~7.5cm高的障碍物,鼓励老年人尝试跨越。

6.呼吸训练 帕金森病可导致肺功能降低,可表现为肺活量降低,严重的呼吸功能障碍在帕金森病后期非常多见,是导致帕金森病死亡的重要原因。因此在早期就需要教会老年人进行深呼吸训练,增大胸廓扩张度和改善肺活量,反复进行深吸气和深呼气训练,减轻咳痰困难。

7.面具脸训练 对着镜子进行皱眉、用力睁闭眼、鼓腮锻炼、露齿和吹口哨、微笑、大笑、露齿而笑、噘嘴等各种动作。

(二)日常生活能力训练

1.手功能训练

(1)旋前、旋后训练 可让老年人屈肘90°,两手相握,一手旋前一手旋后来回翻转;还可以让老年人抓住没有阻力的门把手左右旋转,使一手来回地旋前旋后训练;也可让老年人进行手翻牌训练,即在桌上一字儿排开地放上一些面朝下的纸牌,让老年人两手同时将之沿一个方向翻起。

(2)抓、放训练 在老年人面前放两个塑料桶,一个是空桶,一个里面放一些麻将牌,让老年人将桶里的麻将牌一张一张拿到另一个桶里,两手轮换训练。也可将麻将牌换成乒乓球、骰子等进行训练。

(3)手的灵活性、精细运动训练 可让老年人进行卸下、拧上螺母训练,螺母的尺寸应由大到小安排;要求老年人每天自己系鞋带、扣纽扣、拉拉链,系各种带子,以训练手的灵活性;还可以进行每日键盘打字训练手的灵活性和协调性;也可让老年人每日临摹练习本中的大字来训练手的精细动作。

2. ADL 训练　日常生活能力是老年人能否生活自理的根本,因此,此项训练对老年人非常重要。主要包括穿脱衣服、从凳子上站起和坐下、进出厕所或淋浴间、从地垫上起来、携物行走、上下车等。

(三)言语训练

1. 帮助老年人进行有计划的发音训练,从声母、韵母开始,再到字、词发音,逐步过渡到一个短句,要求循序渐进,发音清晰。

2. 训练发音时的音量、音调和语速,控制呼吸频率和调整发音时肌肉运动力度,使发音时用力相对均匀,逐步建立有规律的运动方式,促进发音。

3. 鼓励老年人的训练成果,增强训练信心。通过一对一的训练、自主训练,渐进式地过渡到小组训练,最终达到能进行家庭训练的水平。

4. 营造良好的语言氛围,鼓励老年人多说话、多交流、多阅读,沟通时给老年人足够时间表达。

三、饮食营养管理

(一)饮食原则

给予高热量、高维生素、高纤维素、低盐、低脂、适量优质蛋白的易消化饮食,戒烟限酒。主食以五谷类为主,多选粗粮,多食新鲜的蔬菜、水果,多喝水,防止便秘。

(二)饮食内容

1. 补钙　钙是骨骼构成的重要元素,有利于预防骨质疏松,每天应补充 1000～1500mg 钙质。对于容易发生骨质疏松和骨折的老年人,每天晚上或睡前喝一杯牛奶或酸奶是补充身体钙质的极好方法。

2. 补充天然左旋多巴　蚕豆中含有天然的左旋多巴,在帕金森老年人的饮食中加入蚕豆,能使老年人体内左旋多巴的释放时间延长。

3. 限制蛋白质摄入　每天摄入大约 50g 的肉类,选择精瘦的畜肉、禽肉或鱼肉,家禽需要去皮。为了使白天的药效更佳,也可尝试一天中只在晚餐安排蛋白质丰富的食物。

4. 减少饱和脂肪酸和胆固醇摄入　不吃肥肉、荤油和动物内脏,有助于防止由于饱和脂肪酸和胆固醇摄入过多给身体带来的不良影响。饮食中过高的脂肪也会延迟左旋多巴药物的吸收,影响药效。

(三)进食护理

老年人进食困难、缓慢,但只要能完成,就应鼓励其自己进食,可从以下方面进行考虑:

(1)环境　给予老年人充足时间和安静环境进食,不催促、打扰老年人。

(2)饮食　咀嚼能力和消化能力减退的老年人给予易消化、易咀嚼的细软无刺激的软食或半流质食物,饭前帮老年人将大块菜切碎,以保证老年人能吃上可口的饭菜。

(3)餐具　餐具适当调整,要易于操作。比如手柄加粗、加重的刀叉有利于老年人抓握、切割食物;可弯曲的刀叉,有利于手腕活动不灵活的老年人使用。带吸管的杯子和倾斜的杯子,便于老年人将水送到口中。在盘子和碗的周围安装或制作防洒沿,便于老年人进食。防滑垫垫在物体下面,增大摩擦力,防止物体滑落。盛饭菜注意使用保温式的容器,且注意防止烫伤老年人。

(4)饮食安全　对偶有呛咳的老年人应在专业人员的指导下正常进食;对频繁发生呛咳者,应指导其进食时取坐位或半坐卧位,头稍向前倾;对于卧床老年人,进食时应抬高床头大于45°,以利于下咽,减少误吸;当老年人发生呛咳时应暂停进食,待呼吸平稳再喂食;对频繁严重呛咳者应暂停进食,必要时鼻饲。

(四)吞咽训练

1.口唇闭锁　老年人面对着镜子进行紧闭口唇练习。对于无法自主闭锁口唇的老年人,可予以辅助。当老年人可主动闭紧口唇后,可口含一系线的纽扣,由治疗师牵拉,老年人紧闭口唇做对抗。

2.下颌开合　当咬肌肌力降低时,可对咬肌进行振动刺激和轻拍;为强化咬肌肌力,可让老年人以白齿咬紧压舌板与治疗师做对抗练习。

3.舌部运动　治疗师可用纱布包住老年人的舌尖轻拉,然后让老年人用力缩舌;通过舌尖轻舔口唇周围,练习舌的灵活性。

4.舌制动训练　老年人上下门齿轻咬舌尖,用力做吞咽动作。

四、日常生活及安全指导

(一)日常生活护理

协助老年人洗漱、沐浴、穿脱衣服、进食、如厕、大小便料理,做好安全防护,增加老年人的舒适,防止并发症。

1.个人卫生　尽可能地保留老年人的卫生、修饰习惯,保持外观整洁。选用粗柄牙刷方便老年人刷牙,也可以使用电动牙刷。可以选择一些辅助用具,帮助老年人洗澡、梳头、剪指甲、剃胡须等。选择舒适、安全的体位洗澡。保持卧床老年人的床单整洁,必要时使用气垫床、定时翻身等措施预防压疮。

2.穿脱衣服　要鼓励老年人自己完成穿衣、系鞋带等日常活动。当疾病影响老年人的穿衣习惯和能力时,应选择柔软宽松、便于穿脱的棉质衣服,并提供无须系鞋带的鞋子,指导老年人选择安全、省力、舒适的体位和技巧完成穿脱衣服等。

3.如厕、大小便护理

(1)如厕护理　如厕包括移入厕所、脱裤、坐下、站起、局部清洁、整理衣裤、冲洗等过程。坐起困难的老年人可在坐厕四周安装扶手,有条件者可用电动升降坐厕;冲厕开关及卫生用品尽量放在老年人易于获取之处。

(2)大小便护理　老年人用药后容易引起便秘,排便困难者多食纤维素多的蔬菜水果,每天应保障3升的饮水量;每天顺时针按摩腹部,必要时遵医嘱给予液体石蜡、果导片、开塞露等;排尿困难者,指导老年人放松精神,做腹部按摩,热敷刺激排尿。

(二)安全管理

从安全角度考虑,规划、调整和改进患病老年人的生活环境。

1.居家安全　居室内物品摆放固定、有序,光线充足。如下蹲起立困难时可用高凳坐位排便;卧室和卫生间的地面须防滑,不要摆放其他杂物以免绊倒,同时在床上安装扶手挂环;浴缸处设安全扶手,浴缸底部放置防滑垫等。

2.行走安全　帕金森病可致步距减小,体态屈曲、前冲,患者容易跌倒。应指导患病老年人穿防滑鞋,走路时将脚抬高,脚跟着地后再迈出另一步,保持正确姿势,摆动双臂并双目向前;转身时尽量不要转弯,而是以弧线前进,身体跟着移动,行走困难时可用手杖助行等,外出活动时需有人陪护。

3.防止各种伤害　对于上肢震颤未能控制、日常生活动作笨拙的老年人,避免拿热水、热汤,防止烧伤、烫伤等;避免老年人自行使用液化气炉灶,选用不易打碎的不锈钢饭碗、水杯和汤勺,避免使用玻璃和陶瓷制品等。

4.及时送医　对有幻觉、错觉、抑郁、精神错乱、意识模糊者,应尽量送医院。

五、心理护理

(一)帕金森病老年人抑郁的护理

1.抑郁的表现　帕金森病老年人早期动作迟钝笨拙、表情淡漠、语言断续,老年人往往产生自卑、抑郁心理。帕金森病老年人所表现出的轻度抑郁多以恶劣性情绪障碍表现为主,主要为容易哭泣、容易疲劳、缺乏自信、注意力不集中、悲观、易怒、兴趣减退等。重度抑郁主要表现在显著的精神迟缓与意志活动减退、情绪低落。

2.抑郁的预防

(1)生活的照护　帕金森病老年人生活范围相对狭小,生活逐渐变得不能自理。因此,让老年人安排好每天的生活,形成丰富多彩、富有节律的生活状态可以有效预防抑郁症的发生。在条件允许的情况下,每年都应该安排老年人进行一段时间的户外活动。在帕金森病的早期应鼓励老年人尽量维持过去的兴趣与爱好,鼓励老年人参加兴趣小组和社区举办的公共活动,培养新的兴趣爱好,多多建立与他人的交往联系。家人,特别是子女要多回家陪伴老年人,与老年人多聊天,以免老年人产生孤独感。

(2)正确对待疾病　与老年人讨论身体健康状况改变所造成的影响、不利于应对的因素,及时给予正确的信息和引导,使其能够接受和适应自己目前的状态并能设法改善。细心解释帕金森病的病因、发病过程、转归、治疗、护理,让老年人了解自己,并让老年人明白该如何治疗、康复和护理。告诉老年人本病病程长、进展缓慢、治疗周期长,而疗效的好坏常与老年人的精神情绪有关,鼓励他们保持良好心态。

(3)精神沟通　建立良好的护患关系,在日常生活中,应多多与老年人沟通,细心观察老年人的心理反应,从老年人微小的情绪变化上发现其内心的矛盾、冲突等,鼓励老年人表达并注意倾听他们的心理感受,进行实时的开解,帮助老年人树立积极生活的信心。要指导老年人保持开朗、平静、乐观的情绪,培养生活情趣,教给老年人调节生活的方法,如情绪宣泄、转移话题、幽默、知足常乐等心理调节方法,使老年人保持健康的心境。

(二)帕金森病老年人焦虑的护理

1.焦虑的表现　随着病情的进展,帕金森病老年人丧失劳动能力,生活自理能力逐渐下降,会产生焦虑、紧张甚至绝望心理。

2.焦虑的预防

(1)建立自信　自信是预防焦虑症的重要因素。帕金森病老年人首先要正确认识疾病、认识和评价自己,相信自己有能力应对疾病。

(2)学会放松　焦虑的最大问题是紧张,因此学会适当的放松技术是克服焦虑的关键。

自我松弛法就是使自己想象中的威胁逐步减弱的一种方法。当最弱的情境出现时,不要马上停止,要继续进行下去,一直到想象不到任何威胁、体验不到焦虑时才终止。

（3）适当转移 老年人产生焦虑的原因主要是关于帕金森病的问题成堆,百思不得其解,十分痛苦。因此,可以采取自我转移的方法,比如参加社区活动、兴趣小组等。

7-11 扫码答题：帕金森病护理

（宁香香 袁 葵 陈井芳）

第八章　老年糖尿病及病患照护

学习目标

■素质目标:具备关心、尊重老年人的人文素养和技能,融入老年糖尿病患者照护中。

■知识目标:掌握老年糖尿病的临床表现和特点;熟悉其诊断要点。

■技能目标:能根据老年人特点进行简单的糖尿病饮食和运动指导;能熟练操作和讲解胰岛素注射方法以及低血糖的处理方法,能评估并指导老年人正确进行胰岛素注射;能熟练进行血糖监测操作,能指导老年人和家属进行血糖监测和记录。

【情景导入】

李奶奶,今年75岁,因"口干、多饮、多食3个月余,加重1周"入院。体格检查:体温36.5℃,脉率80次/分,呼吸频率20次/分,血压145/90mmHg,血糖20.5mmol/L,身高158cm,体重68kg;意识清楚,精神差,口中无烂苹果味,无深大呼吸,双下肢无水肿,双足背动脉搏动良好。

诊断:2型糖尿病、高血压1级。

入院前给予口服格列美脲、阿卡波糖(拜糖平),三餐前注射胰岛素控制血糖,经过相应处理后患者病情好转,2周后出院。

【思考】

1. 老年糖尿病有什么特点?

2. 糖尿病综合治疗有哪些内容?

3. 如何根据老年糖尿病患者特点实施健康教育?

4. 如何预防糖尿病并发症的发生?

8-1 思维导图:老年糖尿病及病患照护技能

【知识学习】

第一节　认识老年糖尿病

8-2 PPT/视频:认识糖尿病

一、什么是老年糖尿病

1. 概念　糖尿病是一组由于胰岛素分泌不足和(或)胰岛素作用缺陷而导致的以慢性高

血糖为特征的代谢性疾病,除高血糖(碳水化合物)外,还可伴有蛋白质、脂肪、水和电解质等代谢紊乱以及各种急、慢性并发症的发生。老年糖尿病是指 60 岁以后发生的糖尿病或者是 60 岁以前发病而延续到 60 岁以后的老年患者。

2. 流行特征　糖尿病在全球范围内广泛流行,据国际糖尿病联盟(IDF)公布,截至 2017 年全球约有 4.25 亿成人糖尿病患者,中国糖尿病负担最重,患者数(1.14 亿)占全球近 27%。糖尿病是严重危害人类健康的慢性疾病,其中老年患者是糖尿病的主要人群。据统计,我国成人糖尿病患病率为 11.60%,老年人中糖尿病患病率为 22.86%。老年人容易得糖尿病的主要原因有:老年人基础代谢率下降,体力活动减少,机体对葡萄糖的利用能力下降;老年人胰岛 β 细胞及全身脏器衰老引起胰岛素抵抗和胰岛素作用不足。老年糖尿病患者伴随多种疾病、应用多种药物、智力和记忆力减退,常无症状或者症状不典型,故不能及时发现。而老年糖尿病患者的并发症较为常见,发病率和病死率较高。

3. 老年糖尿病的病因与分型　老年糖尿病患者主要有 1 型糖尿病和 2 型糖尿病两种。

(1)1 型糖尿病　由于病毒感染或自身免疫引起胰岛素细胞广泛破坏,可产生胰岛素细胞抗体,导致胰岛素绝对缺乏。老年糖尿病患者极少数为 1 型糖尿病。1 型糖尿病患者发病时年龄较轻,易发生酮症酸中毒。

(2)2 型糖尿病　为多基因遗传,成人尤其是体重超重者占多数,胰岛素相对缺乏,多伴周围组织对胰岛素抵抗。95% 以上的老年糖尿病为 2 型糖尿病,在病程的进展中少部分患者逐渐需联合应用胰岛素。

二、老年糖尿病的临床表现和特点

糖尿病的典型症状为"三多一少",即多尿、多饮、多食及体重减轻。糖尿病的非典型症状有反复皮肤感染、皮损及术后伤口不愈合;皮肤瘙痒多见于老年糖尿病患者,尤其是女性外阴瘙痒或泌尿系感染;不明原因的视力下降;下肢麻木、烧灼感;尿中有蛋白;男性可有不明原因性功能减退、勃起功能障碍。老年糖尿病具有起病隐匿,症状不典型,易漏诊,并发症多且严重等特点。

1. 症状不典型,起病隐匿,进展缓慢　老年糖尿病患者往往症状较轻或完全无症状,也可仅有慢性并发症或伴随症状,80% 以上的老年糖尿病患者经体格检查才发现。还有许多老年人空腹血糖并不增高,只有餐后血糖增高,故一般体格检查仍可漏诊。另外,老年人由于渴感中枢敏感性降低,口渴及多尿少见,典型的"三多一少"症状仅见于少数患者。许多老年糖尿病患者病程较长,常合并各种急慢性并发症,部分老年患者以并发症为首发表现,如高血糖高渗状态、心脑血管意外以及视力改变等。

2. 心血管并发症较严重,是主要死因　由于糖尿病患者的代谢紊乱,大血管、微血管及心肌常常在无症状下受到累及,引起动脉硬化、冠心病、脑卒中等。患者可在休息时发生心动过速、直立性低血压,也可发生心绞痛、心肌梗死等。

3. 容易合并感染　老年糖尿病患者免疫力降低,容易并发呼吸系统、泌尿系统及皮肤感染,感染严重者可导致酮症酸中毒。

4. 特殊表现　如肩关节疼痛、肌肉痛、精神心理改变、足部皮肤大疱、肾乳头坏死或恶性外耳炎,少数患者表现为低体温、多汗、恶病质、肌萎缩、认知功能减退等。

三、糖尿病的诊断要点

1. 糖尿病的筛查　美国糖尿病协会（ADA）认为，老年、肥胖、高血压、高血脂等是糖尿病易感人群，应定期到医院检查以及早发现。当出现以下症状时特别要予以重视：常发生疖肿、毛囊炎等皮肤感染；女性下身瘙痒，按阴道炎治疗效果不佳；男性性功能障碍，排除泌尿、生殖道病变等。

常用的糖尿病筛查方法有：空腹血糖（FPG）检测、口服葡萄糖耐量试验（OGTT）、糖化血红蛋白（HbA1c）检测。其中，OGTT 是检测"金标准"，糖化血红蛋白能反映测定前 3 个月的平均血糖水平，糖化血红蛋白正常值应该为 $4\%\sim6\%$，控制目标为 $\leq7\%$，虽然不能用于糖尿病的诊断，但能作为较长时间糖尿病控制及了解治疗方案是否需要调整的指标。

2. 糖尿病的诊断标准　血糖是诊断糖尿病的唯一标准，糖尿病诊断标准为：①对于有糖尿病症状者（典型症状包括多饮、多食、多尿和不明原因的体重下降）加上以下任意一次异常血糖值即可诊断：任意时间血浆葡萄糖水平 ≥11.1mmol/L 或空腹血浆葡萄糖水平 ≥7mmol/L或口服葡萄糖耐量试验（OGTT）中，餐后 2 小时血糖水平 ≥11.1mmol/L（备注：空腹指至少 8 小时内无任何热量摄入；任意时间指一日内任何时间，无论上次进食时间及食物摄入量）；②对于无糖尿病症状，则需改日复查确认（需要两次异常血糖值）。

第二节　老年糖尿病综合治疗

长期高血糖会引起各种糖尿病并发症，造成生命威胁。通过"五驾马车"综合治疗，包括饮食治疗、合理运动、药物治疗、自我监测和健康教育，达到良好的血糖、血脂、血压等方面的代谢控制，完全可以控制糖尿病，避免急慢性并发症的发生和威胁。

一、饮食治疗

（一）饮食治疗原则

饮食治疗是所有糖尿病治疗的基础，饮食控制可以减轻胰岛素负担，纠正代谢紊乱，有助于控制血糖，并可以维持理想体重。饮食治疗的原则是：合理控制摄入总热量，各种营养物质摄入均衡；饮食称重，定时定量，少量多餐（每日 3～6 餐）。

（二）糖尿病"食物交换份"法

糖尿病患者的饮食需根据患者的身高、体重和体力活动情况等计算全天能量需要，并称重进行搭配。可采用"食物交换份"的方法，快速、简便地为糖尿病患者制订食谱。"食物交换份"法将能产生 90kcal 热量的食物重量作为一个交换份，将食物分为四大类（八小类）：谷薯类，菜果类（蔬菜、水果），肉蛋类（大豆类、奶类、肉蛋类），油脂类（坚果类、油脂类）。同类食物所含的营养素比例大体相同，营养价值基本相等。因此同类食物可以按"份"交换，非同类食物之间不得互换，例如一份 35g 馒头可以用一份 25g 通心粉替代，它们均可产生 90kcal 热量，并且都属于谷薯类，营养成分基本相同。

下面具体介绍如何应用食物交换份制订饮食计划：

第一步:计算每日能量需要。

(1)计算理想体重 每日总能量摄入的原则是要求达到或维持理想体重。

标准体重(kg)＝身高(cm)－105

(2)判断患者体型 标准体重±10%即为正常理想体重,<20%为消瘦,>20%为肥胖,实际体重在±(10%～20%)属超重或偏瘦。

也可用体重指数(BMI)来衡量患者的肥胖程度,BMI(kg/m²)＝体重(kg)/身高²(m²),据中国体质标准:正常范围,BMI为18.5～23.9kg/m²;超重,BMI为24.0～27.9kg/m²;肥胖,BMI≥28.0kg/m²。

(3)根据体型和活动强度计算每日所需总热量

根据不同的体力劳动强度和实际体重类别(消瘦、正常以及超重和肥胖)确定每日每kg标准体重能量系数,见表8-2-1。

每日需要总能量(kcal)＝标准体重(kg)×每kg标准体重能量系数(kcal/kg)

表8-2-1 成人糖尿病患者每日能量供给(kcal/kg标准体重)

劳动强度	举例	体型		
		消瘦	正常	肥胖
卧床	—	20～25	15～20	15
轻体力	办公室职员、教师、简单家务	35	30	20～25
中体力	司机、外科医生、一般农活	40	35	30
重体力	建筑工、搬运工、重农活、运动员	45～50	40	35

第二步:计算每日所需的食物交换份数。

因为每个食物交换份可产生90kcal能量,只要把每天所需的总能量除以90kcal,就可得出每天需要几个单位的食物。

计算公式:每天的食物交换份数＝每天所需总能量(kcal)/90(kcal)

食物应均衡搭配,碳水化合物占每日总能量的50%～60%,脂肪占<30%,且以不饱和脂肪酸为主,蛋白质占15%～20%,可根据这一比例,算出各类食物的交换份数。也可直接参照不同能量糖尿病膳食交换份数分配表进行食物份数搭配,见表8-2-2。

表8-2-2 不同能量糖尿病膳食交换份数分配表

总能量(kcal)	食物交换份数	谷薯类(份)	蔬菜类(份)	水果类(份)	肉蛋豆类(份)	奶类(份)	油脂类(份)	调味品(份)
1000	11	6	1	0.5	1	1	1	0.5
1100	12	6	1	0.5	1.5	1.5	1	0.5
1200	13.5	7	1	0.5	1.5	1.5	1.5	0.5
1300	14.5	7	1	1	2	1.5	1.5	0.5
1400	15.5	8	1	1	2	1.5	1.5	0.5
1500	17	9	1	1	2.5	1.5	1.5	0.5

续表

总能量 （kcal）	食物交 换份数	谷薯类 （份）	蔬菜类 （份）	水果类 （份）	肉蛋豆类 （份）	奶类 （份）	油脂类 （份）	调味品 （份）
1600	18	9	1	1	3	1.5	2	0.5
1700	19	10	1	1	3	1.5	2	0.5
1800	20	11	1	1	3	1.5	2	0.5
1900	21	12	1	1	3	1.5	2	0.5
2000	22	12	1	1	4	1.5	2	0.5
2100	23.5	13	1	1	4	1.5	2.5	0.5
2200	24.5	14	1	1	4	1.5	2.5	0.5
2300	25.5	14	1	1.5	4.5	1.5	2.5	0.5
2400	27	15	1	1.5	5	1.5	2.5	0.5
2500	28	15	1.5	1.5	5	1.5	3	0.5
2600	29	16	1.5	1.5	5	1.5	3	0.5

第三步：按照相应份数，合理分配三餐。

根据算出的食物交换份数和种类在交换份表中进行选择，结合患者的饮食习惯选择食物种类的数量，将全日总量按照 1/5、2/5、2/5 或者 1/3、1/3、1/3 的比例均分到三餐及加餐中。各类食物的交换份表见表 8-2-3 至表 8-2-9。在保证全天总热量不变的情况下进行食物份数交换，可以随意组成食谱，同类食物之间可以选择互换，非同类食物之间不得互换，部分蔬菜、水果可与主食（谷薯类）互换，这样可以从一个食谱的基础上灵活变化，满足患者吃的自由。

表 8-2-3　等值谷薯类交换表

（每份谷薯类提供蛋白质 2g、碳水化合物 20g、脂肪 0.5g，热能 90kcal）

食品	重量（g）	食品	重量（g）
大米、小米、糯米、薏米	25	绿豆、红豆、芸豆、干豌豆	25
高粱米、玉米渣	25	干粉条、干莲子	25
面粉、米粉、玉米面	25	油条、油饼、苏打饼干	25
混合面、通心粉	25	烧饼、烙饼、馒头	35
燕麦片、莜麦面、荞麦面	25	咸面包、窝头	35
各种挂面、龙须粉	25	生面条、魔芋生面条	35
马铃薯	100	大米饭、煮熟的面条	75
湿粉皮	150	鲜玉米（中个带棒心）	200

表 8-2-4　等值蔬菜交换表

（每份蔬菜类提供蛋白质 5g、碳水化合物 17g，热能 90kcal）

食品	重量(g)	食品	重量(g)
大白菜、圆白菜、菠菜	500	白萝卜、青椒、茭白、冬笋	400
韭菜、茴香	500	倭瓜、南瓜、花菜	350
芹菜、莴苣、油菜	500	扁豆、洋葱、蒜苗、鲜豇豆	250
葫芦、西红柿、冬瓜、苦瓜	500	胡萝卜	200
黄瓜、茄子、丝瓜	500	山药、荸荠、藕	150
芥蓝菜、瓢儿菜	500	慈姑、百合、芋头	100
苋菜、雪里蕻、龙须菜	500	毛豆、鲜豌豆	70
绿豆芽、鲜蘑菇、水浸海带	500		

表 8-2-5　等值水果交换表

（每份水果类提供蛋白质 1g、碳水化合物 21g，热能 90kcal）

食品	重量(g)	食品	重量(g)
柿子、香蕉、鲜荔枝	150	李子、杏	200
梨、桃、苹果(带皮)	200	葡萄(带皮)	200
橘子、橙子、柚子	200	草莓	300
猕猴桃(带皮)	200	西瓜	500

表 8-2-6　等值大豆类交换表

（每份大豆类提供蛋白质 9g、碳水化合物 4g、脂肪 4g，热能 90kcal）

食品	重量(g)	食品	重量(g)
腐竹	20	北豆腐	100
大豆、大豆粉	25	南豆腐	150
豆腐丝、豆腐干	50	豆浆	400

表 8-2-7　等值肉蛋类交换表

（每份肉蛋类提供蛋白质 9g、脂肪 6g，热能 90kcal）

食品	重量(g)	食品	重量(g)
熟火腿、香肠	20	鸡蛋(1 大个带壳)	60
半肥半瘦猪肉	25	鸭蛋、松花蛋(1 大个带壳)	60
熟叉烧肉(无糖)、午餐肉	35	鹌鹑蛋(6 个带壳)	60
熟酱牛肉、熟酱鸭	35	鸡蛋清	150
大肉肠	35	带鱼、草鱼、鲤鱼、甲鱼、比目鱼	80
瘦猪、牛、羊肉	50	大黄鱼、鳝鱼、黑鲢、鲫鱼	80

续表

食品	重量(g)	食品	重量(g)
鸡肉、鸭肉、鹅肉	50	对虾、青虾、鲜贝	80
带骨排骨	70	蟹肉、水浸鱿鱼	100
兔肉	100		

表 8-2-8　等值奶制品交换表

（每份奶制品提供蛋白质 59g，脂肪 5g，碳水化合物 6g，热能 90kcal）

食品	重量(g)	食品	重量(g)
奶粉	20	牛奶	160
脱脂奶粉	25	羊奶	160
奶酪	25	无糖酸奶	130

表 8-2-9　等值油脂交换表

（每份油脂提供脂肪 10g，热能 90kcal）

食品	重量(g)	食品	重量(g)
花生油、香油(1 汤匙)	10	猪油、牛油、羊油、黄油	10
玉米油、菜籽油、豆油(1 汤匙)	10	葵花子(带壳)	25
核桃、杏仁、花生米	15	西瓜子(带壳)	40

举例：王先生，65 岁，身高 1.69m，体重 78kg，退休。糖尿病病史 5 年，目前空腹血糖为 7.5mmol/L，餐后 2 小时血糖为 10mmol/L，血脂正常。请根据"食品交换份"法为王先生设计食谱。

8-3　Word：食品交换份法案例分析

（三）饮食注意事项

老年人消化功能差，故饮食宜清淡、低盐、高维生素，少食多餐，同时根据个人饮食习惯和疾病情况，参考以下事项进行饮食管理。

1. 主食宜粗细粮搭配　适量选择燕麦、麦片等粗粮作为主食，粗粮富含的膳食纤维能增加饱腹感，减缓人体对葡萄糖的摄取，延缓餐后血糖升高的速度，尤其是血糖居高不下的患者，可暂时用粗粮取代细粮。

2. 适度增加大豆及其豆制品的摄入　大豆及其制品所含蛋白质质量较好，且不含胆固醇，具有降脂作用，可代替部分动物性蛋白。

3. 可食用含糖少的蔬菜充饥　蔬菜因所含膳食纤维多、水分多，产能量低，具有饱腹作用，可作为患者能量控制期间充饥之用。一般选用含糖少的蔬菜，经水煮后加一些佐料拌着吃。

4. 忌食或少食糖、甜食及含糖较多的块茎类食物　忌食白糖、红糖及糖制甜食，如糖果、糕点、果酱、蜜饯、冰激凌、甜饮料等；土豆、山药、芋艿、藕、蒜苗、胡萝卜等含糖（碳水化合物）多，应少用或食用后减少相应的主食量。

5. 减少油脂及胆固醇的摄入　可用植物油如葵花籽油、豆油、玉米油、橄榄油等代替富含饱和脂肪酸的猪油、牛油、羊油、奶油、黄油等动物油；花生、核桃、杏仁、瓜子等坚果油脂丰富，尽量不吃或少吃；蛋黄和动物内脏如肝、脑等含胆固醇相当高，应尽量少吃或不吃。

6.适当安排水果摄入　水果富含葡萄糖、果糖，易使血糖浓度升高，只在血糖、尿糖控制比较理想、病情稳定时方可食用(空腹血糖控制在 7.8mmol/L 以下，餐后 2 小时血糖控制在 10mmol/L 以下，糖化血红蛋白低于 7.5％时)。时间选择在两餐之间即餐后 2 小时至下一餐 1 小时之前，宜选择血糖生成指数(GI)低的水果，并减少相应主食量，如减少前一餐主食 25g(半两)，可在两餐间食用 200g(4 两)的苹果、梨、柚子或猕猴桃。

7.不饮酒为宜　酒类主要含乙醇(酒精)，产热高，其他营养素含量很少，故以不饮为宜。若饮酒应扣除相应能量的主食量，其次，每周饮酒不超过 2 次，女性每天饮酒的酒精量不超过 15g，男性不超过 25g(15g 酒精相当于 450ml 啤酒、150ml 葡萄酒、50ml 低度白酒)。

8.保证水的摄入和限制食盐摄入量　晨起和睡前饮用一杯 200ml 左右的温水，可降低血液黏稠度，维持血流通畅；食盐用量每日不宜超过 6g，同时，注意限制酱油、鸡精、味精、咸菜、咸肉、酱菜等含盐量较高的调味品或食物的摄入。

9.胰岛素依赖型合并并发症的糖尿病患者须严格饮食控制　①胰岛素依赖型患者须在医生和营养师的指导下严格执行饮食控制；②对肥胖合并高血压、冠心病的糖尿病患者，忌食动物内脏、蛋黄、鱼子等，严格控制动物油摄入；③对合并肾功能不全的糖尿病患者，除控制总能量外，应注意少盐、无盐或少钠，并限制蛋白质的摄入量，忌食豆制品；④对尿毒症患者应给予优质低蛋白质饮食，蛋白质每天摄入量控制在 30g 左右，主食以麦淀粉代替米、面。

【案例讨论】

李大爷，62 岁，诊断糖尿病半年，认为不吃主食可以降低血糖。请问：糖尿病患者可以不吃主食吗？

8-4　Word：糖尿病饮食管理案例讨论

二、运动治疗

1.运动原则和方式　运动有利于减轻体重，提高胰岛素敏感性，改善血糖和脂代谢紊乱，对肥胖的 2 型糖尿病患者尤为有益。运动治疗要循序渐进、相对定时定量、适可而行。运动的强度和时间长短应根据患者的健康状况来定，找到适合患者的运动量和感兴趣的项目。运动以有氧运动为主，形式可多样，如散步、快步走、健美操、跳舞、打太极拳、跑步、游泳等。最佳运动时间是在餐后 1 小时，可达到较好的降糖效果，并避免空腹运动，以免发生低血糖。

2.运动量的选择　运动以患者身上微微出汗、心率不超过理想心率为宜。理想心率简单计算法为心率＝170－年龄。对于身体状况较差的老年糖尿病患者则不能按一般糖尿病患者计算运动量，避免做"极限运动"。运动时间以 30～40 分钟为宜，过程包括运动前热身活动、运动、运动后放松活动，可根据患者具体情况逐渐延长，每天 1 次，肥胖患者可适当增加活动次数。用胰岛素或口服降糖药者最好每天定时活动，若有心、脑、血管疾病或微血管病变者，应按具体情况选择活动方式。

3.运动注意事项

(1)运动前做好计划和紧急情况的处理预案　①运动前进行运动风险评价和运动能力评估，决定运动方式、时间以及所采用的运动量；②运动时带上少量饼干、糖果备用，外出活动前告诉家人活动时间及地点,最好结伴运动或者身上携带卡片说明自己患有糖尿病、住址、紧急联系电话等,以便发生低血糖时能及时获得援助;③穿全棉内衣、袜子,穿布鞋或宽松的鞋子,检查鞋内是否有异物存留。

(2)运动时出现异常及时终止运动 ①运动中需注意补充水分;②老年糖尿病患者运动时若出现乏力、头昏、心慌、憋气、出虚汗以及腿痛等不适,应立即停止运动,以防低血糖发生。若休息不能缓解,应及时到附近的医院就诊。

(3)运动后做好检查和记录 ①运动后应仔细检查双脚,若发现红肿、青紫、水疱、血疱、感染等,应及时请专业人员协助处理;②晚饭后至睡前如活动时间过长,应适当加餐;③运动后应写好运动日记,以便观察疗效和不良反应。

(4)其他注意事项 ①运动前后加强血糖监测,若空腹血糖>16.7mmol/L,应减少活动,增加休息;②冬季运动应注意保暖,夏季应防止中暑;③对于伴有骨质疏松的老年糖尿病患者,运动应量力而行,注意循序渐进,逐渐增加运动量及运动时间。过度的运动有导致血糖升高,诱发急性并发症、心梗、脑血管意外、眼底出血等急性病情变化的可能。

【案例讨论】

刘大爷,61岁,患糖尿病15年,今年刚查出糖尿病视网膜病变和糖尿病肾病,刘大爷认为是自己忽略了自我管理才导致并发症,于是就加大了运动量,每天运动3次,每次运动1小时,每次运动后都是大汗淋漓,持续运动了1周。近几天刘大爷发现自己血糖测量都比较低,到医院复查蛋白尿增多了。

请问:刘大爷的做法有哪些不妥,应该如何去做?

8-5 Word:
糖尿病运动
案例讨论

三、药物治疗

(一)口服药物治疗

药物治疗是治疗糖尿病的重要手段,在单纯饮食和运动治疗达不到要求时可服用口服降糖药。常用口服降糖药及应用方法见表8-2-10。由于老年人肝肾功能差,药物的降解与排泄缓慢,易引起药物蓄积,应避免首选作用强且作用持续时间长的降糖药,如磺脲类药物,以防发生低血糖。

表 8-2-10 常用口服降糖药及服药方法

分类	代表药	服药方法	主要不良反应
磺脲类药物	第一代磺脲类:甲苯磺丁脲、氯磺丙脲;第二代磺脲类:格列本脲、格列齐特(达美康)、格列吡嗪控释片(瑞易宁)、格列喹酮(糖适平)、格列美脲	饭前半小时服药	低血糖,常发生于老年患者
非磺脲类胰岛素分泌促进剂	瑞格列奈(诺和龙、孚来迪)、那格列奈(唐力)	饭前立刻服药,或进餐服药,不进餐不服药	可能发生低血糖,通常较轻微

续表

分类	代表药	服药方法	主要不良反应
双胍类药物	二甲双胍(美迪康、立克糖、格华止)、苯乙双甲(降糖灵)	餐中或餐后立刻服药	胃肠道反应,严重时乳酸血症(苯乙双胍常见)
α-葡萄糖苷酶抑制剂	阿卡波糖(拜糖平)、伏列格波糖(倍欣)	餐时与第一口饭同时嚼服	腹胀、腹泻等胃肠道反应
噻唑烷二酮	罗格列酮(文迪雅)、吡格列酮(贝唐宁、卡斯平)、环格列酮	餐前服用	轻至中度浮肿

(二)胰岛素治疗

对疗程长的老年糖尿病患者,如果已经出现对口服降糖药疗效减低或已有明显的糖尿病并发症,宜尽早改用胰岛素治疗。胰岛素适用于老年人 1 型糖尿病及口服降糖药无效的 2 型糖尿病、各种糖尿病急性并发症、各种严重的慢性并发症、应激、严重的其他系统并发症等情况。

1.胰岛素的分类　胰岛素依据作用时间分为速效、短效、中效、长效及预混制剂,按来源分为动物胰岛素、人胰岛素和胰岛素类似物。常用胰岛素及注射时间详见表 8-2-11。

表 8-2-11　常用胰岛素及注射时间

分类	代表药	注射时间
速效	优沁乐、诺和锐	三餐前不超过 15 分钟
短效	优沁林 R、诺和灵 R、甘舒霖 R	三餐前 15～30 分钟
中效	优沁林 N、诺和灵 N、甘舒霖 N	早晚餐前 1 小时或睡前
长效	单峰纯长效胰岛素、鱼精蛋白锌胰岛素	睡前
预混制剂	优沁林 70/30R、诺和灵 30R、诺和灵 50R、甘舒霖 30R	早晚餐前 15～30 分钟

2.胰岛素的保存　未开封的胰岛素放冰箱 4～8℃冷藏保存,正在使用的胰岛素在常温下(不超过 28℃)可使用 28 天,无须放入冰箱,应避免过冷、过热、太阳直晒、剧烈晃动等,否则可能因蛋白质凝固变性而失效。

3.胰岛素的不良反应　胰岛素剂量个体差异很大,需因人而异,应用原则为小量开始,逐渐增量。副作用主要有低血糖反应、过敏反应等,以低血糖反应最常见,危险性较大,老年糖尿病患者需特别注意预防。

4.胰岛素注射方法　各类胰岛素均为皮下注射,仅速效制剂还可采取静脉注射。关于胰岛素注射操作方法,扫码看视频。

8-6 PPT:胰岛素治疗与注射技术

5.胰岛素使用注意事项

(1)准确掌握注射时间及剂量　熟悉各类胰岛素的剂型及作用特点,以免引起不必要的血糖波动,甚至发生危险。

(2)注射部位的选择与轮换 采用皮下注射时,宜选择皮肤疏松部位,如腹部、大腿外侧、上臂外侧和臀部外上侧等。不同注射部位的吸收不同,腹部吸收最快,手臂中等,大腿和臀部最慢,故中长效制剂宜在腿部或臀部注射,短效制剂则宜在腹部注射。注射部位要经常更换,长期注射同一部位可能会导致局部皮下脂肪萎缩或增生、局部硬结。应有计划、有标记地逐一轮换注射部位,对每一部位也应划出小区域,交替注射,连续两次注射应间隔至少 1cm,避免在一个月内重复注射在同一注射点。

8-7 视频:胰岛素注射方法

(3)遵守无菌操作规定 注射胰岛素时应严格无菌操作,防止发生感染。

(三)潜在并发症:低血糖

1.诱因 各种原因使血糖浓度下降至 3.9mmol/L 以下,引起心悸、多汗、手汗、烦躁、抽搐以至昏迷等一系列临床症状,称为糖尿病低血糖。低血糖常见诱因有:①胰岛素或口服降糖药剂量过大;②服药与进餐时间不正确,如服药时间过早和(或)进食时间太迟;③运动量过大且未及时加餐或减少降糖药物用量;④进食过少,或因恶心、呕吐、腹泻等导致碳水化合物吸收不足;⑤过量饮酒,尤其是空腹饮酒。

2.表现 发生低血糖时,一般患者会出现心慌、出冷汗、哆嗦、饥饿感等症状,老年糖尿病患者由于机体反应能力低下,往往上述症状不明显,如果出现精神萎靡、头晕、嗜睡、行为异常等症状,应考虑低血糖发生,须立即检测血糖。

3.处理 一旦出现低血糖反应,应卧床休息,立即给予糖分补充,意识清醒者可给予糖水、含糖饮料、糖果、面包、饼干等,15 分钟后症状未缓解者继续补充含糖食物。如果患者出现昏迷,要确保患者呼吸道通畅,立即通知医生,静脉给予葡萄糖注射液治疗或其他急救措施。

4.预防 老年糖尿病患者发生低血糖容易导致心脑血管疾病突发事件,如不及时处理会危及生命,故平时预防低血糖的发生尤为重要。应用口服降糖药及胰岛素治疗时,要保证每日所需碳水化合物(主食)的摄入,告知患者和家属不能随意更改降糖药物及其剂量。活动量增加时,要减少胰岛素的用量并及时进餐。注射短效胰岛素或速效胰岛素时应及时进餐,避免空腹运动。

四、自我监测

自我监测即自我病情监测,包括一般监测、代谢控制指标监测和并发症监测。一般监测指疾病症状、体征、血压、体重、腰围、臀围等;代谢控制指标包含血糖、尿糖、糖化血红蛋白、血脂等。血糖自我监测是糖尿病管理中的重要组成部分。

1.血糖监测时间点和频率 老年糖尿病患者空腹血糖(晨起血糖)应控制在不超过 7.8mmol/L,餐后 2 小时血糖(从吃第一口饭开始计时)应不超过 11.1mmol/L。血糖监测的时间点和频率取决于治疗方法、病情及个人经济状况等。血糖监测的常用时间点及适用范围见表 8-2-12。对于血糖控制较稳定的口服降糖药治疗患者,可以每周测一次空腹和餐后 2 小时血糖;但对于血糖波动较大、注射胰岛素治疗的患者,则需根据病情增加监测频率,每日 3~7 次(三餐前、三餐后 2 小时、晚睡前、必要时凌晨 2—3 点);有下列情况者应加强监测:使用胰岛素治疗的患者,新诊断的糖尿病患者,血糖控制不好的患者,有低血糖发生的患者,药物更换或调整剂量的患者,各种打乱常规生活的情况如生病、手术、外出、激动等。

表 8-2-12　糖尿病患者自我血糖监测的时间点及适用范围

监测时间点	适用情况
餐前血糖(含空腹血糖)	血糖水平很高或有低血糖风险者
餐后 2 小时血糖	空腹血糖控制良好,但糖化血红蛋白不达标者;需要了解饮食和运动对血糖的影响者
睡前血糖	胰岛素治疗,特别是晚餐前注射胰岛素的患者
夜间血糖	胰岛素治疗血糖已接近达标,但空腹血糖仍高者;或疑有夜间低血糖者
即时血糖	出现低血糖症状时及时监测,剧烈运动前后应监测血糖

2.快速血糖监测方法　糖尿病患者血糖监测可采用快速血糖仪,操作简便、获取结果快,将少量血滴于试纸上,几秒后试纸颜色发生改变,仪器根据颜色变化深浅,计算出当前血糖浓度,显示在显示屏上。具体操作步骤为:用温水洗手后擦净或用酒精消毒手指待干,将试纸插入血糖仪,用采血针采血(切勿挤压),用试纸顶端轻触血滴并一次性吸取足量血样,约 5 秒后,读取血糖仪显示屏上读数,记录测试结果,试纸与采血针头丢弃至专用容器内。测试用品应存放于干燥清洁处。关于快速血糖监测操作方法,扫码看视频。

血糖监测后要准确详细地记录结果,包括监测血糖的日期、时间、监测数值,还需要记录监测当天饮食、运动、药物治疗和特殊情况(如情绪变化、吃特殊食物等),便于寻找血糖变化规律。

8-8 PPT:血糖监测　　8-9 视频:血糖监测方法

3.血糖监测注意事项　检测时应检查血糖试纸的有效期,有些型号血糖仪还需确认校正卡号码与试纸上的号码是否一致(目前大部分血糖仪不需要校正);用 75% 酒精消毒穿刺部位,待干后穿刺,不能使用含碘制剂,以免影响检测结果;根据穿刺部位皮肤的厚度调节穿刺针的深度;在指尖两侧穿刺,避免用力挤压穿刺部位,以免影响检测结果;血糖仪检测结果如出现"Hi",表示血糖$\geqslant$33.3mmoL/L,如出现"Lo",表示血糖$\leqslant$0.6mmol/L,均说明病情严重,需采取相应的急救措施。

糖化血红蛋白可反映近 2~3 个月的血糖水平,因此,有条件的患者应该每 3 个月检查 1 次,以了解前一段较长时间内血糖控制的总体情况;血糖控制良好的患者也可每半年检测 1 次。此外,还应定期检测肝肾功能、血脂、眼底情况等,建议每半年 1 次。

五、健康教育

1.饮食治疗须长期坚持　让患者和家属充分认识到饮食治疗是控制血糖、防治并发症的主要手段,教给患者及其家属饮食治疗的具体要求和措施,鼓励其长期坚持。

2.重视体育锻炼　让患者和家属了解体育锻炼在糖尿病治疗中的意义,鼓励患者参加力所能及的体力劳动,坚持进行散步、慢跑、打太极拳等有氧运动,并根据病情及时调整运动方式和运动量。

3.遵从医嘱用药　糖尿病患者往往需要长期甚至终身服药,向患者及其家属讲解所使用口服降糖药和(或)胰岛素的作用、用法和不良反应,用药过程中勿自行加大药物剂量或自行停药、减药、频繁更换药物。老年人记忆力和视力下降,可指导家属提醒服药,可准备多格

药盒,把每日用药正确依次排好。使用胰岛素者应注意注射剂量准确和注射部位轮换。

4.知晓血糖控制要求　告知老年人及其家属血糖控制要求,教会患者及其家属正确使用快速血糖仪,并掌握血糖自我监测的时间、测量结果评价和记录方法,发现异常及时就诊。

5.定期复诊　向患者及其家属说明应定期门诊监测血糖、糖化血红蛋白、血脂、肾功能、眼底等。出现口渴加重、尿量增多、厌食、恶心呕吐、身体虚弱等应及时就诊。

6.做好个人防护　指导患者预防感染,气候变化时注意增减衣物;注意皮肤和足部的清洁,用温水洗浴避免烫伤,定期修剪指甲,鞋袜干净舒适;生活规律,避免过劳,保证充足的睡眠。

7.了解糖尿病的发生发展和预后　向患者及其家属讲解糖尿病知识,使其认识到糖尿病是终身疾病和慢性病,强调终身治疗,预后取决于血糖的控制情况及有无并发症的发生,指导患者及其家属常见急慢性并发症的预防和照护方法。

第三节　老年糖尿病常见并发症的预防和照护

治疗糖尿病的原则是控制血糖且长期达标,预防并延缓并发症的发生和发展。严格控制血糖、血脂代谢紊乱和高血压等高危因素可显著降低糖尿病并发症的发生率。

一、常见急性并发症的识别和预防

当糖尿病病情未能得到及时诊治,血糖控制不佳时,有可能导致糖尿病急性并发症的出现,包括糖尿病酮症酸中毒、高血糖高渗综合征及乳酸性酸中毒。这些并发症起病急、病情凶险。

(一)常见急性并发症的临床表现

1.糖尿病酮症酸中毒　是指糖尿病患者在感染、胰岛素治疗中断等各种诱因下造成的高血糖、高血酮、酮尿、脱水、电解质代谢紊乱、代谢性酸中毒等病理改变的综合征。主要发生在1型糖尿病患者,在感染等应激情况下2型糖尿病患者也可发生。主要原因是患者体内胰岛素极度缺乏,组织不能有效利用葡萄糖,只能动用脂肪组织产生热量,脂肪分解产生酮体,引起代谢性酸中毒及明显的脱水。患者会出现高血糖、脱水、呼吸深快、口中呼出烂苹果味气体、血压下降,严重者出现不同程度的意识障碍直至昏迷,甚至危及生命。

2.高血糖高渗综合征　又称为糖尿病高渗性昏迷或糖尿病非酮症性高渗综合征,好发于老年糖尿病患者,尤其是老年2型糖尿病患者,约半数患者既往并无糖尿病病史,部分患者仅有轻度症状。常见诱因有失水,过度利尿或脱水治疗,感染、手术等应激情况,摄糖过多或输入大量葡萄糖等。起病比较隐匿,早期有口渴多饮、多尿、疲乏无力,继之淡漠、嗜睡,后期脱水明显,少尿或无尿、休克、昏迷,以至死亡。血糖往往极度升高,酮体多阴性。

3.乳酸性酸中毒　可因患者肝肾功能减退、心肺功能异常等引起,尤其是服用大量双胍类药物的糖尿病患者。糖尿病乳酸性酸中毒发病急,病死率高,但症状与体征无特异性,主要症状有恶心、呕吐、全身酸痛、腹泻等。实验室检查血乳酸明显升高,pH 值和二氧化碳结合力下降。

(二)常见急性并发症的预防和处理

1.糖尿病酮症酸中毒的预防 ①坚持合理应用胰岛素和口服降糖药,不可随意减量、加量甚至停药。②控制诱发因素,如各种感染、脱水、饥饿等,保持良好的情绪,作息规律。③定期监测血糖,若合并应激情况时应每日监测血糖。当血糖超过15mmol/L时及时到医院就诊,检查尿酮体和血酮体,时刻警惕发生糖尿病酮症酸中毒的可能性。④糖尿病患者发生发热、恶心、呕吐等症状时不应中断胰岛素治疗,而应适当补充营养。⑤糖尿病患者遇到手术等应激时应首先妥善控制好血糖。

2.高血糖高渗综合征的预防 ①早期发现和控制糖尿病,不使血糖过高,定期监测血糖。②防治感染、应激、外伤等造成血糖和血渗透压增高的诱因,及时补液、补充胰岛素,鼓励患者多饮水。③让患者及其家属了解高血糖高渗综合征的诱因和临床表现,做到早发现、早治疗。④不用或慎用容易引起血糖和渗透压增高的药物,在行脱水、透析等治疗时,监测尿糖、尿量和血糖。

3.处理措施 糖尿病酮症酸中毒的治疗和高血糖高渗综合征的治疗类似。一旦发现,即应积极抢救。治疗的关键是严密观察病情、充分补液、补液后开始持续补充胰岛素、补钾及对症处理。严密观察和记录患者生命体征、神志、24小时出入量等。遵医嘱定时监测血糖、血钠和渗透压的变化。

二、常见慢性并发症的预防和管理

慢性并发症是老年糖尿病防治的重点,常见的有大血管病变、微血管病变、神经病变、糖尿病足和感染等,这是糖尿病患者致残、致死的最主要原因。

(一)常见慢性并发症的临床表现

1.大血管病变 以动脉粥样硬化为基本病理改变,其动脉硬化较同龄非糖尿病者发生早、进展快,以高血压、冠心病、脑血管意外常见。老年糖尿病患者因心、脑血管病变的致死率在50%以上。

2.微血管病变 糖尿病肾病是高血糖、高血压等多种危险因素导致肾小球滤过异常的结果,早期表现为蛋白尿、浮肿,晚期发生肾功能衰竭,终末期肾病是引起老年糖尿病患者死亡的主要原因。糖尿病视网膜病变随年龄增大而增加,多与糖尿病肾病共存,表现为眼底出血、血管增生,重则视网膜剥脱。除视网膜病变外,白内障、青光眼均易发生。各种糖尿病眼病是老年人致盲的重要原因。

3.神经病变 中枢神经、神经根、自主神经等周围神经均可受累,以周围神经病变最常见,通常为对称性感觉异常,下肢较上肢严重,呈手套、套袜状分布,有时伴麻木、疼痛或痛温觉异常,易受伤害(如由于感觉减退而自行烫伤等情况屡有发生)。晚期累及运动神经,可有肌无力、肌萎缩。糖尿病自主神经病变是老年患者尿便失禁、尿潴留的常见原因。

4.糖尿病足 老年糖尿病患者多数合并下肢血管病变和周围神经病变,周围循环能力差,抵抗力弱,足部感觉减退,容易引起足部的损伤,造成感染,引起糖尿病足,严重的造成足部溃疡和坏疽,甚至截肢。临床表现有皮肤瘙痒、干燥,肢端发凉,皮肤色素沉着,肢端麻木、刺痛、感觉减退或丧失,有间歇性跛行或静息痛,肌肉萎缩,足背动脉搏动减弱或消失,肢端皮肤干裂、水疱、糜烂、坏疽、坏死等。糖尿病足的Wagner分级见表8-3-1。

表 8-3-1　糖尿病足的 Wagner 分级

分级	临床表现
0 级	有发生足部溃疡的危险因素,目前无溃疡
1 级	有浅表性溃疡,临床无感染
2 级	有较深的感染,可伴有蜂窝织炎,但无深部脓肿和骨髓炎的形成
3 级	出现深度感染,伴有骨组织病变或脓肿
4 级	有局限性坏疽,常发生在足跟或足背
5 级	坏疽累及整个足部

5.感染　以皮肤、泌尿道、呼吸道最常受累,常见致病菌有细菌、结核菌、真菌,有时发生败血症。皮肤感染多见毛囊炎、疖和痈等;皮肤薄弱、褶皱处容易发生皮肤真菌感染,导致皮肤严重瘙痒。老年女性更易合并慢性泌尿系感染,迁延反复,难以治愈。高龄糖尿病患者或长期吸烟的糖尿病患者,容易出现肺部感染。老年糖尿病患者并发结核的特点是重症发生率高,易形成空洞、扩散,死亡率高。感染常使糖尿病难以控制,容易诱发酮症酸中毒,形成恶性循环。

(二)常见慢性并发症的预防和管理

1.糖尿病足的预防　老年糖尿病患者平时要特别注意足部的保护。指导患者每天检查双足有无损伤、皲裂、胼胝、皮肤颜色改变等,特别是足趾间,检查足背动脉和胫后动脉搏动、皮肤温度以及有无感觉异常等;每天用温水(<37℃)清洗足部,洗后用柔软的毛巾擦干,尤其是擦干足趾间,足部皮肤干燥者可使用油膏类护肤品;不宜用热水袋、电热器等物品直接保暖足部,慎用热疗仪做局部热疗;避免赤脚行走,以防刺伤,外出时不可穿拖鞋,以免踢伤;避免自行修剪胼胝或用化学制剂来处理胼胝或趾甲;应选择轻巧柔软、透气性好、宽松、圆头、有带或鞋袢的鞋子,穿鞋前先检查鞋内有无异物或异常;选择棉质、浅色袜子,袜口不宜太紧或有毛边;每天更换袜子,不穿高过膝盖的袜子;平常修剪趾甲应沿甲缘水平修剪,并锉圆边角。

2.糖尿病视网膜病变的预防　从预防性治疗的角度来说,定期做眼底检查尤为重要。无糖尿病视网膜病变患者推荐 1~2 年行一次检查;轻度病变患者每年 1 次,重度病变患者每 3~6 个月 1 次。临床随访期间,主要观察指标包括全身指标和眼部指标,全身指标有糖尿病病程、血糖、糖化血红蛋白(HbA1c)、血脂、血压、体重、尿蛋白及用药史等;眼部指标有视力、眼压、房角、眼底等。良好地控制血糖、血压和血脂可预防或延缓糖尿病视网膜病变的进展。

【案例讨论】

老王,63 岁,患糖尿病 13 年,双脚麻木 5 年,昨天外出登山后发现左脚足底有一水疱,自己用针挑破后,没有在意,3 天后发现变黑、溃疡。

请问:老王应该怎样处理这种情况? 外出时该如何预防下肢与足部损伤?

8-10 Word:糖尿病足预防和处理案例讨论

8-11 扫码答题:糖尿病照护

(陈　燕　黄金银)

第九章　失智症及病患照护

什么是失智症？它和老年痴呆有什么关系？不少文献对痴呆和失智分别做了定义，现普遍认为该两个概念相似，本书运用"失智症"这个名词。

一般而言，失智症是指一个心智成熟的成年人，在老年期发生的智能退化，这种渐进性的智能丧失，足以妨碍患者的社会和职业功能，并危及其日常生活自我照护能力。年龄是失智症最主要的危险因素。依据 2018 年国际失智症协会(ADI)资料，2018 年全球新增 1000 万名失智症患者，平均每 3 秒就有一人罹患失智症。2018 年全球失智症人口估计有 5000 万人，到 2050 年人数将高达 1.52 亿人。

9-1 表格：不同文献对失智症或痴呆的定义

第一节　认识失智症

学习目标

■素质目标：具有同理心，能理解失智老人和照护者，在失智老人的照护活动中体现关心和尊重。

■知识目标：掌握失智症的临床表现；了解失智的危险因素、诊断和筛查的方法。

■技能目标：能应用相关知识，识别异常情况，指导失智老人及其家属及时就医。

【情景导入】

85 岁的王爷爷和 69 岁的王奶奶，一起生活在社区养老机构，他们在 3 年前确诊为"认知障碍"，他们常会忘记一些事情，但能通力合作一起"对付"照护者，照护者看着他们又是好气又是好笑，两人一直形影不离，很好地解释了"即使遗忘了全世界，也不会忘了彼此"，其深厚情感令人感动。

9-2 思维导图：认识失智症

【思考】

1. 上述案例中两位老年人的情况说明了什么？
2. 在你的眼中失智症患者是怎样的？

9-3 PPT/视频：认识失智症

【知识学习】

一、认知及认知功能障碍

1. 认知功能及其影响因素　认知(cognition)，也称为认识，是指人认识外界事物的过程，或者说是对作用于人的感觉器官的外界事物进行信息加工的过程。它包括感觉、知觉、记忆、思维等心理现象，由此组成个体认知功能系统，实现对个体认识活动的调节作用。在个体与环境的作用过程中，个体认知功能系统不断发展，并趋于完善。

研究发现，记忆力和其他认知能力从20多岁起开始逐渐减弱，减弱的速度始终保持一致。这种衰退引起的后果呈现"累积"现象，年轻时的记忆力和认知能力减弱一般不会影响正常生活，所以年轻人不会意识到，当到达老年期时，认知功能的减退已累积到一定程度，直至正常生活受到影响，个体自身或照护者发现其记忆力的变化。

个体记忆力的减退速度与遗传、健康状况、受教育程度等因素有关，具有较好的健康状况和较高文化水平的人记忆力减退慢，而携带载脂蛋白 E_4(ApoE4)型基因和高血压的人记忆力减退速度则较快，另外，认知活动也对记忆力减退产生影响，动脑越多则记忆力减退越慢。

老年人记忆减退的特点为：近期的事情容易忘记，而年轻时候已经形成的长时记忆，仍然保存很好；陈述性记忆会有较大衰退，而程序性记忆几乎不受到影响，比如年轻时掌握的技能(如骑自行车等)，老年的时候仍然能很好地使用。

2. 不同程度的认知功能障碍　根据认知功能障碍程度的不同一般分为三种。

(1)增龄化相关记忆障碍(age-associated memory impairment，AAMI)　随年龄增长出现的记忆减退，常称为中老年记忆障碍，是老年期临床重要问题，在大于60岁的老年人中，存在记忆减退者达56%～76%，在80～89岁的高龄老年人中有记忆减退者达到86%。可分为两型：①与青年人相比他的记忆能力减退，但记忆减退程度与同龄老年人相符；②与其他老年人相比，其记忆障碍程度与年龄不相符。后者可能为轻度认知功能损害患者。

(2)轻度认知功能损害(mild cognitive impairment，MCI)　泛指认知功能下降但没有达到失智症诊断的人群。轻度认知功能损害具有较高的发展成失智症的危险性。正常老年人群中每年发展为失智症的只有1.5%，而在轻度认知功能损害患者中每年发展为失智症的高达15%，是正常老年人的10倍。因此，轻度认知功能损害也称作"前驱期痴呆"或"老年性痴呆(阿尔茨海默病)临床前的过渡阶段"。根据国际MCI工作组标准和欧洲阿尔茨海默病联合会MCI工作组标准，MCI的诊断包括以下三点：①认知功能下降。主诉或知情者报告的认知损害，而且客观检查有认知损害的证据；或(和)客观检查证实认知功能较以往减退。②日常基本能力正常，复杂的工具性日常活动能力可以有轻微损害。③无痴呆。

(3)失智症(dementia)　即严重的认知功能障碍，或称痴呆症、脑退化症，是一种以认知功能缺损为核心症状的获得性智能损害综合征，认知缺损可涉及记忆、学习、定向、理解、判断、计算、语言、视空间等功能，其智能损害的程度足以干扰日常生活能力或社会职业功能。在病程某一阶段常伴有精神、行为和人格异常。通常具有慢性或进行性的特点。

二、失智症分类和临床表现

失智症患者的认知能力特别是记忆、注意力、语言、解题能力等退化的幅度远高于正常老化的进展,严重时会无法分辨人、事、时、地、物。可根据导致失智的病因、病变部位和治疗效果不同进行分类。从治疗效果看,绝大部分的失智症是不可逆的,只有不到10%的失智症是可逆的。

(一)失智症分类

按病因分类是最常见的分类方法,可分为原发神经系统疾病、神经系统以外疾病和同时累及神经系统及其他脏器的疾病导致的失智。在此主要介绍原发神经系统疾病导致的失智。

1. 神经变性型失智 遗传基因、更年期妇女性激素降低、脑部损伤、溺水缺氧、一氧化碳中毒等原因,都易造成脑部渐进式萎缩,导致失智。以下三类最常见:①阿尔茨海默病(Alzheimer's disease,AD),是最常见的失智症,占全部失智症的60%以上。AD患者脑组织的三大病理特征是神经元纤维缠结、神经炎性斑块和颗粒空泡变性,同时还包括皮质萎缩、脑室扩张、皮质血管周围淀粉样蛋白沉积和脑容量减少等变化。AD最大的危险因子是"年龄",但并非特发于老年人。②额颞叶型失智症(frontotemporal dementia,FTD),是以额叶及颞叶萎缩为主的失智症,常在中年发病,依据临床表现不同可分为行为型额颞叶失智症、语义型失智症和原发性渐进性失语。③路易氏体型失智症(dementia with lewy bodies,DLB),是最容易出现视幻觉的失智症,且视幻觉相当逼真并出现时好时坏的波动,可同时有明显的僵硬、静止性颤抖、步态不稳等类似帕金森病的症状。

2. 血管型失智症(vascular dementia,VD) 由于脑部血管破裂出血或堵塞,导致脑细胞受损,认知功能破坏引起的失智症,其危险因素是脑卒中、糖尿病、心脏病、高血压、心血管疾病、高血脂、抽烟等。临床上由脑卒中及小血管病变造成的失智症有两种,前者是指出血或梗死部分直接影响了该部位的皮质功能,后者则是皮质下神经纤维密集处的小血管逐步阻塞,进而引起神经纤维损伤导致认知功能损伤,患者的症状以动作迟缓、步态不稳、认知功能退化、大小便失禁等为主。阿尔茨海默病与血管型失智症的区别见表9-1-1。

3. 混合型失智症 混合型是前两种的混合体。早期症状是阿尔茨海默病,接着是血管型失智症,譬如身体反应迟钝或单侧肢体没有力气,检查脑部可发现血管堵塞。这种类型的患者,可能两种疾病前后发生或交替发生。

9-4 Word:其他的失智症

表 9-1-1 阿尔茨海默病与血管型失智症的区别

	阿尔茨海默病(AD)	血管型失智症(VD)
病因	脑原发性退行性变性	脑血管病变
起病	潜隐	缓慢起病,可有急性发作
病程	缓慢进行性发展	可有多次卒中发作,阶梯进展
性别	女性多于男性	男性多于女性
早期症状	近记忆力障碍	头痛、眩晕、麻木、记忆力下降
精神症状	情感淡漠或欣快,个性改变较早,并且不断加重,早期丧失自知力	情感脆弱、情绪波动不稳、个性改变不明显、自知力保持
合并症	晚期常合并压疮、肺炎等	合并高血压、糖尿病、高脂血症
CT检查	弥漫性脑皮质萎缩	多发性梗死,腔隙性梗死软化灶
Hachinski缺血量表评分	<4分	>7分

(二)临床表现

失智症的外在表现可分为核心症状与周边症状。核心症状是直接与脑内发生病理变化的皮质区域相关的症状,而这些病理变化会造成这些区域的连接失常或错误,再加上认知功能异常造成的精神状态不稳定就可能造成伴随核心症状而来的其他症状,也称为周边症状。

1. 核心症状

(1)失忆　是最典型的症状。早期表现为近事记忆的缺失,如健忘,常虚构故事来填补记忆力的缺损空隙,晚期则远记忆力亦受损。记忆障碍的表现形式多样,且具有一个非常重要的特征,即表现为"没有任何痕迹的"一整段的记忆缺失。

(2)失语　丧失正常语言处理的能力。早期呈现语言内容的贫乏、唠叨、说话重复或绕圈子、刻板化等,逐渐地出现语意的整合及理解减退,念错人、物的名字。晚期则出现语音回响、刻板的语调、字句停顿、不能认字或失语等。大部分失智症患者直到中期甚至末期才会感受到因为失语而无法与别人沟通的痛苦,而额颞叶型失智症则以失语为初始表现。

(3)失用　在肌力和理解力无异常的状况下却无法做出一些特定的动作,如无法顺利地完成拿杯子喝水、挤牙膏、刷牙等动作。

(4)失认　在感觉功能正常的情况下,表现为不能认识或鉴别人、物体或无法辨认颜色。如看见"汽车"却不认得这是汽车。

(5)执行功能异常　执行功能是指个体为了达到既定的目的而将达成目的所要经过的很多步骤进行有序排列并逐步完成的能力,对于个体来说是非常重要的高级皮质功能。比如张爷爷要给自己炒一个菜,就需要完成"备菜、清洗、切菜、炒菜、装盘"等一系列过程,而张爷爷有可能不知道该先洗菜还是先炒菜,这就可能是执行功能异常。

2. 周边症状　周边症状是伴随核心症状而来的不稳定精神行为症状,不同患者间有很大的差异,且可能与患者患病前的个性、生活经验、受教育程度有关。常见症状包含烦躁不安、抑郁、漠然、幻觉、睡眠障碍、失禁、过度依赖、徘徊、异食症、攻击行为、不安等。

统计资料显示,失智症最常见的始发症状是记忆障碍,且表现形式多样,如到处翻找东西、反复问同一件事等,另外迷路、执行功能异常、妄想、沟通困难等也可能是始发症状。

三、失智症诊断及筛查

1. 详细的病史询问和体格检查

(1)全面了解病史　首先了解其发病年龄、起病形式及病程。外伤及脑血管疾病等常为急性起病,其他原因引起者多为慢性起病。脑血管疾病引起的失智症状有起伏,并可自动缓解,心脏病、甲状腺功能低下及维生素缺乏引起的失智可随躯体症状的缓解而减轻,老年性及其他变性引起的脑萎缩,其失智症状多持续进行,不断恶化。

同时,需对用药史、有无核心和周边症状、病情进展方式、生活能否自理、疾病对家人的影响、有无睡眠障碍、近期家中是否有重大事件等做详细的询问。

(2)体格检查　失智症本身并无固定体征,但原发病常可出现一定的体征,如麻痹性失智症患者可有瞳孔不整齐、两侧不等大、阿罗瞳孔综合征;老年性精神病患者多有角膜老年环、白发及皮肤皱纹;铅中毒患者齿龈可见铅线等。同时,应注意是否有原发病引起的神经系统体征,可对患者进行高级皮质功能(如记忆、语言、计算、空间)、颅神经、肢体运动、反射与感觉、小脑平衡功能等检查。

2.确定认知功能障碍程度　由专业人员对患者进行认知功能测验及智力测验,可采用简易精神状态检查(MMSE)、长谷川失智量表(HDS)、认知量表(CAS)等来确定认知功能是否异常,并可以应用这些量表持续追踪患者的认知功能退化速度和退化种类。

3.排除可能的可逆性失智症　可通过神经影像学检查(头颅X线平片、脑血管造影或CT、同位素脑扫描)、血液生化检验、脑电图、脑超声波等检查,以排除各种可逆性疾病。

【案例讨论】

老王,68岁,有高血压病史8年,糖尿病史6年,3年前发生脑梗死,右侧肢体肌力有所下降,经康复训练后能借助助行器行走。近1年来老王的记忆力有所下降,常常忘记家人的名字,且不爱说话,不愿意走动。

请问:

1.根据老王目前的情况应怀疑发生了什么?

2.可建议家属陪王爷爷去医院进行哪些检查?

9-5 扫码答题:认识失智症

第二节　失智症的预防和治疗

学习目标

■素质目标:具备关心、尊重老年人的职业素养。

■知识目标:掌握有意义活动的概念,支持性环境的营造要点及调整策略等;熟悉失智症的常用药物、用药注意事项及副作用,常用的非药物治疗方法的种类。

■技能目标:能应用知识和技能配合医生、康复师为失智老人进行各种治疗的准备和疗效观察。

【情景导入】

75岁的张大爷,生活在社区养老机构,和他同一个房间的80岁的李大爷半年前诊断为"阿尔茨海默病",张大爷向护理人员打听后,知道这个病就是"老年痴呆",他非常担心,就咨询护理人员:"痴呆"能不能预防,如果得了能不能治疗?

9-6 思维导图:失智症预防和治疗

【思考】

1.失智症的预防措施有哪些?

2.得了失智症应该如何治疗?

3.失智症一定要服药吗?如果失智老人不愿意服药应该怎么办?

9-7 PPT/视频:失智症治疗

【知识学习】

失智症是一个长期的、复杂的疾病,在英、美、日等先进入老龄化的国家,已逐渐成立了相关的整合性医疗机构对患者及其家属进行帮助,从综合评估患者神经心理学状况、改善或稳定患者认知功能及生活质量、减轻或矫正其异常行为、减轻或延缓痴呆的病情发展三个方面开展治疗、康复和照护。

一、失智症的预防

1.规律运动　规律运动被研究证实可以降低发生失智症的风险,而且规律运动还对执行功能、短期记忆和语言功能等方面都有一定的促进作用。

2.多动脑　从事可刺激大脑功能的益智活动或创造性活动,可降低罹患失智症的风险,相对风险下降近50%。可通过各种益智活动和技能学习增强脑细胞间有效的神经链接并储备大脑认知功能,如阅读和写作、下棋、打桥牌、搓麻将、绘画、园艺、烹饪、编织等均有一定的益处。

3.参与社交活动　多参与社交活动,可降低罹患失智症的风险,其相对风险下降40%。孤单的生活方式,其认知功能退步速度比较快,中老年朋友应努力保持社会参与和人群接触,如参加同学会、公益社团、社区活动、志愿者活动等,都有助于增加大脑的血流灌注量,降低失智症发病的风险。

4.合理饮食　地中海饮食被证实可降低阿尔茨海默病发病风险,其相对风险下降约70%。地中海饮食包括水果、蔬菜、干果、未精制的谷类,鼓励食用橄榄油,避免用饱和脂肪酸,可以饮用适量的红酒,每天不超过250ml,每次以50～100ml为宜。

5.降低心血管危险因子　失智症的主要原因之一是血管性原因。如吸烟是血管型失智症发生的第三位危险因素,占35%,因此减少抽烟或戒烟、有效控制高血压、治疗高血脂、控制糖尿病可以减少血管硬化,有利于降低失智症的发生。

6.尽量避免头部外伤　研究表明头部外伤所引起的脑部损伤,可能在老年的时候与其他相关病理变化共同起作用,导致失智症的发生。

7.预防或治疗抑郁症　抑郁症患者发生阿尔茨海默病的相对风险较高,应以积极正向的态度面对生活,学会用运动、静坐、瑜伽等方式释放压力。

二、失智症的药物治疗

1.药物治疗的注意事项　失智症患者多为老年人,随着身体的老化,药物代谢动力学和药效学方面的改变十分明显,在用药时需小心调节剂量及用药间隔。尤其是不少老年人常同时患有数种疾病,且同时服用多种药物,增加了药物与药物间相互作用的机会,增加了药物不良反应发生的概率。而失智症患者的认知能力有不同程度的缺损,用药必须简单可行,且应针对个人情况和需要制订药物治疗计划。

(1)确定有需要时才使用药物治疗,轻、中度患者应先考虑使用非药物治疗。

(2)详细评估失智症患者的病史、身体状况、对药物的反应及正在服用的药物。

(3)从低剂量开始,再根据患者需要逐渐缓慢增加剂量,注意药效可能需要较长时间才出现,因此剂量调整需要有足够的时间。

(4)尽量使用单一药物,且服药尽量简单,每天1次或两次。

(5)选择耐受性较好的药物,不可以用另一种药物来减轻治疗引起的副作用。

2.常用的药物　药物治疗可选择性提高患者的记忆、执行功能、日常生活能力、运动功能以及全面功能,并改善情绪障碍。

(1)乙酰胆碱酯酶抑制药　多奈哌齐(donepezil)、卡巴拉汀(exelon)、加兰他敏

(galantanmine)能增加突触间隙乙酰胆碱含量,用于治疗轻、中度失智,其疗效主要与脑内还具有功能的胆碱能神经元的数量有关。三种药物均能在一定程度上改善患者的智力,并能有效缓解患者的行为或心理症状,治疗效果相差不大。常见的副作用为胃肠道反应(恶心、呕吐)、失眠、疲劳、抽搐及心跳缓慢,尤其注意心跳缓慢这一副作用,用药前应进行心电图检查,如用药后出现心跳缓慢,应停药或换药。

(2) N-甲基-D-天冬氨酸(NMDA)受体拮抗药　盐酸美金刚(memantin)用于中、重度失智的治疗,可与多奈哌齐或卡巴拉汀合用。该药的副作用包含混乱、幻觉或失眠,需缓慢的提升药物剂量来避免副作用。有研究显示,中、重度阿尔茨海默病患者服用本药 6 个月后,其日常生活能力、行为和整体状况得到改善,综合测试分数有所提高。

(3) 控制精神症状的药物　针对合并精神症状的失智老人,可选用非典型抗精神病药(如利培酮、奥氮平、喹硫平等);改善抑郁症状可选择 5-羟色胺再摄取抑制药(SSRIs)类抗抑郁药,如西酞普兰、舍曲林等;存在焦虑症状者若应用 SSRIs 类效果不佳,可选择苯二氮䓬类药物。

三、失智症的非药物治疗

非药物治疗是指除了药物治疗以外,由专业人员所采取的所有照护工作的总称,包含支持性的人文环境和物理环境,各项治疗活动及技术等。非药物治疗和药物治疗相辅相成,其作用日益受到重视,在英、美等国家有相关的立法,将非药物治疗作为失智症患者照护的首选。

1.治疗目标　通过向失智老人提供正向、支持且刺激丰富的照护环境,维持最大的活动功能与参与程度,减少问题行为的出现,使失智老人在参与有意义活动过程中获得成就感和满足感,提高个体和家属的生活质量。

2.治疗效果的实现　不论何种治疗方法,都要通过"活动"来实现预期的效果。

(1) 活动及活动参与　"活动"是指老年人在一天中所有经历的行动和交流互动,包括日常生活活动、社区活动、人际与社会互动、学习、兴趣爱好和精神层面活动等。由于身体功能退化或疾病因素,部分老年人逐渐丧失执行活动时的效率和独立性,当老年人不再能执行活动或过度依赖他人时,其身心功能退化加速,并丧失自主性。因此,应鼓励老年人包括失智老人尽可能参与活动或部分活动,以达到有益身心的目的。

(2) 有意义的活动　能促使老年人有动机而持续参与的活动才是对老年人有意义的活动。由于老年人对活动的喜好不同以及对活动赋予的意义认识不同,照护者需认真倾听老年人的想法,与家属或日常照护者共同讨论老年人的兴趣、价值观、康复目标、经历等,找出每一位老年人日常生活中各项活动的意义,为老年人建立个性化的作息时间。从康复角度,一个有意义的活动需符合①有目的;②自愿参与;③参与活动使参与者有美好和满足的感觉;④活动契合参与者的社会文化背景;⑤活动的参与和结果,使参与者有成功感。

9-8 表格:活动的范围和益处

(3) 活动的设计原则　失智老人可能无法完成一项活动的全部,但在整个活动中,一定存在其可以完成的部分,因此,在设计活动时,应全面评估和考虑老年人的能力和需求,遵循以下原则来进行个体或团体活动的设计:①简单;②有一定的挑战性;③有趣味;④增进参与者的现有能力;⑤没有危险,不会产生挫败感;⑥可灵活调节活动难度和参与模式(图 9-2-1)。

(4) 营造支持性环境　分成物理性环境和人文环境两大类,前者包括各种产品或辅助器具、自然的或经过改造的环境,后者则是人际关系、照护者态度、各种服务、制度和政策等。

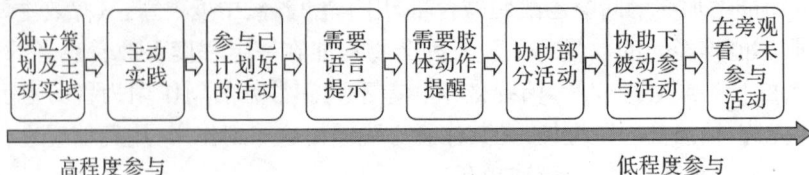

图 9-2-1　活动与参与程度的调节模式

个体是否能完成或执行功能活动,除与个人的能力有关外,也与环境的支持度密切相关。对于认知功能日渐退化的失智老人,他将无法完成以往能胜任的任务,相比于一般老年人更容易出现各种意外事件,也可能由于环境中不良因素的影响,加重精神行为症状,甚至使失智老人呈现"过度失能"的情况,因此,环境的处置和控制就显得非常关键。

营造支持性环境应达到以下目的:①引导或维持患者执行活动的功能;②维护安全,避免意外事件的发生;③舒适并有助于缓解情绪;④能诱发活动的动机,使其有自主控制感。

3. 常用的非药物治疗方法　目前有较多研究的非药物治疗方法有怀旧疗法、音乐治疗、行为治疗、认知治疗、光照治疗、感官治疗、职能治疗、宠物治疗和园艺治疗等。以下介绍部分疗法。

9-9 表格:针对失智症患者的环境调整原则和策略

(1)行为治疗　常用于失智症患者精神行为症状中的"挑战行为"的处理,比如冲动攻击行为、激动、游走、吼叫等,其目的在于降低挑战行为的程度,增加个体的独立性,重新学习已经丧失的技能并维持现有功能。行为治疗是以学习理论为基础,认为个体都具有行为学习的能力,可通过刺激引起行为改变,强化所期望的行为,减少不期望出现的行为。该方法应由专业的治疗师对失智老人进行详细评估,然后制订介入或干预方案,并将其融入个体的日常生活照护中,而不应局限于特定的治疗时段。需向照护者提供行为治疗的信息,给予必要的培训和指导。

(2)认知治疗　主要使用现实导向治疗、记忆训练等方法促进失智症患者认知能力的康复,即确认个体的需求和目标、提供所需的策略和信息、协助使用记忆辅助工具以进行补偿等。

1)现实导向治疗　起源于美国,是最早也最广泛地应用于失智症的心理介入疗法。其主要目标是协助个体重新学习,掌握自身或周围环境有关的信息,从而改善对于周围环境及事物的认知和处理方法,使个体在进行日常活动时能保持个体的功能处于最佳状态,尽可能达到独立并树立信心。目前有两种介入形式:①小团队(3～6 人)形式的现实导向治疗。10 到 12 次的治疗在 4 至 6 周内完成,每周安排 2 至 3 次,每次约 30～60 分钟。有认知重点的游戏和多样的活动是其特色,可同时配合感觉刺激,如音乐、茶点等。②24 小时现实导向治疗。尤其适用于养老机构等照护环境,所有照护者和工作人员,全天候地提供定向介入,包含设计安排个体的居住环境,使用环境中的定向信息,例如路标、名牌、提示等,增强个体对其生活环境的熟悉程度。该疗法运用中非常强调不同照护者在面对特定患者时的态度一致性,如和善而坚定、不要求等。

2)记忆训练　该方法是根据组织重建原理(Miller,1996 年)发展起来的,即通过持续刺激脑部,促进神经重组,导致功能恢复。对于失智症患者,重点在于"预防或减少进一步的记忆衰退",而不是记忆复原。训练中借助各种个性化的策略和技巧,使失智症患者适应、明白或者减轻记忆障碍对日常生活的影响,包含任何思考功能的运用。须注意活动设计要配合参与者的功能和需求,尽量避免错误或失败的经历。在活动过程中可结合使用感官刺激如使用图片等,促进学习效果。

(3)音乐治疗 古希腊与罗马人认为音乐具有修复身体和心灵的效果,柏拉图与亚里士多德等哲学家亦论述了音乐对人体有良好的影响,在中国古代也有五音通五脏的医疗原理,而直到1980年,音乐才开始应用于医疗照护。根据音乐治疗要达到的目的分为:同质原理(配合患者目前的状况、背景和喜好)、共乘原理(使患者更投入眼前的任务)和转移原理(将患者的注意力从自身的病痛或焦虑转移开去)。

研究者证实音乐能让人身心产生变化,应用于不同时期的失智症患者的照护以达到:①引发个体做出反应;②抒发情感和信息,即使是后期患者仍有欣赏乐曲的能力;③提供熟悉的旋律,引起注意并使患者投入活动,或与团队成员分享互动;④协助放松情绪,或改善行为问题;⑤结合肢体运动、怀旧治疗、现实导向治疗等,以达到更好的治疗效果。

(4)怀旧疗法 怀旧现象可以发生在每一个人身上,老年人尤其是将近终老的老年人出现较多。英国著名失智症怀旧治疗法专家Errollyn Bruce认为:"怀旧是回想并分享个人人生经验的过程。"怀旧疗法在20世纪60年代末期开始应用,是鼓励有组织的回顾、讨论和分享过去发生的事情和经历,帮助个体从鲜活的往事中找到自我,提升自尊及自我价值感,促进生活满意度与社会化,减轻孤独、忧伤和抑郁感。Erikson的心理社会发展理论指出:中老年人的发展趋向于回想过去并把过去的经验整合,以便对自己、配偶或子女有所交代;如果过去的生活空虚、无所作为,此阶段可对自己产生失望。认知理论认为:失智症患者长期记忆相对保存较佳,较能回忆起儿时或早年岁月的情景,可藉由怀旧过程或活动,引起老年人参与活动的动机,促进语言表达并运用尚存的能力,该活动同时可促进照护者与失智者之间的沟通。

怀旧疗法包含各种不同的形式,如个人或团体、他人引导或自发等,从治疗形式上可分为一般性怀旧和生命回顾。①生命回顾,通常以一对一的方式进行,内容包含治疗性倾听老年人历年的经历,愉悦的或是痛苦的,可以制作一本生命故事,并对他的过去给予评价。②一般性怀旧,大多以团体模式进行,通常有1~2位固定的带领者,参与成员一般6人左右,每周至少1次聚会,每次45分钟左右,常通过特定的话题或辅以具体的"老物件"的回忆刺激,主题可依据参与老年人的背景和兴趣进行弹性安排或由老年人在上一次聚会时讨论决定下一次讨论的主题。同一主题可以分几次谈论,可同时加入感官刺激或其他道具来引发团体成员回想,分享经验和想法。

(5)职能治疗 职能治疗注重个体的职能表现,即个体从事日常生活各项活动的情况,例如日常个人清洁、更换衣物、进食、社交活动等,其目的在于帮助各时期的失智症患者维持或增进其日常生活功能,尽可能帮助其独立,同时协助患者家属了解疾病病程,指导家属相关的照护和康复技巧,使者和家属之间能达到较好的沟通,维护家属的心理健康。该治疗方法实施中包括以下步骤:①协助找出个体仍然能够从事的职能;②支持照护者胜任照护任务;③教导照护者使用代偿性策略,包含改变任务的执行方式、任务需求及期望、物理环境要素和社会要素;④教导照护者处理问题行为;⑤设计及营造良好的治疗性环境。

职能治疗每个疗程大约5~10次。实证研究表明职能治疗对于失智症患者有具体的成效。根据实施情况,职能治疗可分为居家环境介入和社区职能治疗。

(6)其他治疗方法 除上述治疗方法外,感官治疗、光照治疗等也常被运用于失智症患者的治疗中。

1)感官治疗 感官功能是个体能有意义生活,与外界保持互动的最基本功能。研究发现,感官刺激被剥夺可导致老年人出现精神不集中、思考能力下降、迷茫等,进一步引起活动能力降低、动作笨拙、反应缓慢。失智症患者在感觉的接收与处理过程上,比一般老年人更为不顺畅,如果环境中缺少刺激,上述问题会更为严重。感官治疗是指在患者周边环境或活动过程中提供有控制的感觉刺激,借此活化视、听、触、嗅、味觉中的任何一项或多项,使其处于充满刺激但平和的环境中,引发正向反应。此法可用于认知功能较严重缺损,或无法参加其他形式治疗活动者。多重感官刺激疗法是借助熔岩灯和光纤灯提供不断变化的视觉刺激、令人愉快的香氛、柔和的音乐、可抚摸与感触的各种有趣材质制作的物品,以增加感官刺激量。此疗法通常在通过特殊设计的房间中进行,依据个体情况设计。

9-10 表格:职能治疗代偿性策略应用的概念和技巧

2)光照治疗 失智症患者的睡眠障碍问题非常普遍,其原因为与年龄增长相关的功能改变、中枢神经系统退化、环境线索减少等。光照治疗是利用光照箱发射高强度的光线,经视网膜输入,刺激视交叉上核以调整睡眠周期,每天约两小时。接受光照治疗的时间早晚依据个体睡眠节律障碍的不同而定,一般而言,清晨的光照治疗可提前入睡时间,黄昏时的治疗则相反。

非药物治疗是失智症老年人照护中不可或缺的重要环节,与药物治疗互为补充,其目的并非直接针对失智症的病因,而着眼于患者的生活功能、行为、情绪表现等,做到最佳处理和调节,减少照护中的困扰,增进患者和照护者双方的生活品质。但无论是哪种非药物治疗方法,良好且适合的人文和物理环境的提供是最为基础的。

【案例讨论】

张爷爷,75岁,3年前诊断为阿尔茨海默病(AD),他的老伴一直仔细地照护他,有一儿一女提供经济上的支持,偶尔能在假日来探望父母。近日张爷爷变得烦躁不安,常来回走动并试图走出家门,而且出现进食一半就离开,来不及上厕所而失禁的现象,这些状况使他的行为更加混乱。请问:

1. 你认为张爷爷这样的情况能使用哪种非药物治疗方法?
2. 如果由你对张爷爷进行评估,应评估哪些内容?
3. 你认为张爷爷存在哪些问题行为,可采取哪些措施?

9-11 扫码答题:预防和治疗失智症

（黄金银　陈井芳　董丽芳）

第三节　失智老人日常生活照护

学习目标

■素质目标:具备关心、尊重失智老人的职业素养,并善于团队合作。

■知识目标:掌握饮食、排泄、洗澡和穿衣问题的照护方法;熟悉失智老人常见的饮食、排泄、洗澡和穿衣问题以及可能的原因。

■技能目标:能够将日常生活照护方法运用于失智老人照护中。

【情景导入】

　　刘奶奶,68 岁,患阿尔茨海默病 3 年,在护理院已经住了 2 年多了。最近,几个护理员在交接班的时候提到刘奶奶的照护比较困难,不太配合,主要表现为:吵着要吃东西,告诉她已经吃过东西了,她就会骂人、生气;裤子常被弄脏,最近更是随地大小便,又不愿去洗澡;房间衣柜被翻得乱糟糟的。

9-12 思维导图:失智老人日常生活照护

【思考】

　　1.作为照护者,请分析刘奶奶存在的问题。

　　2.产生这些问题的可能原因是什么?

　　3.该如何照护有此类情况的失智老人?

9-13 PPT:失智老人的日常生活照护

9-14 视频:失智老人的日常生活照护

【知识学习】

一、失智老人饮食照护

(一)失智老人常见饮食问题和可能的原因(表 9-3-1)

表 9-3-1　失智老人常见的饮食问题和可能的原因

常见饮食问题	可能原因
吃完还想吃	1.忘了已经吃过东西 2.饥饿感和饱腹感的异常
拒绝吃东西	1.不会使用餐具 2.口腔疼痛不适 3.肚子不饿 4.食物温度太烫或太冰 5.情绪不佳、抑郁 6.便秘和腹胀 7.无法决定吃什么
吞咽困难、呛咳;食物含在口中,久久不下咽	1.常见于血管型失智症造成的吞咽功能障碍,也见于各型失智症末期老人 2.忘记如何咀嚼和吞咽

(二)失智老人不同饮食问题的照护方法

　　1.吃完还想吃的照护方法　由于失智老人短期记忆力下降,即使刚刚发生的事情也可能转眼就不记得,所以就会出现"刚吃完饭又说还没吃饭"的情况。此外,由于部分老人饱腹中枢障碍,就出现"吃饱了"也会感觉到"很饿"而不断要求吃东西。照护者可以采取以下照护方法:

　　(1)少量多餐的进食方式　主餐采用蔬菜、水果、鱼类、五谷杂粮、豆类和橄榄油为主的低钠均衡饮食,避免"三高",饭菜烹饪应做到软度适中,易于咀嚼和消化;两餐之间可给予少量的水果、营养健康的点心。

(2)做餐后记录　设计一份就餐记录表,每次吃完饭,让失智老人自己或在协助下记录打钩,让老人明白自己已经吃过饭了。用通俗易懂的语言向老人详细描述进餐的情况,比如"您看,我们是下午5点吃的晚餐,晚餐吃的土豆烧肉、丝瓜肉末汤和炒青菜,这些都是您喜欢吃的菜"。

(3)给予有饱腹感的食物　为失智老人准备一些富含蛋白质、纤维素和水的食物,这些食物进食后有饱腹感,如燕麦、土豆、胡萝卜、玉米等。

(4)不要否定责怪,尝试转移注意力　当失智老人反复要求进食时,可尝试说"我现在就去准备,一会就能吃饭了"或者说"我们一起去买菜做饭吧",以转移注意力。

(5)食物放置应适量　不要将所有的食物放在失智老人伸手就可以拿到的地方,以免吃得过多。当老人出现无法决定该吃盘中的哪些食物时,应该限制每次放在老人面前的食物种类。

2. 拒绝吃东西的照护方法

(1)营造安静愉快的进餐环境　用餐地点的光线要充足,可用暖色系布置餐厅或用暖色系的餐盘等促进食欲;注意食物保温,餐前用食物的香味刺激老人的食欲,让老人知道"用餐的时间到了";在用餐过程中播放节奏舒缓、轻松的乐曲;关掉电视,并把环境中的其他干扰因素减到最低,让老人能将注意力集中在食物及进餐上。

(2)提供合乎老人口味,温度适宜的食物　为失智老人提供食物前,应全面了解老人的饮食习惯和需求,然后设计荤素搭配合理,富含水分和高纤维素的食谱,烹调时尽量做到色、香、味俱全;食物温度适宜,不可过烫或过冷。

(3)用餐安排规律化、简单化　尽量安排失智老人在同时间、同位置、同方式用餐;准备简单适用的餐具,如容易持握的餐具、用汤匙代替筷子;也可将食物切成或做成小块状,方便失智老人夹取或用手拿取。

(4)做好餐前餐后的卫生　洗手是饮食安全的第一步,餐前餐后均应给失智老人洗净双手;每次餐后漱口,每天刷牙以保证口腔清洁,避免口腔感染。当有牙齿缺失、口腔溃疡等问题时应及时安排老人到专科就诊。

(5)通过活动、按摩等预防便秘和腹胀　合理安排并鼓励失智老人进行活动,并配合饮食调节、水(每日不少于2000ml)的摄入等预防便秘和腹胀,也可指导或帮助老人进行腹部从右至左顺时针环形按摩以促进肠蠕动。

(6)维护尊严　创造条件尽可能鼓励失智老人自行进餐,以提升尊严感,也有利于降低冲突,缓解与老人的紧张关系。

3. 吞咽困难的照护方法

(1)准备容易吞咽的食物　烹调或加工食物应以半流质或糊状为宜,以利于吞咽。可将食物切成小块或者煮至软烂,或将食物打成糊状,或在食物中加入麦片、淀粉类进行勾芡,以利于失智老人吞咽,避免呛咳;可用果冻类的食品来补充水分。

(2)提醒吞咽,防止呛咳　在失智老人进餐过程中,用言语提醒、轻触老人嘴角或出示空汤匙来提醒老人咀嚼和吞咽;每次吞咽后要让老人反复做几次空咽运动,确保食物全部咽下,以防噎食及呛咳;用语言和手势鼓励老人,不可催促。

二、失智老人排泄照护

(一)失智老人常见排泄问题和可能的原因(表 9-3-2)

表 9-3-2　失智老人常见排泄问题和可能的原因

常见问题	可能原因
将大小便直接排在裤子上或到处大小便	1. 找不到厕所、不知道应该到厕所解决大小便 2. 来不及或不会脱裤子 3. 不知如何表达需要 4. 对尿意或便意不知如何反应 5. 大小便失禁
玩排泄物	1. 不知如何善后 2. 对排泄物感到好奇

(二)失智老人不同排泄问题的照护方法

1. 将大小便排在裤子上、随地大小便的照护方法

(1)创造便利、安全的如厕环境　①用颜色鲜明的图片和箭头标示去往卫生间的路径和位置,保持通往卫生间的通道畅通。②卫生间以及通往卫生间的通道应保持充足的照明。③卫生间的门、马桶盖尽量打开,便于老人看到。④在马桶侧边安装有颜色的扶手。⑤在老年人居住的房间内应有夜灯,床边准备坐便椅,利于老年人晚上起夜。⑥将可能被误认为马桶的垃圾桶、花盆、脸盆等移走。

(2)找到排便规律,定时提醒　照护者应仔细观察失智老人的排泄习惯,做好记录,摸清楚老人如厕的规律,根据记录,为老人制订如厕时间表,并定时提醒或陪伴老人去卫生间。

(3)及时识别失智老人想要如厕的迹象　照护者在和失智老人相处的过程中,要善于总结经验,学会识别老人想要如厕的肢体语言或表情,准确把握时机将有助于引导老人去卫生间。常见的想要如厕的信号有:慌慌张张、坐立不安、来回踱步;拉扯裤头或试图脱下裤子;躲在角落里、情绪急躁,甚至出现攻击行为等。

(4)协助进行大小便　对于肢体活动不便的部分失智老人,照护者可在老人排便时给予一定的协助,并尽量帮助老人维持部分自理能力;当老人外出时,应选择容易穿脱的系松紧带裤子,必要时可使用成人纸尿裤。

(5)维护自尊和价值感　当失智老人发生便溺时,不要责怪、训斥,要理解这是疾病所导致的,可以告诉老人"没关系,换条裤子就好",并及时给予清洁更换;教会并鼓励老人自己冲洗厕所,要及时称赞老人,但注意不应该以对待小孩的言语与态度对待老人,以免使老人的自尊受挫。

2. 玩排泄物的照护方法　当出现此种情况时,应维护失智老人的自尊,不要责骂、羞辱,应立即为老人清洁,更换衣物,处理完毕后将其带至安全的环境中,并用其他的活动转移注意力;其他照护者则马上着手清理被污染的环境。

三、失智老人洗澡照护

定期对皮肤进行清洁,不但能够促进失智老人生理和心理上的舒适,还能促进皮肤的血

液循环,有效防止各种皮肤病的发生。洗澡,更换衣服和床上用品,是保持身体清洁的重要措施。但是,随着病情的发展,有些失智老人可表现出不愿意洗澡,或无法独立完成洗澡,从而使失智老人洗澡问题成为日常护理中的难点问题。

(一)失智老人洗澡问题和可能的原因(表9-3-3)

表9-3-3　失智老人洗澡问题和可能的原因

洗澡的问题	可能的原因
不愿意洗澡	1.不记得什么是洗澡,怎么洗澡 2.心情不好不想洗澡 3.对浴室环境有恐惧感 4.对浴室的物品和摆设感到害怕 5.照护者不顾及失智老人的隐私 6.照护者洗澡动作太过粗鲁,让失智老人感觉不舒服或者疼痛 7.害怕自己衣物被偷走 8.照护者未与失智老人沟通直接采取行动
洗澡时间太长	1.不知洗澡顺序,在浴室里呆坐 2.顾着玩,被浴室其他物品吸引

(二)失智老人洗澡的照护方法

1.制订规律的洗澡时间计划表

(1)按习惯制订洗澡计划　根据失智老人的洗澡习惯来安排洗澡计划,或者让老人自己在日历上做记号,帮助记录每次洗澡时间,当老人拒绝洗澡时,带他看记录表。

(2)灵活执行洗澡计划　根据季节变化安排失智老人的洗澡时间,不必天天洗。根据情况调整洗澡方式和地点,可在浴室沐浴或在房间擦澡,可分段洗,或站或坐均可,这样老人可能相对容易接受。

2.洗澡前需提前和失智老人建立良好交流,做好洗澡准备

(1)提前解释并获得同意　照护者在带失智老人洗澡之前,需要先和老人建立愉快友好的交流,确定老人对于"洗澡"的意愿,分析不愿意洗澡的原因。如事先不和失智老人沟通并取得同意,就强行带去浴室洗澡,会造成失智老人抵触排斥的行为。

(2)有技巧地应对不愿意洗澡的情况　当失智老人拒绝洗澡时,应安排老人熟悉的照护者与其沟通,照护者可根据失智老人的文化背景及喜好,针对他在乎的事情做思想工作,例如,老人以前是在一家公司上班并担任要职,可以这样说"待会您要开一个重要的会议(或者说等下您要见一个很重要的客户),洗完澡我们就要出发了!"

(3)不要强迫和勉强老人　任何时候都不要用命令式的口气去强迫失智老人,可以说"洗澡水都放好了,要不您去洗一下吧,不然浪费可惜";如果老人真的不愿意去洗澡,照护者可以稍等片刻再继续尝试,或者选择老人心情好的时候再询问。

3.营造舒适、安全的洗澡环境

(1)检查并去除令老人不安或害怕的物品　洗澡前去除浴室中令失智老人不安或害怕的物品,如老人看见浴室镜子里的影像感到害怕,在洗澡前,应将镜子遮盖住。洗澡时可播放老人喜欢的音乐。

（2）调节合适的水温和室温　为避免洗澡时烫伤老人，应注意调节合适的水温，建议使用恒温的热水器；天气寒冷时，应先将室内空调打开，或提前把浴室的浴霸或取暖灯打开，增加舒适度。

（3）提前准备好洗浴用品　洗澡前，照护者要提前为老人准备好洗浴用品，可以让老人一起参与进来，选择老人喜欢的沐浴液和换洗衣物，并把洗浴用品和换洗衣物放到固定位置。尽量不用肥皂给老人洗澡，以免引起或加重皮肤干燥、瘙痒。

（4）做好防滑措施　在浴室地面、浴缸内铺防滑垫，以防止老人出浴室时因为打滑而摔倒。可在浴缸、马桶座旁设置扶手，扶手的颜色最好与墙壁的颜色形成鲜明对比。

4. 洗澡的照护和支持

（1）安排充足的时间　不能因为失智老人动作不灵活、拖沓，而去催促、责骂，否则会让老人丧失信心，对洗澡产生恐惧感。

（2）引导老人参与洗澡　照护者在进行洗澡的每个步骤之前，都应该提前告诉失智老人，比如"要帮您洗头啦，要帮您洗背部了"，随时询问老人在洗澡过程中有无不适，水温是否合适。有些老人不知道洗澡的顺序或者忘记怎么洗澡了，照护者应温和地引导，一个指示一个动作，让老人有意识地参与洗澡过程，并适时给予帮助和称赞。

（3）尊重老人的意愿　当失智老人不好意思裸露身体时，可以让老人先穿着内衣洗澡，用温热水轻柔地帮老人冲洗身体时，老人即使穿着内衣也会觉得很舒服，有时会主动脱下衣服。也有些老人喜欢边泡脚边淋浴，可根据老人的喜好进行安排。

（4）洗澡后的照护　仔细为老人擦干身体，注意皮肤褶皱以及容易受压部位，擦拭时动作要轻柔；如老人皮肤干燥，可以涂抹润肤露后再为老人换上干净的衣服。老人洗完澡后给予鼓励，比如赞美老人看起来好年轻、皮肤很好等，或者向老人传达洗澡后的乐趣和惊喜，准备小卡片或老人喜欢吃的小点心等。

5. 尊重和重视失智老人的隐私

要尽量安排同性别的照护者陪伴和协助老人洗澡，这样会让老人感到受到尊重。照护者协助老人清洗时，动作要有技巧，不要使用蛮力拖、拉、拽老人。如在房间内进行擦浴，要注意拉好床帘或屏风遮挡，保护老人隐私。给老人选择的机会，让老人觉得拥有主动权，如先洗脸还是先洗背、先穿裤子还是先穿上衣。清洗过程中，注意观察老人的表情和肢体语言，如发现老人表现出不好意思，可以从侧面或者从背后帮忙擦洗以减少尴尬。

四、失智老人穿衣照护

（一）失智老人穿衣问题和可能的原因（表9-3-4）

表9-3-4　失智老人穿衣问题和可能的原因

穿衣的常见问题	可能的原因
穿错衣服	不知穿衣的顺序
衣衫不整	不知如何扣纽扣或拉拉链；动作不灵活
拒绝换衣物	只喜欢某些衣服
与季节、场合不相符	不知如何选择，与失智老人的判断力、定向力障碍有关

(二)失智老人穿衣的照护方法

1.有序叠放衣服 如失智老人可以自行穿衣服,照护者可以将老人的衣服按照穿衣的顺序排好,方便老人拿取和自行穿上。

2.选择合适的衣物 选择穿脱方便、简单、舒适的衣物,一般采用松紧带、粘贴式、少纽扣的款式。

3.降低选择难度 当失智老人不知如何选择衣服时,照护者可事先搭配好两套衣服,让老人从中挑选,简化对衣服的选择。注意天气变化,协助老人增减衣物,并收起过季的衣物,避免老人翻箱倒柜,穿错衣服。

4.不可"包办"和"替代" 对于能自行穿衣服的失智老人,可以在旁边进行鼓励,让老人独立完成穿衣服的"任务",这样可以最大限度地提高老人的独立性和自我照护的参与度。照护者还可以请老人帮忙整理和分类洗好的衣物,鼓励自立,做力所能及的事情。

5.必要的协助与鼓励 如果失智老人不知道如何穿衣服,照护者可以通过示范和指导,将动作细致分解,教会老人穿衣服的具体步骤。随时赞美和鼓励老人,比如"今天您穿的衣服很漂亮,很适合您的气质,看起来特别有精神"等。在穿衣的过程中随时观察老人有无不适,如有,停下来休息片刻再继续。

6.多准备老人喜欢的衣物 如果失智老人只喜欢穿某几种款式和花色的衣服,照护者可以建议家属准备类似的衣服供换洗。老人每天穿着自己喜欢的衣服,也会心情愉悦。

7.以引导替代斥责 不要生硬地命令失智老人脱掉衣服,而是要一边关心老人一边不经意地诱导老人自己脱掉衣服,比如"奶奶,您看,外面太阳好大,您都出汗了,我们脱掉毛衣好吗?"尽量做到达成目的的同时不伤害老人的自尊心。

【情景模拟演练】

分组进行演练,运用所学到的照护方法和技巧,每组编写一个有突出日常生活照护问题的失智老人的案例,然后进行角色扮演。请用手机拍下你们的模拟过程,并上传至网络课程。

9-15 扫码答题:失智老人日常生活照护

第四节　失智老人行为和精神症状照护

学习目标

■素质目标:理解、尊重和保护老人。

■知识目标:能正确认识和评估老人异常行为和精神症状;掌握失智老人异常行为和精神症状的表现。

■技能目标:会用科学、专业的方法进行应对;能与失智老人保持有效沟通。

【情景导入】

刘爷爷,80 岁,2017 年出现记忆问题,同一件事会反反复复说很多遍,出门后,经常找不到回家的路。一年后,脾气越来越暴躁,伴有行为改变,呈进行性加重,有时会把自己最喜欢的书、衣服等从窗户扔出或丢弃。偶尔出现幻听、被害妄想,看到镜子中的自己不能识别,每天晚上入睡困难,起床在家中游走,家属和保姆难以照护。

刘爷爷育有两儿两女,其中大女儿在国外,两个儿子从事教育工作,小女儿做生意。因刘爷爷经常出现幻觉打伤保姆,保姆提出辞职。鉴于刘爷爷目前的身体状况,子女们计划送他到一家医养结合的养老机构。

9-16 思维导图:失智老人行为和精神症状照护

【思考】

1.刘爷爷出现了哪些行为和精神症状?

2.对于刘爷爷出现的异常行为和精神症状,应该如何进行应对?

9-17 PPT:失智老人的行为和精神症状的照护

9-18 视频:失智老人的行为和精神症状的照护

【知识学习】

一、失智老人的行为和精神症状

1.概述 失智老人的行为和精神症状(behavioral and psychological symptoms of dementia,BPSD),也叫作周边症状,指失智症患者在病程的不同时期出现的紊乱的知觉、思维内容、心境或行为等症状。出现行为和精神症状的可能原因与患者的身体状况、心理、生活环境、照护者的沟通方式和行为等因素息息相关。因此,在老年人出现异常行为和精神症状时,要寻找和挖掘背后真实的原因,掌握相应的照护技巧,尽可能采用科学、专业的方法进行应对。

2.常见的行为和精神症状(表 9-4-1)

表 9-4-1 失智老人常见的行为和精神症状

行为症状	精神症状
重复	妄想、幻觉
跟脚	错觉
徘徊	错认
坐立不安	情感淡漠
藏匿、捡垃圾、翻弄东西	睡眠颠倒
攻击行为、异食行为	幻觉
日落综合征	情绪不稳定

二、常见行为和精神症状的照护技巧

(一)重复行为

1.行为表现　表现为反复问同一个问题、一直说同一件事、或者反复做同一个动作。比如:"你带我回家,坐122路公交车。""我的老伴在哪里?""什么时候可以吃饭?"不停地擦桌子、玩弄裤头带、翻弄口袋;不断地打开抽屉、关上、再打开、再关上;反复走进卫生间、冲马桶、出来等。

因失智老人不停地发问或说同一件事,照护者会感到困扰,某些重复行为也会给日常生活制造麻烦。

2.照护技巧

(1)评估和接受　照护者在面对失智老人的重复行为时,首先要对其行为进行评估,如果不会伤害到他自己或者其他老年人,就接受他的行为,顺其自然让他去做。

(2)接受和耐心解答　针对失智老人的反复提问,照护者要保持冷静和耐心,每一次听到重复的问答都当作是第一次,避免表现出不耐烦的态度。有时候对于老人的反复提问,应对方式可以灵活多变。比如:一位奶奶总是问老伴(已经去世数年)在哪里?了解到他们之间一直很恩爱,照护者就以她老伴的名义给她写了一封情书,每次问的时候,就把这封信拿出来读给她听,她可能就忘记找老伴这件事了。

(3)转移问题的焦点　照护者可以根据失智老人的兴趣爱好,安排老人参加一些活动,或者把话题转移到老人感兴趣的事情上。比如,一位失智老人反复关、闭抽屉和衣柜门,了解到老人平时很喜欢看报和整理报纸,可以把一些报纸揉成团,请老人帮忙整理报纸;如失智老人经常问什么时候可以吃饭,可以请老人帮忙一起剥蒜头、择青菜等。

(4)避免责怪和说服　由于短期记忆的下降,失智老人往往很容易忘记自己刚刚做过的事情和说过的话,照护者不要回答老人:"怎么总是问同一个问题,真是烦人呀!""刚刚不是吃过饭了吗? 怎么又要吃饭?""你不要总是去开关抽屉门,行不行!"这类责怪和说服性的语言容易伤害老人,增加他们的不安和困惑。

(二)徘徊行为

1.行为表现　一般表现为:①过去与现实混淆的徘徊:上班、下班回家;接子女回家、参加社会活动等。②需求徘徊(身体或心理需求):寻找卫生间、寻找出口、要去外面买东西等。③漫无目的的徘徊:如散步式徘徊,相同地方、相同路线、相同行为动作等。徘徊容易造成失智老人出现走失、跌倒等安全风险。

2.照护技巧

(1)提供安全的活动空间　为失智老人提供一个安全、便利、无障碍的走动空间。条件允许的情况下,照护者可以在熟悉、安全的区域,陪伴老人外出散步、晒太阳,这样不但让老人得到锻炼和刺激,也会让老人感到心情愉悦。避免限制和约束失智老人,否则只会增加他们的恐惧和不安感。

(2)安排活动　照护者可以根据失智老人的身体情况和兴趣爱好,引导和鼓励老人参与自己喜欢的家务活动和兴趣活动,比如扫地、做饭备菜、绘画、写毛笔字等,一旦老人专注做某件事情,就降低了徘徊的发生频率。

(3)理解和接受 照护者要理解失智老人徘徊行为背后真实的目的,平时在工作中要善于观察,并采取迂回曲折的方式进行应对。比如失智老人说"我要去上班了"或者"我要去接儿子或者孙子放学",照护者可以协助老人"实现"目的,可以说"我们刚好顺路,一起去上班吧!""我也要去接小孩放学,好巧哦,她们在同一所学校,我们一起去吧!"在陪伴的过程中,老人可能不知不觉就会忘记自己要去干什么了。

(4)防范走失 ①外出时一定要有人陪伴,并握住失智老人的手(须经过失智老人的同意,因为有些老人不太喜欢肢体的接触),避开危险区域以保证安全。②出入门口采用密码锁或者指纹识别装置,另外,可以把出口或者电梯口用贴画装饰"隐蔽",或者把密码锁遮盖起来,从而减少失智老人独自走出门的机会。③为失智老人佩戴定位手环以及在衣服上印上二维码定位贴,万一老人迷路,路人可以通过扫码的方式联系相关人员,帮助老人回家或回到养老机构。④加强巡视,随时关注失智老人的情况,尽量让老人在工作人员视线范围内活动。

(三)日落综合征

1.行为表现 日落综合征又称黄昏综合征,表现为一到傍晚时分,失智老人就出现焦躁、情绪紊乱、坐立不安等表现。日落综合征主要受环境的影响,尤其是季节交替时节,老人可能出现生物钟紊乱,难以适应黄昏的推迟或者提前。再者,傍晚光线不好,老人对周围环境识别能力差,当看到的人或物与白天不一样时,这些刺激可能诱发症状。

2.照护技巧

(1)安排日间活动 白天增加失智老人活动的时间,比如保健操、散步等,消耗老人的精力。

(2)转移注意力 照护者可以让失智老人跟在身旁。尝试找一个失智老人感兴趣的话题聊天、请老人帮忙摆餐具,或者把衣物分类叠放等,以分散和转移失智老人的注意力。

(3)合适的室内照明 在日落或傍晚时分,把灯打开,灯光尽量亮一些,把窗帘拉上,减少屋内的影子,避免由于"天变黑"增加他们的恐惧感。

(四)攻击行为

1.行为表现 攻击行为表现为:①肢体攻击:粗暴地扔东西、毁坏物品、抓咬、踢打、推搡、掐人、拧人等。②语言攻击:表现为辱骂、诅咒、呼喝、恐吓、威胁等。

容易引发失智老人攻击行为的因素:①照护者在协助失智老人洗澡、如厕、换衣服时,缺乏科学、专业的沟通方式和技巧,激怒了老人;②照护者强行阻止失智老人做某些事情;③照护者不恰当的沟通方式,如不断纠正、说服、争辩、冒然进行肢体接触,照护过程中表现出负性情绪,都有可能触发老人的攻击行为。

2.照护技巧

(1)保持冷静,安抚老人 照护者要理解和认识到失智老人的这种行为并不是故意针对个人,不要害怕,更不能"以暴制暴",要保持冷静,安抚老人的情绪。

(2)做好安全防范 发生攻击行为时,照护者不要靠失智老人太近,应保持适当的距离,尽量避免从老人正面去阻止和照护老人。另外,把房间里的危险物品拿走,确保周围环境安全。

(3)灵活调整照护方法 在照护过程中,要事先和失智老人沟通清楚要做什么,不要采取强制手段,更不要冒然进行。如果老人拒绝做某件事,可以先让老人做点别的事情以转移注意力。

(4)积极寻找诱发因素　安抚稳定失智老人的情绪后,照护者要积极寻找引发老人攻击行为的原因。团队成员之间进行总结,分享在工作中避免诱发因素的经验,以减少攻击行为的发生。

(五)妄想

1.症状表现　妄想是一种错误且不真实的想法,但失智老人却坚信不疑。最常见的妄想有以下几类:

(1)被偷妄想　认为有人要偷自己的钱财、存折、房产证、首饰等。

(2)嫉妒妄想　认为老伴有外遇,对自己不忠,行为不检点。

(3)被害妄想　认为周围的人要伤害自己,比如认为照护者在饭菜里下毒而不肯进餐或服药等。

(4)被抛弃妄想　认为自己被家人抛弃。

(5)其他妄想　认为自己居住的地点不是自己的家,吵着要回家;认为配偶或照护者是冒充的,要赶他们出去。

2.照护技巧

(1)洞悉背后的感受　照护者要了解失智老人的生平、生活经历、家庭关系、社会支持等情况,这些对于找出老人出现妄想症状背后的原因有很大帮助。比如,一位失智老人向照护者诉说她是如何含辛茹苦的把独生女培养成人,但是女儿却抛弃她,不管她了。照护者了解到她的女儿在外地上班,工作忙碌,看望她的时间很少。又如,一位老人总是担心周围的人偷自己的钱包,每天都随身携带一个小挎包,连如厕、洗澡、兴趣活动都要背着,照护者了解到这位老人以前是做服装生意的,比较在意金钱。照护者要善于发现老人行动举止背后的感受和需要,建立起和失智老人沟通的纽带。

(2)耐心倾听,共情接受　照护者要耐心倾听失智老人表达自己担心的事情,抓住关键词,进行客观的回应,将妄想看作是老人思想和愿望的一种表达方式。应避免据理力争、解释和否定,以免激怒老人,引发情绪反应。

(3)帮助老人共同解决问题　当失智老人一直纠结于妄想的内容和对象时,可以帮助老人一起解决他(她)认为的"麻烦"。比如,一位老人说一个男人进入她的房间,把她放在柜子里的蛋糕吃了(其实是她自己吃的),还说那个男人打伤了她的右边肩膀,肩膀痛得非常厉害。照护者可以尝试这样说:"真的呀,那这是一个小偷,我们打电话找警察帮忙吧!"

(4)转移注意力　照护者可以尝试转移老人的注意力,引导老人参加他(她)喜欢的活动,如唱红歌、听音乐、做家务活、外出散步等。

(六)幻觉

1.症状表现　幻觉是指在客观现实中并不存在某事物的情况下,失智老人却真实感知到它的存在。幻觉是一种虚幻的知觉,最常见的是幻听和幻视,包括:听见周围有人议论自己、看到熟人或已故的亲人、看见陌生人、昆虫、动物(如蛇、老鼠等)等。

2.照护技巧

(1)理解和安抚　当失智老人发生幻觉时,不要和老人争辩,理解并认真聆听其倾诉,如果老人看上去很害怕或不安,陪伴在他们身边,做到和他们"感同身受"。

(2)接受并帮助老人解决问题 站在失智老人的角度,接受他们的所看所听,并尽量帮助他们解决问题,使他们安心。比如,某天晚上,一位老人在房间大叫说有老鼠在墙上爬行,老人看起来惶恐不安。照护者可以说"是挺吓人的,我们帮您一起打老鼠吧",并帮助老人把"老鼠"赶走。再比如,一位老人坐在客厅,说看到她的哥哥(已经过世)坐在她房间的床上,照护者可陪同老人一起去房间看看,说:"您跟您哥哥的感情一定很好吧!可以跟我聊一下你们兄妹之间的事情吗?"老人可能会和照护者聊起她们兄妹小时候发生的事情。

(3)消除环境中的诱发因素 某些环境因素可能会诱发失智老人出现幻觉,如墙壁或地板上的图案、镜子的反射、电视机里的声音、地上的水渍等。因此,应尽量减少这些环境刺激,比如,地砖和墙壁的颜色及形状不要太花哨、可以用窗帘把窗子遮住、把玻璃换成磨砂玻璃、用布遮住房间内的镜子等。加强夜间室内的照明也可以减少幻觉的发生。

(4)转移注意力 照护者可引导失智老人参加他(她)喜欢的手工活动,聊感兴趣的话题,带老人到其他房间或楼层走动等方法,以转移注意力。

(七)错认

1.症状表现 表现为失智老人将子女以姐弟相称,将儿子错当作丈夫,把同住的老人当成自己的老伴或长辈,把丈夫或妻子当成陌生人等。

2.照护技巧

(1)避免责怪或争论 照护者不要和失智老人争论、反驳,不要抱怨或责怪说:"您不记得您女儿叫什么名字了吗?""您为什么连老伴都不认识了?"否则容易伤害老人的自尊并打击自信心,因为有些老人知道自己什么都记不住了,但是又无能为力。

(2)适当回应和提醒 当失智老人认错人或叫错人时,照护者可以先回应老人,不要一味地解释或纠正,过多的纠正反而会让老人变得更糊涂。可以尝试让老人看照片,或利用其他有提醒作用的物品,引导老人辨认,但如果老人实在想不起来,就顺其自然。

(八)睡眠颠倒

1.症状表现 睡眠颠倒是指睡眠周期颠倒,可表现为白天打瞌睡、晚上不想睡或睡不着、半夜觉醒后起床活动或焦躁不安等。

2.照护技巧

(1)合理安排日间活动 照护者要为失智老人适当安排一些日间活动,比如散步、做操、益智游戏、参与家务劳动等,以消耗精力,同时,减少白天睡眠时间。

(2)光照治疗 人的生物钟可以通过日光来调节,多晒太阳将有助于改善老人晚间的睡眠质量。在条件允许的情况下,应安排失智老人每天在阳光下活动至少30分钟。

(3)培养有规律的睡前活动 照护者要帮助失智老人培养有规律的睡前活动,形成睡前仪式,比如,换上睡衣、洗脚、上卫生间、听轻柔的音乐、按摩等。当这些相对固定的活动形成规律,老人就知道睡觉的时间到了。

(4)睡前饮食习惯调整 晚饭要吃容易消化的食物,睡前不要吃东西和喝太多的水,以免造成夜尿增多,影响睡眠质量。避免睡前饮用影响睡眠的饮料,如咖啡、浓茶等。

(5)营造舒适安全的睡眠环境 包括:①根据季节、气温选择合适的床单被褥,调节好温湿度,寝具选择时可尽量与老人在家中所用的相同,包括枕头的高低和软硬、床单被套的颜色等;②睡觉后留有夜灯,即使老人半夜起来,有亮光会让老人更有安全感。

【情景模拟演练】

　　分组进行演练,运用所学到的照护方法和技巧,每组选其中一个失智老人行为和精神症状的问题进行角色扮演。请用手机拍下你们的模拟过程,并上传至网络平台。

9-19 扫码答题:失智老人行为和精神症状照护

9-20 视频:失智老人攻击行为的照护

9-21 视频:与失智老人巧沟通

9-22 视频:失智老人走失的预防与处理

（谢海艳　唐　莹　黄金银）

第十章　失智失能老人社会支持

第一节　照护者支持

学习目标

■素质目标:具备同理心,能站在照护者的角度进行思考。

■知识目标:掌握照护、照护者负荷、喘息服务的概念;熟悉照护者负荷的缓解措施;了解各国长期照护的支持情况和政策特点。

■技能目标:能理解和分析照护者负荷产生的原因,根据个案的实际情况,提供建议和支持。

【情景导入】

黄女士,48岁,职业女性,需兼顾母亲和自己的家庭生活。她的母亲3年前诊断为失智症,住在郊区,黄女士每天下班后需要花1小时开车到母亲那边,看母亲是否吃饭,是否安全。最近,黄女士正在考虑将母亲接到自己家中一起居住,但是她又担心,如果和母亲住在一起后,不知情况又会怎么样?

【思考】

1.黄女士是否是典型的照护者? 为什么?

2.你认为黄女士面临的最大挑战是什么?

10-1 思维导图:照护者支持

【知识学习】

一、照护者角色

(一)照护的概念

本节所指的照护,也称为居家照护,是指"无偿地帮助患有慢性疾病或功能损害的老年家庭成员、伙伴、朋友或邻居的一系列活动的总和。"简单地说,居家照护是为了被照护者的安全和健康所提供的必要帮助。在照护活动中,除了情感层面外,不可忽视的是需要劳务方

面和技术方面的要求和付出,尤其是失智失能个体的照护活动,更是一个长期而艰巨的任务。因此,居家照护是一份"工作",如果没有政策、社区的支援和协助,这份工作可能无法长久维持。有学者认为,应将居家照护者作为重要的人力资源,提供教育训练,并给予必要的支持,促进照护工作的公共化和照护成本社会化。

(二)照护工作的内容

随着被照护者所需要的"照护"的增加,居家照护就会变得非常复杂,其具体的工作取决于被照护者的需要和照护者能够提供的帮助,且具体工作内容随着被照护者身体状况的变化而变化。

不同的照护者需要的帮助有所不同,有些只需要一些简单的信息,有些则需要较多的信息,包括技术支持、情感支持以及完成某些具体的照护任务时所需的信息等。

(三)照护工作的承担者

随着医疗技术水平的提高及人们生活条件的改善,人的平均寿命延长,社会人口结构中老年人口的比重正逐渐攀升,而老年人中有半数以上患有慢性疾病或有机体功能受损,如中国,2015年发布的第四次中国城乡老年人生活状况调查资料显示:80岁及以上高龄老年人及失能和半失能老年人分别占60岁及以上老年人口(2.12亿)的15%,即高达3200万左右。这些老年人的照护工作由谁在承担呢?国内外相关的研究显示,照护工作的承担者有以下特点:

1. 照护者中以女性为主 通常典型的照护者为中年女性,是患者的亲属或被雇佣的关系,以全职或兼职的雇佣形式来提供照护。

2. 配偶或伴侣是主要照护者 在人口老龄化严重的国家,老年夫妻互相担任照护者的情形非常普遍,尤其是与受照护者同住的。

3. 成年子女是重要的照护者 成年子女是老年人的重要照护群体,尤其是75岁或以上的失能老年人依赖子女照护较多。

4. 年轻人也加入照护者的队伍 在家庭照护中,年轻人常作为二线照护支援者,他们是被照护老年人的孙子女、曾孙子女或朋友、邻居等。

二、照护者的压力来源

(一)照护者负荷及分类

从时间、金钱、情感等任何方面进行计算,照护的"费用"都是非常昂贵的,尤其是失智症等进展性疾病,其所需要的照护"花费"会更高。有研究显示:失智症患者的平均患病时间为8年,照护者每周花在照护患者上的时间达69~100小时,远高于一般工作时间,而患者病情进展中可能出现的各种状况,比如重复行为、走失、睡眠障碍、攻击行为等,使得照护者更容易感到有压力或负担。

研究者提出了"照护负荷"这一概念,用于描述照护患病的成员时家庭所付出的代价及对其造成的负面结果。研究者在描述照护负荷时主要有以下两种分类方法:

1. 将负荷分为客观负荷和主观负荷 ①客观负荷主要指照护者在照护过程中承受的体力、经济、时间等方面的负担和付出,包括完成每天的照护任务要求所带来的体力负担,照护者与受照护者行为方面互动的要求,受照护者的症状与健康问题,家庭角色的转变,以及照护带来的收入减少和支出增多、工作时间被占用、自身健康状况改变等各方面问题。②主观负荷是指照护者对照护过程的态度和感受,比如悲伤、愤怒、委屈、孤独、无望、内疚等情绪体验。不同的照护者在类似的客观负荷情况下,会出现相似或完全不同的主观负荷。

2.将负荷分为生理、心理、经济和社会四类　这是一种较普遍的分类方法。①体力和生理方面的负荷。照护者长期体力透支,出现各种健康问题,如高血压、头痛、腰酸背痛、消化不良;睡眠问题,如失眠;免疫系统功能下降,容易生病;出现严重疾病甚至过度劳累引起死亡等。②心理与情绪方面的负荷,表现为无助、挫折、愤怒、被过度依赖或被绑住的感觉、焦虑、抑郁,严重者可能出现疏于自我照护,甚至自杀。③经济方面的负荷,包括照护活动的直接花费、照护设备或辅具、家庭适老化装修、交通等费用,为了能照护老年人而损失的工作收入或提前退休等。④社会性的负荷。被照护活动占用了大部分时间,自己能自由支配的时间减少或没有,无法拜访亲友或安排聚会;由于受照护者的不当行为而导致的尴尬处境;因照护老年人而导致对自己家庭成员疏于照护而引起婚姻关系紧张或亲子关系紧张等。

(二)照护负荷的意义

1.照护的负面影响　一般认为,照护负荷是导致负面的照护结果的指标,受两方面因素的影响:一是照护者方面的,如照护者的健康状况、照护相关的知识和技能、经济状况等;二是被照护的老年人方面的,包括日常活动功能、神经及精神方面的损伤等。

关于失智症照护负荷的研究指出:照护者所承受的心理负荷主要受照护者教育程度较低、患者有破坏性行为、照护者年龄较大等因素的影响。另外,照护负荷随患者病情变化以及家属对病情的期待的变化而发生动态变化,照护者往往从开始的消极面对,到作出调整、逐渐适应,最后认清现实,积极寻求协助和支持,在不同的时期有不同的需要。

2.照护的正向收获　如前所述,对于失智失能老人的照护活动可能带来许多失落与负荷,但不可否认的是这些照护活动使照护者与受照护者之间人际互动更为紧密,加强了照护者与其他照护者或社会支持之间的互动,因此也可能出现正向收获。有学者(Lawton等)提出"照护满足感"的概念,认为"照护者主观感受到照护带来了他们想要的、正向的情感回报"。照护者在照护过程中经历了感动、满足、回馈了父母或长辈对自己的养育之恩,与受照护者更加亲密等,同时照护者为了更好地完成照护任务,积极地寻求照护资源,学习照护知识,提升自己的能力,分享自己的照护经验和感受,帮助其他的照护者;照护者每完成一件照护任务,都可能感到自信、有成就感,也可通过共同完成照护任务来增进家庭成员之间的亲密度。

综上所述,照护负荷是一个复杂的、多维度的概念,可借助量表进行评估。照护负荷具有以下特征:①照护者对照护对象有照护的责任,且彼此之间存在亲属或雇佣关系;②照护者的需求与应得的资源或支持之间存在落差且超过照护者所能承受的范围;③可分为客观的照护事件本身及主观的感受两部分;④包含了生理、心理、经济、社会等各个方面;⑤照护负荷有个体差异性。

10-2 表格:
改良版照护
者压力指数
量表

10-3 表格:
阿尔茨海默
病照护者压
力检查表

三、照护者的压力缓解措施

(一)家庭共同应对

1.家庭会议 对于失智失能老人的照护者来说,即使很努力地照护患者,患者也可能因为疾病本身或疾病造成的幻觉、妄想等精神症状,而向家人或邻居投诉,这可能使照护者感到委屈、郁闷,家人之间也可能由此出现互相埋怨或其他复杂的心理反应。为有效处理这种状况,应尽量将家庭成员召集起来召开家庭或家族会议,将患者的疾病情况、所需要的照护任务、大家共同的担心等所有的问题进行分析汇总,开诚布公地交换意见,厘清照护责任,根据实际情况进行分摊并达成共识,共同面对失智失能老人照护这个重大的任务。如果照护者无法获得家庭其他成员的支持或无法进行有效的沟通,可寻求社会工作人员的协助。

2.照护者自我管理

(1)知识和技能学习 照护者照护知识和技能的缺乏,可能是导致照护者压力的一个重要原因。照护者要学会"如何和医护人员进行有效沟通",以便得到自己所需要的帮助,可以通过网络、书本,或参加院校、其他相关组织机构等提供的实践学习机会,丰富照护知识,掌握照护技能,学会有条理地安排照护活动,提高照护工作的效率。

(2)尽量保持照护者自己的正常生活 照护者应该学会识别压力预警信号,采取有效的措施预防压力过大。常见的预警信号包括生活节奏紊乱、无故哭泣、爱发脾气、冷漠、感到自己做不好任何事情、没有自由支配的时间等,若出现上述一种或多种信号,说明照护者已经出现照护压力。照护者应该从满足自身需求,加强自我管理方面来预防和缓解压力,具体措施为:①保证充分的休息和高质量的睡眠;②规律、均衡的饮食,保持精力和抵抗力;③合理分配时间和照护任务,做必须做的事情,并腾出时间做自己喜欢做的事情;④学会向家庭成员或好友,甚至其他支持性组织诉说你的担忧、沮丧和痛苦,以获得情感支持;⑤尽可能让自己的生活保持正常,处理好工作、照护、社交之间的关系,为自己和患者安排必要的个人空间和时间,避免过分依赖。

(二)善于寻求外部支持

1.相关组织

(1)失智症相关组织 国际失智症协会(Alzheimer's Disease International,ADI)成立于1984年9月21日(后定为国际失智症日)。国际失智症(原老年痴呆)协会中国委员会自2003年9月经中国科协批准成立,2004年经科技部批准加入ADI。各省(区、市)根据区域情况,成立社会服务组织,这些组织结合各专业人员的力量,组织开展失智症相关资讯宣传、推动失智症社区筛查、组织家属(照护者)及轻度失智症患者的联谊、开展照护者培训以及提供各种类型失智症照护服务等,共同推动失智症的治疗、康复及照护,提高失智症患者的生活品质和尊严。

(2)家属联谊会或照护者互助小组 又称为支持性团体。Wilson对支持性团体的定义是增强个人的应对技巧,传播新知识,提供分享和接纳的创造性环境,使个人情绪得以宣泄的一种团体。团体一般每周聚会一次或间隔更久。成功的支持性团体应包括以下特征:①帮助家属厘清疾病和治疗的相关问题;②共同面对照护者的忧虑和负担,降低家庭的孤独感和无助感;③认识自己与其他家属的长处与资源,通过分享和学习,增强照护患者的技巧;

④增加对患者的了解程度和接受度,帮助家属配合患者的正常发展与健康需求;⑤对遗传疾病患者的家庭增加接受度和减少罪恶感;⑥能给予面临疾病相关的多重压力的家庭建设性意见并给予必要的帮助。在支持性团体中照护者可以获得以下形式的支持:获得信息和资源;处理各种情况的建设性意见;精神上与情绪上的支持。

2.专业医疗机构

(1)记忆门诊　国内失智症存在患病率高、就诊率低、诊断准确率低、治疗率低的状况,且患者确诊时病情多为中重度(67%),已错过最佳治疗阶段。为唤起全社会对失智症及其照护者这一群体的重视,给予早期诊断、早期干预,2012年5月,中国老年保健协会老年痴呆及相关疾病专业委员会与卫材(中国)药业有限公司共同启动"全国AD中心医院记忆门诊项目",在全国各地建立AD诊治与疾病管理的医院79家,以便有效地提高医务工作者对AD疾病重视程度、常规开展疾病宣传与筛查、提高诊断能力与规范治疗手段、对院内其他AD高危科室进行医生教育或建立患者转诊、影响周边社区或相关医疗机构等,让国内更多的AD患者得到专业诊断治疗,提高生活质量,减轻家庭负担。

10-4　表格:首批"记忆门诊项目"

(2)心理咨询及心理治疗　当照护者出现压力预警信号时,建议及早寻求专业的心理咨询服务,必要时参加个体及团体的心理治疗,通过电话、面谈、信件等方式获得舒缓心理压力的相应措施。研究显示,对患有抑郁症的失智症照护者可采用"认知与行为治疗"和使用抗抑郁药物,配合支持性团体、照护者课程、运动、喘息服务(休假)等。

3.社会资源　就目前各城市建设情况以及未来的建设趋势,居家生活的老年人能够获得的居家养老和社区养老服务资源包括:①社区日间照料中心;②居家/社区养老服务机构(含社区/街道直属机构、社会组织以及私营公司);③家政公司;④社区卫生中心;⑤社区微型/小型养老机构等。这些机构可以提供居家服务、喘息服务、接纳老年人入住机构等服务,照护者可根据老年人的病情以及自身的情况,充分合理利用相关资源,以减轻照护压力。

(1)居家服务　在此指目前政府大力推进的社区居家养老服务。由跨专业、跨学科的专业人士和多元化的劳动力共同参与的团队或机构,以上门服务形式为居家生活的老年人提供全方位的服务,包括生活照料、个人护理、医疗服务、康复护理、临终关怀,以及家政服务和物业维修等。其中为失智失能老人和照护者提供的非医疗的外勤居家照护和支持服务,也称为居家专业照护,包括为老年人进行日常生活照料、基础护理、安排活动并陪同,为家庭照护者提供支持等。

(2)日间照护　将老年人定期或不定期送往日间照护中心,接受机构提供的个案照护管理、生活照护服务、康复训练及健康促进活动、咨询服务和家属服务等。可达到几方面的作用:①解除家庭照护者24小时的照护负担;②补充家属所缺乏的专业护理照护技能;③老年人继续住在家里,避免不必要的机构化。

(3)机构服务　将老年人送入不同的机构接受24小时的照护服务。例如养老机构的护理区,以及"为失智老年人营造家的环境"为基本原则设置的失智老年人照护专区等。这些机构能为老年人提供各项日常生活所需的照护、身体功能训练以及精神慰藉等服务。

10-5 PPT:团体家屋(group home)

四、喘息服务

(一)概念和分类

1. 概念　喘息服务(respite care)也称为间歇护理服务、临时性照护。喘息服务作为家庭照护支持的一种方式,也是政府支持家庭照护者政策中的重要组成部分。可将其定义为:"一种由国家或者社会通过向老年人提供短期的照护,使家庭照护者能够获得短暂的休息、参加社会活动、远行、拜访朋友等机会,暂时从照护者角色中转换出来的一种替代性照护安排,也是老年人获得专业照护服务的一种途径。"喘息服务具有计划性、短暂性、周期性的特征。

2. 分类　喘息服务的模式有不同的分类方法,可根据照护者的使用情况,分为计划内和紧急喘息服务;以资金来源和服务提供人的不同分为正式和非正式喘息服务;根据照护服务的地点不同,可分为居家喘息服务和机构喘息服务。

(1)居家喘息服务　是指由正式照护者进入照护者家庭提供替代性照护,陪伴被照护者或者带他们外出等。其特点是可以让被照护者留在熟悉的家庭环境中接受照料,保持其"家庭生活的节奏"。

(2)非居家喘息服务　区别于居家喘息服务,需要接受照护服务的老年人被安排入住机构中接受短期照护。传统的非居家式喘息服务地点在医院,目前逐渐扩展至社区养老服务机构、护理院等设施,美国甚至将教堂作为喘息场地之一。老年人在设施内获得短期的照护服务。

(二)各国的喘息服务提供情况

1. 美国　美国的喘息服务从 1970 年开始,当时仅用于失能及心智障碍者的照护者,是一种非机构式服务。随着老龄化日益加重,为了使更多的老年人能够生活在自己的社区内,从 1981 年起美国政府着手制定以照护者为服务对象的"喘息服务",1993 年出台《亲属及医疗休假法案》、2000 年《美国老年法》修正案通过并在全国范围推进国家家庭照护者支持项目,2006 年颁布《喘息服务

10-6　PPT:
纽约的"喘
息服务"

行动法案》,这些行动项目和法案从照护者的经济补偿、社会支持服务供给、临时性替代服务的支付等方面进行了规定,缓解照护者在照护过程中的经济压力和身心疲倦。经过多年的建设和完善,美国的喘息服务具有立法完善、服务网络化和全面性强、资源整合高的特点,是以家庭照护者支持为主要着眼点的体系。

2. 澳大利亚　澳大利亚要求提供喘息服务的组织必须通过统一的专业能力评估测试,提供喘息服务的人员须有专业资质。根据老年人及其照护者的需求以及可获得的服务资格,结合当地服务种类的不同,给予提供不同时间和地点的短期或长期"喘息服务"。

澳大利亚政府制定并出台了《居家与社区照护计划》(1985 年)、《国家照护者休养法案》(1996 年)、《老年人服务法》(1997 年)等一系列政策支持和保障喘息服务开展。在《重度失能老人居家照护法案》(1998 年)、《老年痴呆者居家照护法案》(2006 年)中则对需要特殊照护的老年人的照护者的喘息服务方面作出明确的规定,并成立了喘息服务与照护中心。政府在"喘息服务"的资金支持方面力度很大,根据照护者家庭情况的不同,给予照护者津贴和受照护者补助,另外,喘息服务的收费标准相对较低。

与美国的喘息服务相比,澳大利亚喘息服务是以政府为主的居家养老制度,具有立法完善、国家保障良好、有专业资质的人士提供服务的特点。

10-7 PPT:澳大利亚"喘息服务"的特色

3. 加拿大 失智老人保姆服务(Baluchon Alzheimer)是加拿大魁北克省为社区失智症个案及家属所办理的一项新型家庭照护服务。使用失智老人保姆服务的家庭照护者可得到暂时喘息而无须将失智症个案重新安置,可针对失智症个案平日在家中照护的情境与提供服务的人员进行充分的讨论,并持续获得指导和建议。

4. 中国 中国各地的老龄化进程不同,社会和经济发展情况不同,使得各地区之间的长期照护政策有差异。喘息服务在香港、台湾等地发展相对比较成熟,如在台湾地区,1998 年制订了老年人长期照护三年计划,2000 年,台湾的《建构长期照护体系先导计划》中明确提出喘息服务,2007 年制订的"长期照护十年计划(2007—2017)"(即长照 1.0),规定了专门针对照护者的"喘息服务",例如轻、中度失智老人的照护者,每年可申请 14 天喘息服务,中度失智老人的照护者,每年可申请 21 天喘息服务,可以请照护服务员到家里来,或把老年人暂时送到机构去,使照护者获得休息的机会。目前又推进"长期照护十年计划(2018—2028)"(即长照 2.0),开展了更多的服务项目。台湾地区喘息服务的对象包括失能、失智或慢性疾病的主要照护者。

从 2011 年起"喘息服务"陆续在浙江杭州、上海、江苏苏州、安徽安庆、湖北武汉、北京等城市开展试点。

(三)中国的喘息服务开展展望

10-8 图片:台湾地区长照 2.0 和 1.0 的区别

目前中国大陆实施的"喘息服务"基本采用政府购买服务的形式,为保持"喘息服务"的持续发展,需结合我国实际情况进行顶层设计,专家建议从以下几方面进行推进:①完善制度。建立健全事前评估机制、相关的保险制度、服务质量评价和反馈机制。②丰富资金来源。保障不同收入阶层的家庭能公平地使用服务。③保障服务质量。有效审核提供服务机构的资质和督查服务提供过程,组建跨专业的团队,并对人员进行规范化、专业化的培训。④建构信息化平台。有效实现服务申请、审核、提供、费用支付、评价反馈等系列流程。⑤鼓励社会团体以志愿的形式开展规定的服务。

【案例分析】

张女士的母亲 3 年前罹患阿尔茨海默病,目前生活基本不能自理,常在家中翻箱倒柜地寻找自己的"东西",有时候晚上也不睡觉,要出去找自己的"母亲"(已经去世 10 余年)。张女士为了照护母亲已经在 2 年前退休,最近,她常打电话到社区,电话中听起来声音很沮丧,说"母亲的照护任务全部压在我身上,家里其他人都去上班了,不能帮忙,我觉得非常非常的累,感觉日子没法过了"。

10-9 扫码答题:照护者支持

请思考:

1. 张女士可能出现了什么情况?应该如何进行评估?

2. 对于张女士的问题,你认为应该如何解决?她可以寻求哪些帮助?

第二节 政策与伦理

学习目标

■素质目标:具备同理心和伦理理念。

■知识目标:掌握长期照护中伦理问题的基本概念和基本原则;熟悉老年人照护中常见的伦理议题及处理框架,熟悉与老年人照护服务供给、权益保障等相关的法律法规;了解各国长期照护政策理念的变迁和立法情况。

■技能目标:能应用伦理理念、原则分析和指导各种照护活动,能寻求政策支持。

为老年人提供长期照护服务的过程,对照护者而言是体力和耐力的挑战,对受照护者则是漫长而辛苦的,各国都越来越重视长期照护服务的政策规划和理念的传达,以使服务过程能更符合需求,兼具人性化,达成受照护者及其照护者自主享有优质生活及保有尊严的目标。

10-10 思维导图:政策与伦理

一、长期照护政策和法律

(一)长期照护政策理念的变迁

各国的长期照护大多从机构式服务开始,基于该方式经济负担沉重,人性化照护不足的缺点,各国提出了去机构化(de-institutionalization)及在地老化(aging in place),并积极推进社区式及居家式服务。如瑞典,于1980年起兴建社区老年人庇护住宅(sheltered housing),并在1992年将长期照护责任转移到基层地方自治区,同时鼓励私人部门提供照护服务;美国的国民医疗保险(Medicare)和国民医疗补助制度(Medicaid),于1965年开始给付居家护理和居家诊疗等项目的费用;日本的《老人福祉法》(1963年),协助或代替家庭照护65岁及以上身心功能不良者,在1986年提出的高龄化社会政策纲领中明确了"维护需长期照护的老人的人性尊严、自主性并确保每一位老年人均能得到所需的服务"的照护基本信念,1994年12月重新制订"新黄金计划",提出四大基本理念:"使用者本位、支援自立;普遍主义;提供综合性服务;社区主义。"

各国的长期照护政策理念体现以下特点:在地老化是老年人照护的主流趋势,社区照护优于机构照护;老年人的照护责任已由传统的由家庭负担逐渐变为社会与家庭共同承担;根据老年人的特点提供个性化的照护服务,以维护老年人的尊严和生活自立;提供系列性、连续性和给付完整的长期照护服务。

(二)国外长期照护立法情况

目前只有部分发达国家通过了长期照护服务立法,主要为美国、德国、奥地利、荷兰、以色列、日本等。立法的内容包含法律框架、责任机构、受益目标人群、受益资格、资格评定、照护内容、法定项目的具体实施、资金筹集、覆盖面的确定、费用的控制等。

1.奥地利 有两个法案,一是《联邦长期照护法案》,覆盖所有享有社会保障退休金的人,约占全国人口的90%;二是《省级长期照护法案》,覆盖其余的10%人口。于1994年出台的《长期照护津贴法案》对以上两个法案进行了有效整合。

2.美国 由《美国社会保障法》和《美国老年人法案》等法律文件,以及根据这些法律文件拟定的各项工作计划中的有关老年人长期照护的法律条款和具体规定,构成了长期照护法律体系,在相关的法律文件中规定了具体的职能机构、工作程序、执行计划和财政预算保障等。如在1992年的修正案中提出设立长期照护监察员计划,促进服务质量的提高。

3.日本 2000年实施的《长期照护公共保险计划》被认为是日本长期照护体系改革的结果,这项法律规定了获得长期照护是公民的法定权利,个人参与的保险原则是该项权利的基础。一般65岁及以上的失能者有资格自动获得长期照护待遇,而40～64岁的失能者需证明他们的失能状态和年龄相关方可有资格受益于保险支付。

4.德国 1994年通过了《社会养老保险法案》,并依据此项法规建立了覆盖全民的长期照护保险计划。法案规定:①卫生保险计划下的疾病基金需建立特别的"护理基金";②所有德国公民有义务参加长期照护保险计划,除非有证明已参加其他相应的私人长期照护保险。

国外长期照护立法的特点主要为:①筹集更多的公共资源服务于需要长期照护者的生活需求;②构建长期照护服务体系,有效整合居家、机构、社会和卫生服务,提供连续的照护服务;③丰富社区服务资源供给,逐渐达到社区服务和机构服务的平衡;④长期照护资金由中央政府给予保障和支持;⑤针对不同的消费需求和能力,提供可供选择的服务种类和服务提供者;⑥为家庭照护者提供现金补贴或提供缓解服务以分担照护压力,鼓励他们继续照护失智失能的亲属。

(三)我国老年人照护相关法律

就我国现阶段法律来看,还没有对长期照护服务直接立法,但在《中华人民共和国宪法》《中华人民共和国老年人权益保障法》《中华人民共和国婚姻法》等很多法律法规中都对老年人的合法权益给予明确的规定。其中,《中华人民共和国老年人权益保障法》对老年人的养老和享有健康保障的权益给予明确规定,主要有四个特点,即坚持以家庭养老为主、提倡老年人积极养老、强调家庭养老和社会保障相结合、为老年人提供必要的法律援助。

在这些法律法规实施过程中,关于失智失能认定、监护人确定、财产安排(包括遗产继承、医疗保险、养老保险)等问题或争议,尚需法律法规的进一步修正完善,使老年人及其照护者的权益得到进一步保障。

10-11 PPT:《中华人民共和国老年人权益保障法》主要内容

二、长期照护中的伦理问题

各国制定长期照护政策理念的变迁除了考虑政策实施和执行的成本因素外,另外一个重要因素就是基于伦理考虑。伦理学是以人类的道德问题为研究对象的科学,是道德思想观点的系统化、理论化,"道德"和"利益"的关系问题是伦理学的基本问题。老年人照护中的伦理学是护理伦理学的一部分,是关于人道精神和人类爱的意志,包含以下基本概念和基本伦理原则。

(一)基本概念

1. 支持维护　支持维护(advocacy)是对一种重要事业的积极支持。老年人的照护者应基于有利和尊重这两条基本原则维护老年人的利益和权利,包括老年人的主观和客观的利益。当老年人的客观利益与主观利益发生冲突时要妥善加以处理。现代社会是一个市民社会,市民社会的成员来自不同的道德共同体和不同的文化或亚文化,各自的价值观念有相同也有不同,互相之间应该通过协商对话,求同存异,不可以某一道德共同体的价值观念强加于其他共同体的成员。作为老年人的照护者要做的是保护老年人的生命、健康、幸福、知情选择、隐私、保密以及尊严。

2. 行动负责　行动负责(accountability)是指一个人对自己所做的行动负有责任。行动是理性的人根据他的推理和意志选择采取的,因而人对自己的行动负有责任。照护者对自己为老年人所采取的照护措施负责,包括伦理责任和法律责任。法律责任是法律所规定的责任,而伦理责任则是在护理伦理学探讨的基础上由护理学会制订,体现在照护者的行动准则或规范中。例如护士是老年人的主要照护者之一,他们就应为自己的护理行为负责,1999年11月于北京举行的国际护理学大会上建议:"护士尊重个人的生命、尊严和权利,改善生命质量;护士服务于所有人,不考虑种族、民族、信仰、肤色、年龄、性别、政治和社会地位的区别;护士的基本责任是促进健康、预防疾病、恢复健康、减轻痛苦;护士提供健康服务给个人、家庭和社会,与医学和社会团体的其他人协调她们的服务。"

3. 互助合作　互助合作是指照护者共同参与为老年人提供优质服务,比如护士、医生、康复师、社会工作师等,一起根据老年人的具体情况执行护理计划、实施健康促进,与他们进行沟通交流等。老年人照护任务是由团队共同完成的,不是个人能完成的,也不是一个专业能完成的,必须是全体的医护人员通力协作才能达成目标。互相合作就意味着要考虑团队中每一个成员的利益和价值观,这是有效合作的基础。团队成员之间需要互相帮助,互相关心照护,鼓励团队成员将共同关心的问题,即对老年人的关心照护放在优先的地位。

4. 关怀照护　关怀照护是护理身份的来源,护理是关怀照护的实践,因此关怀照护被认为是照护者角色中基本的、不可缺少的要素。照护者的关怀照护指向保护老年人的健康和幸福,也是对保护人类尊严和维护人类健康的承诺。关怀照护的属性有两个:①关怀照护是自然的人类感情,起源于母亲对孩子的关怀照护,也是所有正常的人都有的自然情感,是所有的人彼此联系以及与他们的世界联系的方式。照护者对老年人的关怀照护,是自然的人类情感通过职业道德等教育培养而成的自觉的道德情感。②关怀照护是护理伦理学的重要道德基础,是个体之间存在的一种特殊的爱以及在特定情境下的伦理义务,包含四个要素:谁提供,谁接受,提供什么,提供方式。在照护服务活动中,照护者提供关怀照护给服务对象,关怀照护服务对象的健康、尊严和权利,在此过程中需要提供信息、咨询、药品、技术和服务。

上述基本概念形成了照护者正当的、合乎伦理的决策的基础,表达了护理的身份,揭示了照护者保护人类尊严、权利、健康和幸福的承诺和道德责任。这也意味着照护者有能力做出伦理决策,同时也要求照护者具有某些美德,如利他主义、同情、正直等。

(二)基本伦理原则

1. 不伤害原则　该原则是"有利原则"的另一方面,又叫无伤原则。蜜尔在《论自由》中提出不伤害原则,概括为:"个人的行为只要不涉及自身以外什么人的利害,个人就不必向社会负责交代;关于对他人利益有害的行为,个人则应当负责交代,并且还应当承受社会的或是法律的惩罚。"在医学上,不伤害的概念早在《希波克拉底誓言》《南丁格尔誓言》中就被反复强调,也是医护人员工作中的重要指导原则,要求首先考虑到和最大限度地降低对患者或研究对象的伤害。在生物医学中"伤害"主要指身体上的伤害,包括疼痛和痛苦、残疾和死亡,精神上的伤害以及其他损害,如经济上的损失。

2.自主、尊重原则 在老年人的长期照护关系中,主要表现为尊重老年人的自主权和知情同意权。

(1)自主权 自主权是照护对象权利中最为基本的权利和价值,是公认的国际生命伦理学研究的重要原则。在老年人的长期照护中,手术、检查、治疗、复健等医疗护理行为是难以避免的,在实施这些行为之前,应按照我国《医疗机构管理条例》第三十三条的规定"医疗机构施行手术、特殊检查或特殊治疗时,必须征得患者同意。"履行告知义务,征得老年人的同意。但是,照护者会遇到一些特殊情况,比如有些老年人存在认知障碍、失语、昏迷等,这些疾病或症状使其无法行使自主权或行使自主权的能力降低,对于这些老年人,照护服务提供者同样应该及时地、适当地和他(她)进行解释。

(2)知情同意权 知情同意是指有自主认知能力的老年人有权利知晓自己的病情、预后,对即将进行的防治措施有决定接受或放弃的权利,这也是伦理学的基本原则。知情同意的内容主要包含:①要为老年人进行侵入性操作或者治疗,比如冠状动脉造影、手术等;②检查或者治疗中需要暴露老年人的隐私部位;③将老年人作为医疗或者护理科研的对象;④请老年人参与教学活动,作为示教对象或者分享疾病治疗经过等;⑤当病情需要或治疗需要为老年人进行约束时,行使知情同意的方式,则根据被照护者的情况及所采取的治疗和护理措施的不同而采用适宜方式,包含书面、口头或者其他方式。例如,口头告知形式主要用于一般常规检查、一般药物治疗、常规的护理操作等;书面的告知形式则用于约束知情同意书、介入性治疗知情同意书、自费医疗项目知情同意书等。

3.有利原则 有利原则要求老年人照护服务行为确实对老年人有益。这些行为必须符合以下条件:①老年人的确患有疾病;②老年照护服务人员采取的行动与解除老年人的疾病引起的痛苦有关,并可能解除老年人的痛苦;③老年人的受益不会给别人带来太大的损害。在老年人的长期照护服务中,有利原则体现在有利于老年人自身、有利于老年人家属和社会公益各方面。在照护服务过程中,要注意有利原则和不伤害原则、自主原则和公正原则的冲突,要寻求最佳的平衡点,使照护行为得到最大的益处,带来最小的危害。

4.公平原则 公平原则是社会学概念,指社会的政治利益、经济利益和其他利益在全体社会成员之间合理而公平地分配,包括权力平等、分配合理、机会均等。在长期照护服务领域,则是对每一个接受照护服务的老年人都能够得到公平对待,平等享有医疗资源及卫生服务资源,即所有的人都应当享有同等的生命健康权,这是人类基本人权的重要内容,也是社会文明和进步的标志。老年长期照护者,应坚定自己的职业信仰,对不同国籍、种族、年龄、性别、社会地位、经济状况的老年人一视同仁,合理提供和分配照护资源。

10-12 PPT:
有利原则与
替他原则的
冲突

（三）伦理议题

长期照护工作人员在照护工作中时常会遇到一些问题，这些问题需要工作人员将伦理原则、相关知识、技能有机融合来进行应对处置。一般情况下，工作人员须遵守的职业道德、职业规范即是反映其专业价值行为的准则或规范，也称为"专业伦理守则"。在长期照护服务提供过程中可能会出现的伦理议题主要有以下两类：

1. 伦理两难议题　是指工作人员面临两个或两个以上的专业伦理守则、法律或法规的冲突，且必须做出选择的两难状态。常见的两难状态主要涉及：隐私权——尊重与揭露的冲突；自主权——尊重与干预的冲突；治疗、临床研究等——是否参与的冲突；资源分配——如何公平分配的冲突；机构规范与个人专业价值观冲突等等。

2. 伦理问题　指在不涉及伦理两难议题的情况下，专业行为明显地违反专业伦理守则或规范，包括虐待、侵犯隐私权、将老年人视为婴儿或儿童（标签化）、限制老人与外界联系或限制访客、跨越专业界限等。

专业人员在遵照基本伦理原则基础上，可参考以下框架处理伦理两难议题：首先是确定伦理议题，比如问题的本质、类型，厘清哪些专业伦理守则、规范、法令之间有冲突；全面考虑可能受影响的对象，如个体、家庭、机构或工作单位等；通过头脑风暴法找寻解决问题的方案，客观地比较各个方案的优缺点；咨询专家或同事的意见，选择最可行的方案执行，应记录讨论、决定和执行过程，并评估最后结果。

【案例讨论】

1. 请你谈谈关于南丁格尔誓言中"勿为有损之事，勿取服或故用有害之药。尽力提高护理之标准，慎守患者家务及秘密"的理解，这里体现了护理伦理中的哪些原则？作为老年照护服务人员，在日常照护活动中应如何贯彻这些原则？

2. 一位退休医生，身体日渐衰弱，老伴去世，儿女都在国外，于是他选择入住一家老年机构。在入住评估过程中，他特别提到：他希望他人生的最后阶段是有尊严的，没有痛苦的，如果他发生心脏骤停等情况，他不希望接受心肺复苏、气管插管等治疗。你认为这种情况你应该如何处理？

10-13　扫码
答题：政策
与伦理

（黄金银　陈　燕）

参考文献

[1]Hanson E J,Tetley J,Clarke A. Respite Care for Frail Older People and Their Family Carers:Concept Analysis and User Focus Group Findings of a Pan-European Nursing Research Project[J]. J Adv Nurs,1999,30(6):1396-1407.

[2]Halter J B,Ouslander J G,Tinetti M E,等.哈兹德老年医学:第6版[M].李小鹰,王建业,译.北京:人民军医出版社,2015.

[3]London J L.怎样与老年痴呆症患者沟通[M].张荣华,黎坚,译.北京:中国轻工业出版社,2011.

[4]柴玲,童莺歌,陈佳佳.膝骨关节炎高危人群/患者健康管理的研究进展[J].护理学报,2018,25(2):29-32.

[5]陈旭娇,严静,王建业,等.老年综合评估技术应用中国专家共识[J].中华老年医学杂志,2017,36(5):471-477.

[6]陈旭娇,严静.《中国老年综合评估技术应用专家共识》解读[J].中华老年医学杂志,2018,37(2):123-124.

[7]陈峥,王玉波.老年中期照护[M].北京:中国协和医科大学出版社,2015.

[8]陈宗元,黄春丽,官检发,等.帕金森病的流行病学、发病机制及药物的研究进展[J].海峡药学,2018,30(3):48-50.

[9]窦祖林.吞咽障碍评估与治疗[M].2版.北京:人民卫生出版社,2017.

[10]窦祖林.作业治疗学[M].3版.北京:人民卫生出版社,2018.

[11]洪立,王华丽.老年期痴呆专业照护:护理人员实务培训[M].北京:北京大学医学出版社,2014.

[12]胡维勤.失智症老人家庭照护枕边书[M].广州:广东科技出版社,2017.

[13]黄露露,苏友新.国内膝关节骨性关节炎社区康复的研究现状[J].中国康复医学杂志,2018,33(9):1122-1128.

[14]贾建平.中国痴呆与认知障碍诊治指南[M].北京:人民卫生出版社,2015.

[15]姜小鹰.家庭护理指导:老年人家庭护理[M].北京:人民卫生出版社,2013.

[16]李建军.老年人康复服务指南[M].北京:北京大学医学出版社,2015.

[17]利平科特.老年专业照护[M].程云,译.上海:世界图书出版公司,2016.

[18]李政,徐运.帕金森病病因及发病机制的进展研究[J].国际神经病学神经外科杂志,2014,41(4):345-348.

[19]梁誉,林闽钢.论老年照护服务供给的整合模式[J].中共福建省委党校学报,2017(7):88-95.

[20]林泰史.认知障碍、阿尔茨海默病[M].张丹,译.郑州:河南科学技术出版社,2014.

[21]浦上克哉.老年痴呆症的预防与陪护指南[M].奥蓝格,韩放,译.广东:广东科技出版社,2016.

[22]邱铭章,汤丽玉.失智症照护指南[M].北京:华夏出版社,2016.

[23]森惟明,河野和彦.一本书了解痴呆症[M].杨丽娜,译.北京:电子工业出版社,2016.

[24]尚杨琪,来永庆,陈月英,等.膀胱过度活动症症状评分表评估膀胱过度活动症的临床研究[J].中华临床医师杂志(电子版),2012,6(16):4675-4678.

[25]世界卫生组织.关于老龄化与健康的全球报告[EB/OL].(2018-01-15)[2015-01-15].https://apps.who.int/iris/bitstream/handle/10665/186463/9789245565048_chi.pdf?sequence=9.

[26]世界卫生组织.建立老年人长期照护政策的国际共识[EB/OL].(2018-01-15)[2000-01-15].https://www.who.int/publications/list/WHO_HSC_AHE_00_1/zh/.

[27]世界卫生组织.中国老龄化与健康国家评估报告[EB/OL].(2018-01-15)[2016-01-15].https://apps.who.int/iris/bitstream/handle/10665/194271/9789245509318-chi.pdf?sequence=5.

[28]宋岳涛.老年综合评估[M].北京:中国协和医科大学出版社,2012.

[29]孙红,尚少梅.老年长期照护规范与指导[M].北京:人民卫生出版社,2018.

[30]孙建萍.老年护理学[M].北京:人民卫生出版社,2018.

[31]唐莹.老年人生活照料[M].北京:北京师范大学出版社,2015.

[32]王丽君,戴付敏,Julie Elliot,等.照护者虐待老年人行为评估及影响因素的研究进展[J].中国护理管理,2017,17(2):253-257.

[33]王薇,胡叶文.老年期痴呆的护理与康复[M].北京:人民卫生出版社,2012.

[34]王文焕.老年生活照料[M].北京:中国人民大学出版社,2015.

[35]王小龙,何仲.老年照护风险规范[M].北京:高等教育出版社,2015.

[36]吴红宇,王春霞.老年护理[M].北京:高等教育出版社,2015.

[37]姚蕴伍.老年疾病护理学[M].杭州:浙江大学出版社,2017.

[38]尤黎明,吴瑛.内科护理学[M].6版.北京:人民卫生出版社,2017.

[39]赵籥陶,董娟,李晶,等.老年人衰弱与骨关节炎的研究进展[J].中华老年医学杂志,2019,38(1):102-104.

[40]中华医学会骨科学分会关节外科学组.骨关节炎诊疗指南(2018年版)[J].中华骨科杂志,2018,38(12):705-715.

[41]美国心脏协会.高级心血管生命支持[M].美国心脏协会,译.杭州:浙江大学出版社,2021.

附 录

附录一 老年综合评估量表

表1 Barthel 指数(BI)评定量表及评定细则

姓名:＿＿＿＿＿＿　　性别:＿＿＿＿＿＿　　年龄:＿＿＿＿＿＿　　评估者:＿＿＿＿＿＿

1. Barthel 指数(BI)评定量表

项目	评分标准			
	完全独立	需部分帮助	需极大帮助	完全依赖
1.进食	10分	5分	0分	—
2.洗澡	5分	0分	—	—
3.修饰	5分	0分	—	—
4.穿脱衣服	10分	5分	0分	—
5.大便控制	10分	5分	0分	—
6.小便控制	10分	5分	0分	—
7.如厕	10分	5分	0分	—
8.床椅移动	15分	10分	5分	0分
9.平地行走	15分	10分	5分	0分
10.上下楼梯	10分	5分	0分	—
Barthel 指数总分	100分	50分	10分	0分

2. 自理能力分级及等级划分标准

Barthel 指数总分范围	100分	60～99分	41～59分	≤40分
自理能力等级	无须依赖	轻度依赖	中度依赖	重度依赖
需要照护程度	完全能自理,无须他人照护	极少部分不能自理,少部分需他人照护	部分不能自理,大部分需他人照护	完全不能自理,全部需要他人照护

3. Barthel 指数评定细则

项目	评定说明
1.进食	用适宜的餐具将食物由容器送到口中,包括用筷子(勺子或叉子)取食物、对碗(碟)的把持、咀嚼、吞咽等过程。 10分:可独立进食;5分:需部分帮助;0分:需极大帮助或完全依赖他人,或留置胃管
2.洗澡	含进出浴室、洗擦、淋浴、盆浴均可。 5分:准备好洗澡水后,可自己独立完成洗澡过程;0分:在洗澡过程中需他人帮助
3.修饰	包括洗脸、刷牙、梳头、刮脸等。 5分:可自己独立完成;0分:需他人帮助
4.穿脱衣服	包括穿(脱)衣服、系扣子、拉拉链、穿(脱)鞋袜、系鞋带等。 10分:可独立完成;5分:需部分帮助;0分:需极大帮助或完全依赖他人
5.大便控制	10分:可控制小便;5分:偶尔失控,或需要他人提示;0分:完全失控,或留置导尿管
6.小便控制	10分:可控制小便;5分:偶尔失控,或需要他人提示;0分:完全失控,或留置导尿管
7.如厕	包括去厕所、解开衣裤、擦净、整理衣裤、冲水等过程。 10分:可独立完成;5分:需部分帮助;0分:需极大帮助或完全依赖他人
8.床椅移动	从床转移到椅子上坐下。 15分:可独立完成;10分:需部分帮助;5分:需极大帮助;0分:完全依赖他人
9.平地行走	15分:可独立在平地上行走45m;10分:需部分帮助;5分:需极大帮助;0分:完全依赖他人
10.上下楼梯	可借助辅助工具(抓扶手、手杖)。 10分:可独立上下1层楼;5分:需部分帮助;0分:需极大帮助或完全依赖他人

表 2　改良 Barthel 指数评定量表及评定细则

姓名：＿＿＿＿＿　　性别：＿＿＿＿＿　　年龄：＿＿＿＿＿　　评估者：＿＿＿＿＿

1. 改良 Barthel 指数评定量表

项目	完全依赖 （1级）	最大帮助 （2级）	中等帮助 （3级）	最小帮助 （4级）	完全独立 （5级）
1.修饰	0	1	3	4	5
2.洗澡	0	1	3	4	5
3.进食	0	2	5	8	10
4.如厕	0	2	5	8	10
5.穿脱衣服	0	2	5	8	10
6.大便控制	0	2	5	8	10
7.小便控制	0	2	5	8	10
8.上下楼梯	0	2	5	8	10
9.床椅转移	0	3	8	12	15
10.平地行走	0	3	8	12	15
11.坐轮椅*	0	1	3	4	5

* 表示仅在不能行走时才评定第 11 项。

2. 改良 Barthel 指数评定细则

项目	评定说明
1.修饰	包括洗脸、洗手、梳头、保持口腔清洁（包括假牙齿）、剃须（适用于男性）及化妆（适用于有需要的女性）。 0分:完全依赖别人处理个人卫生； 1分:某种程度上能参与，但在整个活动过程中需要别人提供协助才能完成； 3分:能参与大部分活动，但在某些过程中仍需要别人提供协助才能完成整项活动； 4分:除了在准备或收拾时需要协助，患者可自行处理个人卫生；或过程中需别人从旁监督或提示，以策安全； 5分:患者可自行处理个人卫生，不需别人在场监督、提示或协助。男性患者可自行剃须，而女性患者可自行化妆及整理头发。
2.洗澡	包括清洁、冲洗及擦干由颈至脚的部位。 0分:完全依赖别人协助洗澡； 1分:某种程度上能参与，但在整个活动过程中需要别人提供协助才能完成； 3分:能参与大部分活动，但在某些过程中仍需要别人提供协助才能完成整项活动； 4分:除了在准备或收拾时需要协助，患者可自行洗澡；或过程中需别人从旁监督或提示，以策安全； 5分:患者可用任何适当的方法自行洗澡，无须别人在场监督、提示或协助。

续表

项目	评定说明
3. 进食	用合适的餐具将食物由容器送到口中,整个过程包括咀嚼及吞咽。 0分:完全依赖别人帮助进食; 2分:某种程度上能运用餐具,通常是勺子或筷子,但在进食的整个过程中需要别人提供协助; 5分:能使用餐具,通常是勺子或筷子,但在进食的某些过程仍需要别人提供协助; 8分:除了在准备或收拾时需要协助,患者可自行进食;或进食过程中需有人从旁监督或提示,以策安全; 10分:可自行进食,无须别人在场监督、提示或协助。
4. 如厕	包括在厕盆上坐下及站起,脱下及穿上裤子,防止弄脏衣物及附近环境,使用厕纸和用后冲厕。 0分:完全依赖别人协助如厕; 2分:某种程度上能参与,但在整个活动过程中需要别人提供协助才能完成; 5分:能参与大部分活动,但在某些过程中仍需要别人提供协助才能完成整项活动; 8分:除了在准备或收拾时需要协助,患者可自行如厕;或过程中需有人从旁监督或提示,以策安全; 10分:患者可用任何适当的方法自行如厕,无须别人在场监督、提示或协助。如有需要,患者亦可在晚间使用便盆、便椅或尿壶。然而,此类方法需包括将排泄物倒出并把器皿清洗干净。
5. 穿脱衣服	包括穿上、脱下及扣好衣物;有需要时也包括使用腰围、假肢及矫形器。 0分:完全依赖别人协助穿衣; 2分:某种程度上能参与,但在整个活动过程中需要别人提供协助才能完成; 5分:能参与大部分活动,但在某些过程中仍需要别人提供协助才能完成整项活动; 8分:除了在准备或收拾时需要协助,患者可自行穿衣;或过程中需有人从旁监督或提示,以策安全; 10分:自行穿衣而无须别人监督、提示或协助。
6. 大便控制	是指能完全地控制肛门或有意识地防止大便失禁。 0分:完全大便失禁; 2分:在摆放适当的姿势和诱发大肠活动的技巧方面需要协助,并经常出现大便失禁; 5分:患者能采取适当的姿势,但不能运用诱发大肠活动的技巧;或在清洁身体及更换纸尿片方面需要协助,并偶尔出现大便失禁; 8分:偶尔出现大便失禁,患者在使用栓剂或灌肠器时需要监督;或需要定时有人从旁提示,以防失禁; 10分:没有大便失禁,在需要时患者可自行使用栓剂或灌肠器。
7. 小便控制	是指能完全地控制膀胱或有意识地防止小便失禁。 0分:完全小便失禁; 2分:患者经常小便失禁; 5分:患者通常在日间能保持干爽但晚上小便失禁,并在使用内用或外用辅助器具时需要协助; 8分:患者通常能整天保持干爽但偶尔出现失禁;或在使用内用或外用辅助器具时需要监督;或需要定时有人从旁提示,以防失禁; 10分:没有小便失禁或在需要时患者可自行使用内用或外用辅助工具。

项目	评定说明
8. 上下楼梯	是指可安全地在两段均有八级的楼梯上来回上下行走。 0分:完全依赖别人协助上下楼梯; 2分:某种程度上能参与,但在整个活动过程中需要别人提供协助才能完成; 5分:能参与大部分活动,但在某些过程中仍需要别人提供协助才能完成整项活动; 8分:患者基本上不需要别人协助,但在准备及收拾时仍需协助;或过程中需有人从旁监督或提示,以策安全; 10分:患者可在没有监督、提示或协助下安全地上下两段楼梯,有需要时,可使用扶手或助行器。
9. 床椅转移	患者将轮椅移至床边,把刹掣锁紧及抬起脚踏板,然后将身体转移到床上并躺下。再坐回床边(在有需要时可移动轮椅的位置),并将身体转移坐回轮椅上。 0分:完全依赖或需要两人从旁协助或要使用机械装置来帮助转移; 3分:某种程度上能参与活动,但在整个活动过程中需要别人提供协助才能完成; 8分:能参与大部分活动,但在某些过程中仍需要别人提供协助才能完成整项活动; 12分:除了在准备或收拾时需要协助,患者可自行转移;或过程中需有人从旁监督或提示,以策安全; 15分:自行转移来回于床椅之间,并无须别人从旁监督、提示或协助。
10. 平地行走	从患者站立开始,在平地上步行50m。患者在有需要时可戴上及取下矫形器或假肢,并能适当地使用助行器。 0分:完全不能步行; 3分:某种程度上能参与,但在整个活动过程中需要别人提供协助才能完成; 8分:能参与大部分活动,但在某些过程中仍需要别人提供协助才能完成整项活动; 12分:可自行步行一段距离,但不能完成50m;或过程中有人从旁监督或提示,以策安全; 15分:可自行步行50m,并无须其他人从旁监督、提示或协助。
11. 坐轮椅	包括在平地上推动轮椅、转弯及操控轮椅至桌边、床边或洗手间等,患者需操控轮椅并移动至少50m。 0分:完全不能操控轮椅; 1分:可在平地上自行推动轮椅并移动短距离,但在整个活动过程中需要别人提供协助才能完成; 3分:能参与大部分活动,但在某些过程中仍需要别人提供协助才能完成整项活动; 4分:可驱动轮椅前进、后退、转弯及移至桌边、床边或洗手间等,但在准备及收拾时仍需协助;或过程中需有人从旁监督或提示,以策安全; 5分:可完全自行操控轮椅并移动至少50m,并无须其他人从旁监督、提示或协助。

表3 工具性日常生活活动能力(IADL)量表

姓名:_____ 性别:_____ 年龄:_____ 评估者:_____

项目及评估标准(以最近一个月的表现为准)		失能项目
A. 使用电话	□3. 独立使用电话,含查电话簿、拨号等 □2. 仅可拨熟悉的电话号码 □1. 仅会接电话,不会拨电话 □0. 完全不会使用电话	勾选1. 或0. 者
B. 上街购物	□3. 独立完成所有购物需求 □2. 独立购买小的日常生活用品 □1. 每一次上街购物都需要有人陪 □0. 完全不会上街购物	勾选1. 或0. 者
C. 食物烹调	□3. 能独立计划、烹煮和摆设一顿适当的饭菜 □2. 如果帮他准备好一切佐料,会做一顿适当的饭菜 □1. 会将已做好的饭菜加热 □0. 需要别人把饭菜煮好、摆好	勾选0. 者
D. 家务劳动	□4. 能做较繁重的家务或需偶尔家务协助(重体力劳动,如搬动沙发、擦地板、擦窗户) □3. 能做较简单的家务,如洗碗、铺床、叠被 □2. 能做家务,但不能达到可被接受的整洁程度 □1. 所有的家务都需要别人协助 □0. 完全不会做家务	勾选1. 或0. 者
E. 洗衣服	□2. 自己清洗所有衣物 □1. 只清洗小件衣物 □0. 完全依赖他人	勾选0. 者
F. 外出活动	□4. 能够自己开车、骑车 □3. 能够自己搭乘公共交通工具 □2. 能够自己搭乘出租车但不会搭乘公共交通工具 □1. 当有人陪同可搭出租车或公共交通工具 □0. 完全不能出门	勾选1. 或0. 者
G. 服用药物	□3. 能在正确的时间服用正确的药物 □2. 需要提醒或少许协助 □1. 如果事先准备好服用的药物份量,可自行服用 □0. 不能自己服用药物	勾选1. 或0. 者
H. 处理财务	□2. 可以独立处理财务(做预算,开支票,付账单,去银行;对收入进行跟踪) □1. 可以处理日常的购买,但需要别人协助与银行往来或大宗买卖 □0. 不能处理钱财	勾选0. 者

注:上街购物、食物烹调、家务劳动、洗衣服、外出活动等五项中有三项以上需要协助者即为轻度失能。

表4 功能独立性量表(FIM)及评定细则

姓名:_____　　性别:_____　　年龄:_____　　评估者:_____

1.功能独立性量表

项目		评分						
		7	6	5	4	3	2	1
自我照护	1 进食							
	2 梳洗							
	3 洗澡							
	4 穿上衣							
	5 穿下衣							
	6 如厕							
括约肌控制	7 膀胱控制							
	8 直肠控制							
转移能力	9 床、椅、轮椅							
	10 如厕							
	11 沐浴							
运动能力	12 步行、轮椅							
	13 上下楼梯							
交流	14 理解							
	15 表达							
社交	16 社会关系							
	17 问题解决							
	18 记忆							
FIM 总得分								

2. 功能独立性量表评定细则

项目	评定说明
1. 进食	包括使用合适的器具将食物送进嘴里、咀嚼和咽下，不包括食物准备，例如清洗和准备食物、烹调、备餐、切割食物等。由于使用勺子比筷子简单，因此患者不一定要使用筷子，关键在于尽可能独立完成进食活动。 7分：可以独立完成进食过程。操作时间合理、安全。 6分：需要假肢或辅助具（改制的食具等）进食，或进食时间过长，或不安全（呛噎）。用胃管的患者可以自己独立由胃管进食，并进行胃管护理。 5分：需要他人监护、提示或诱导，或他人帮助切割食物、开瓶盖、倒水、拿支具或矫形器等。 4分：可完成75%以上的进食过程，偶然需要他人帮助戴支具或矫形器等完成进食。 3分：可完成50%～74%的进食过程，经常需要他人帮助戴支具或矫形器等完成进食。 2分：可完成25%～49%的进食过程，可以主动配合他人喂食。 1分：可完成25%以下的进食过程，主要由他人帮助喂食或通过胃管进食。 分解评分：1～4分的评定也可采用分解方式，例如将进食过程分解为夹取食物、送入口中、咀嚼、吞咽4项，每项1分。全部可以实现为5分，1项不能独立完成为4分，2项不能独立完成为3分，3项不能独立完成为2分，4项不能独立完成为1分。
2. 梳洗	包括口腔护理（刷牙）、梳理头发、洗手洗脸、剃须（男性）或化妆（女性）。本项包括开关水龙头、调节水温以及其他卫生设备、涂布牙膏、开瓶盖等。 7分：可以安全操作所有动作，并完成上述活动的准备。 6分：需要特制设备，包括支具、假肢等帮助活动，或操作时间过长，或不安全。 5分：需要他人监护、提示或诱导，或准备卫生设备。 4分：偶然需要由他人帮助将毛巾放到患者手中或帮助完成一项活动。 3分：经常需要由他人帮助将毛巾放到患者手中或帮助完成一项以上的活动。 2分：可以主动配合他人完成梳洗活动。 1分：不能主动配合他人完成梳洗活动。 分解评分：分解为口腔护理、梳头、洗手洗脸、剃须或化妆4项，每项1分。
3. 洗澡	包括洗澡的全过程（洗、冲、擦干），洗颈部以下部位（背部除外），洗澡方式可为盆浴、淋浴或擦浴。如果患者不能行动，但自己可以在床上独立进行擦浴，仍然可以得7分。 7分：完全独立、安全地完成全过程，可以为盆浴、淋浴或擦浴。 6分：需要特殊的设备完成（假肢、支具、辅助具等），或时间过长，或不安全。 5分：需要他人监护、提示或诱导，或帮助放水、调节水温、准备浴具、准备支具等。 4分：偶尔需要由他人帮助将毛巾放到患者手中，或帮助完成1～2个部位的洗澡。 3分：经常需要由他人帮助将毛巾放到患者手中，或帮助完成2个以上部位的洗澡。 2分：需要他人帮助洗澡，但可以主动协助。 1分：需要他人帮助洗澡，但不能主动协助。 分解评分：分解为洗两上肢两下肢、胸部、臀部和会阴部4项，每项1分。

项目	评定说明
4. 穿上衣	包括穿脱上衣(腰部以上)及穿脱上肢假肢或支具。 7分:完全独立穿脱上衣,包括从常用的地方(衣柜、抽屉)取衣服、处理胸罩、穿脱套头或前开睡衣,处理纽扣、拉链、搭扣,穿脱假肢、支具(如果有)。操作安全、时间合理。 6分:需要特殊辅助具穿脱,例如尼龙搭扣、假肢、支具,或穿脱时间过长。 5分:需要他人监护、提示或诱导,或由他人准备上身/上肢假肢、支具,或由他人取衣服或准备穿脱设备。 4分:偶尔需要他人帮助处理纽扣、拉链、搭扣等。 3分:经常需要他人帮助处理纽扣、拉链、搭扣等。 2分:需要他人帮助穿衣,但可以主动配合。 1分:需要他人帮助穿衣,但不能有效地主动配合。 分解评分:分解为套入上肢、套入头部或胸部、处理纽扣或拉链、处理胸罩或内衣4项,每项1分。也可参考穿衣的数量和难度评估。
5. 穿下衣	包括穿脱下衣(腰部以下)及穿脱假肢、支具。 7分:完全独立穿脱下衣,包括从常用的地方(衣柜、抽屉)取衣服,处理内裤、裤、裙、腰带、袜和鞋。处理纽扣、拉链、搭扣,穿脱假肢、支具(如果有)。操作安全。 6分:需要特殊辅助具穿脱,例如尼龙搭扣、假肢、支具,或穿脱时间过长。 5分:需要他人监护、提示或诱导,或由他人准备上身/上肢假肢、支具,或由他人取衣服或准备穿脱设备。 4分:偶尔需要他人帮助处理纽扣、拉链、搭扣等。 3分:经常需要他人帮助处理纽扣、拉链、搭扣等。 2分:需要他人帮助穿衣,但可以主动配合。 1分:需要他人帮助穿衣,但不能有效地主动配合。 分解评分:分解为套入下肢、套入腰部、处理纽扣或拉链、处理鞋袜4项,每项1分。也可参考穿衣的数量和难度评估。
6. 如厕	包括维持会阴部卫生和如厕(厕所或便盆)前后的衣服整理。如果大便和小便所需帮助的水平不同,则记录最低分。导尿管处理不属于此项范围。 7分:大小便后可独立清洁会阴,更换卫生巾(需要时),调整衣服。操作安全。 6分:如厕时需要特殊的设备,包括假肢/支具。操作时间过长,或不安全。 5分:需要他人监护、提示或诱导,或准备辅助具,或开卫生巾包装盒等。 4分:偶尔需要他人在进行上述动作时帮助身体稳定或平衡。 3分:经常需要他人在进行上述动作时帮助身体稳定或平衡。 2分:需要他人帮助,但可以主动配合。 1分:需要他人帮助,但不能主动配合。 分解评分:分解为脱裤、取卫生纸或卫生巾、擦拭会阴部、穿裤4项,每项1分,参考完成的时间。

续表

项目	评定说明
7.膀胱控制	7分：患者可完全自主控制膀胱，从无尿失禁。 6分：患者无尿失禁，但需要尿壶、便盆、导管、尿垫、尿布、集尿装置、集尿替代品，或使用药物控制。如果使用导尿管，患者可自己独立消毒并插入导管。如果患者采用膀胱造瘘，必须能够独立处理造瘘口和排尿过程。如果患者使用辅助具，必须能够自己组装和应用器具，可独立倒尿，可独立装、脱、清洁尿袋。 5分：需要他人监护、提示或诱导，准备排尿器具，帮助倒尿具和清洁尿具；由于不能及时得到尿盆或入厕，可偶尔发生尿失禁（＜1次/月）。 4分：需要最低限度接触性帮助以维持外部装置（导尿管、集尿器或膀胱造瘘口）。患者可处理75%的排尿过程，可偶尔发生尿失禁（＜1次/周）。 3分：需要中等度接触性帮助以维持外部装置。患者可处理50%～74%的排尿过程，可偶尔发生尿失禁（＜1次/天）。 2分：尽管得到协助，但患者仍然经常发生尿失禁，或几乎每天均有失禁，无论是否有导尿管或膀胱造瘘口装置，仍必须垫尿布或其他尿垫类物品。患者可处理25%～49%的排尿过程。 1分：完全依赖。尽管得到协助，但患者仍然经常发生尿失禁，或几乎每天有失禁，无论是否有导尿管或膀胱造瘘口装置，仍必须垫尿布或其他尿垫类物品。患者可处理不到25%的排尿过程。
8.直肠控制	包括能否完全随意地控制排便，必要时可使用控制排便的器具或药物。评分原则基本与膀胱控制同，可根据需要帮助的程度和失禁的程度评判。 7分：可完全自主排便。 6分：排便时需要便盆、手指刺激或通便剂、润滑剂、灌肠或其他药物。如果患者有直肠造瘘，患者可自己处理排便和造瘘口，无须他人帮助。 5分：需要监护、提示或诱导，由他人帮助准备排便器，可偶尔发生大便失禁，但＜1次/月。 4分：需要最低限度接触性帮助以保证排便满意，可使用排便药物或外用器具，患者可处理75%以上的排便过程，可偶尔发生大便失禁（＜1次/周）。 3分：需要中等度接触性帮助以保证排便满意，可使用排便药物或外用器具，患者可处理50%～74%的排便过程，可偶尔发生大便失禁（＜1次/天）。 2分：尽管给予最大程度的接触性帮助，但患者仍频繁发生大便失禁，几乎每天均有，尽管有直肠造瘘，但仍然必须使用尿布或其他尿垫类物品。患者可处理25%～49%的排便过程。 1分：尽管给予最大程度的接触性帮助，但患者仍频繁发生大便失禁，几乎每天均有，尽管有直肠造瘘，但仍然必须使用尿布或其他尿垫类物品。患者可处理不到25%的排便过程。

项目	评定说明
9.床、椅、轮椅	7分:行走为主者能独立完成床椅转移、坐下起立转移,即坐下和站起的全过程。用轮椅者能独立完成床椅转移,锁住车闸,抬起脚踏板,使用适合的助具或辅助设备,如扶手、滑板、支具、拐杖等,并返回原位。操作安全。 6分:需要辅助器具,如滑板、提升器、手柄、特殊的椅、支具或拐的帮助,或花费时间过长。用于转移的假肢和支具也属于此类。 5分:需要监护、提示或诱导、准备(滑板、去除足板等)。 4分:偶尔需要他人在转移过程中帮助平衡。 3分:经常需要他人在转移过程中帮助平衡。 2分:需要他人帮助转移,但可以主动配合。 1分:需要他人帮助转移,但不能主动配合。
10.如厕	7分:行走者能独立走入卫生间,坐厕、起立,不用任何帮助。轮椅者能独立进入卫生间,并能自己完成刹车、去除侧板、抬起脚踏板,不用器具完成轮椅至坐厕转移。时间合理,活动安全。 6分:患者需要适应或辅助器具,如滑板、提升器、手柄、特殊的椅、支具或拐的帮助,或花费时间过长。用于转移的假肢和支具也属于此类。 5分:需要监护、提示或诱导、准备(滑板、去除足板等)。 4分:偶尔需要他人在转移过程中帮助平衡。 3分:经常需要他人在转移过程中帮助平衡。 2分:需要他人帮助转移,但可以主动配合。 1分:需要他人帮助转移,但不能主动配合。
11.入浴	7分:行走者能独立进入浴室,进入浴缸或淋浴,不用任何帮助。轮椅者能独立进入浴室,并能自己完成刹车、去除侧板、抬起脚踏板,不用器具完成轮椅至入浴转移。活动安全。 6分:患者需要适应或辅助器具,如滑板、提升器、手柄、特殊的椅、支具或拐的帮助,或花费时间过长。用于转移的假肢和支具也属于此类。 5分:需要监护、提示或诱导、准备(滑板、去除足板等)。 4分:偶尔需要他人在转移过程中帮助平衡。 3分:经常需要他人在转移过程中帮助平衡。 2分:需要他人帮助转移,但可以主动配合。 1分:需要他人帮助转移,但不能主动配合。

续表

项目	评定说明
12. 步行、轮椅	首先确定是行走还是轮椅,有些患者既可走也可用轮椅,评估时以其主要的活动方式进行评分。用轮椅或辅助具者最高评分不超过 6 分。如果出院时患者改换移动方式,则应根据出院时的方式重新评估入院时得分。 7 分:行走者能独立行走 50m 距离,不用任何器具。时间合理,活动安全。 6 分:行走者能独立行走 50m 距离,但要使用拐杖、下肢假肢或支具、矫形鞋、步行器等辅助装置完成行走。用轮椅者能独立操作轮椅(手动或电动)移动 50m 距离(包括拐弯、接近椅子或床,爬 3°的坡度及过门槛,开关门)。或时间过长,活动不安全。 5 分:有两种评估标准。 A. 在监护、提示或诱导下,独立行走或用轮椅移动不少于 50m。 B. 家庭行走:行走者能独立行走较短距离(17～49m),不用任何器具;或独立操作轮椅(手动或电动)17～49m,不需要提示,但时间过长,或安全性不好。 4 分:需要最低限度接触性帮助移动至少 50m。患者用力>75%。 3 分:需要中度接触性帮助移动至少 50m。患者用力 50%～74%。 2 分:需要最大限度接触性帮助移动至少 17m。患者用力 25%～49%。至少需 1 人帮助。 1 分:患者用力少于 25%。至少需要 2 人帮助,不能行走,用轮椅至少 17m。
13. 上下楼梯	患者必须能走路才能考虑上下楼梯。能否独立上下一层楼(一层包括 12～14 级台阶)及需要帮助的程度。是否需拐杖和一些辅助装置上下楼梯。 7 分:可以独立上下一层楼以上,无须任何辅助,时间合理,活动安全。 6 分:可以独立上下一层楼以上,但需要扶手、手杖或其他支持,活动时间过长或有安全问题。 5 分:有两种评估标准。 A. 在监护、提示或诱导下,独立上下一层楼。 B. 家庭步行:可独立上下 4～6 级台阶(用或不用辅助器具),或上下 7～11 级台阶,无须监护、提示或诱导,但活动时间过长或安全性不好。 4 分:偶尔需要他人接触性帮助上下楼梯及平衡。 3 分:经常需要他人接触性帮助上下楼梯及平衡。 2 分:上下楼梯不到 7～12 级,需要 1 人帮助步行。 1 分:上下楼梯不到 4～6 级,或需要 2 人以上帮助步行。

项目	评定说明
14. 理解	指听觉或视觉理解,即是否能理解口头或视觉交流(即书面、身体语言、姿势等)。评估患者最常用的交流方式(听或视)。如果两种交流方式同等,则将两种结合评估。 7分:完全独立,患者可理解复杂、抽象内容,理解口头和书写语言。 6分:在绝大多数情况下,患者对复杂、抽象内容的理解只有轻度困难,不需要特殊准备,可需要听力或视力辅助具,或需要额外的时间来理解有关信息。 5分:敦促(standby prompting),指患者在90%以上的日常活动中无理解和交流障碍,需要敦促或准备(减慢说话速度、使用重复、强调特别的词或短语、暂停、视觉或姿势提示)的机会少于10%。 4分:最低限度敦促,指基本日常生活的75%~90%的情况可以理解和会话。 3分:中度敦促,指基本日常生活的50%~74%的情况可以理解和会话。 2分:最大敦促,指基本日常生活的25%~49%的情况可以理解和会话。只能理解简单、常用的口语表达(如喂、你好)或姿势(如再见、谢谢),50%以上的情况需要敦促。 1分:完全依赖,指基本日常生活的<25%的情况可以理解和会话,或不能理解简单、常用的口语表达(如喂、你好)或姿势(如再见、谢谢),或在准备或敦促下仍然不能适当反应。
15. 表达	包括能否用口语或非口语(包括符号、文字)清楚地表达复杂、抽象的意思。评估最常用的表达方式(口语、非口语),如果两种都用,则将两种结合评估。 7分:可清晰流利地表达复杂、抽象的意思。 6分:绝大多数情况下,患者可清晰流利地表达复杂、抽象的意思,只有轻度困难。无须敦促。可需要增强交流的装置或系统(如扩音设备等)。 5分:敦促,指患者在90%以上的时间可表达日常活动的基本需要和主意,需要促进(经常重复)的机会少于10%。 4分:最低限度敦促,患者在75%~90%的时间可表达日常生活活动的基本需要和主意。 3分:中度敦促,患者在50%~74%的时间可表达日常生活活动的基本需要和主意。 2分:最大敦促,患者在25%~49%的时间可表达日常生活活动的基本需要和主意。 1分:患者少于25%的时间可表达日常生活活动的基本需要和主意,或在敦促的条件下,仍然完全或经常不能适当表达基本需要。

续表

项目	评定说明
16.社会关系	指在治疗、社会活动中参与并与他人(如医务人员、家庭成员、病友、朋友)友好相处的能力,反映个人如何处理个人需求和他人需求,能否恰当地控制情绪,接受批评,认识自己的所说所为对他人的影响,情绪是否稳定(包括有无乱发脾气、喧叫、言语粗鲁、哭笑无常、身体攻击、沉默寡言、昼夜颠倒等现象)。 7分:完全独立处理社会交往,无须药物控制。 6分:在绝大多数情况下可以与医务人员、家庭成员、病友、朋友等友好相处,仅偶尔失控。无须监护,但需要较多的时间适应社会环境,或需要药物控制。 5分:只在应激或不熟悉的条件下需要监护(即监督、语言控制、提示或诱导),需要监护的情况不超过10%。可能需要鼓励以提高参与的积极性。 4分:轻度导向(direction),患者可恰当处理75%~90%的时间。 3分:中度导向,患者可恰当处理50%~74%的时间。 2分:高度导向,患者可恰当处理25%~49%的时间。由于社会行为不当,可能需要管制。 1分:完全依赖,患者可恰当处理<25%的时间或完全不能处理。由于社会行为不当,可能需要管制。
17.问题解决	指解决日常问题的能力,即合理、安全、适时地解决日常生活事务、家庭杂事、工作琐事、个人财务、社会事务问题的能力,并可主动实施、结束和自我修正。 7分:患者可认识是否存在问题,作出适当的决定,启动并按步骤解决复杂的问题,直到任务完成,如有错误,可自行纠正。 6分:绝大多数情况下,患者可明确是否存在问题,作出适当的决定,启动并按步骤解决复杂的问题,直到任务完成,如有错误,可自行纠正。所需时间可较长。 5分:在应激或不熟悉的条件下需要监护(提示或诱导),需要监护的情况不超过10%的时间。 4分:75%~90%的时间患者可解决常规问题。 3分:50%~74%的时间患者可解决常规问题。 2分:25%~49%的时间患者可解决常规问题。一半时间患者需要指导来启动、计划或完成简单的日常活动。可能需要管制以保证安全。 1分:<25%的时间患者可解决常规问题。几乎任何时候患者均需要引导,或完全不能有效解决问题。可能需要一对一指导来完成简单的日常活动。可能需要管制以保证安全。
18.记忆	包括在单位或社会环境下,患者执行日常活动时有关认知和记忆的技能。记忆包括贮存和调出信息的能力,特别是口头和视觉内容的记忆。记忆功能的标志包括:能否认识常见的人或物,记得每日常规,执行他人的请求而无须重复提示。记忆障碍影响学习和执行任务。 7分:患者可认识熟人,记忆每日常规,执行他人的请求而无须重复提示。 6分:患者只有轻度困难认识熟人,记忆每日常规,对他人的请求有反应。可能需要自我提示或环境提示、促进或辅助物。 5分:患者在应激或不熟悉的环境下需要敦促(即提示、重复、提醒者),但不超过10%的日常时间。 4分:最低限度敦促,75%~90%的时间患者可认识和记忆。 3分:中度敦促,50%~74%的时间患者可认识和记忆。 2分:高度敦促,25%~49%的时间患者可认识和记忆。 1分:完全帮助,<25%的时间患者可认识和记忆,或不能有效地认识或记忆。

表5　步态评估量表

姓名:_____　　性别:_____　　年龄:_____　　评估者:_____

测 试 项 目		测试日期	
		年　月　日	年　月　日
1.起步	0分:有迟疑,或需尝试多次方能启动 1分:正常启动		
2.抬脚高度	a.左脚跨步 　0分:脚拖地,或抬高大于2.5~5.0cm 　1分:脚完全离地,但不超过2.5~5.0cm		
	b.右脚跨步 　0分:脚拖地,或抬高大于2.5~5.0cm 　1分:脚完全离地,但不超过2.5~5.0cm		
3.步长	a.左脚跨步 　0分:跨步的脚未超过站立的对侧脚 　1分:有超过站立的对侧脚		
	b.右脚跨步 　0分:跨步的脚未超过站立的对侧脚 　1分:有超过站立的对侧脚		
4.步态对称性	0分:两脚步长不等 1分:两脚步长相等		
5.步伐连续性	0分:步伐与步伐之间不连续或中断 1分:步伐连续		
6.走路路径 (行走大约3m长)	0分:明显偏移到某一边 1分:轻微/中度偏移或使用步行辅具 2分:走直线,且不需辅具		
	以舒适速度走3m	辅具_____ 需时_____秒	辅具_____ 需时_____秒
7.躯干稳定	0分:身体有明显摇晃或需使用步行辅具 1分:身体不晃,但需屈膝或有背痛或张开双臂以维持平衡 2分:身体不晃,无屈膝,不需张开双臂或使用辅具		
8.步宽(脚跟距离)	0分:脚跟分开(步宽大) 1分:走路时两脚跟几乎靠在一起		
总分(满分12分)			
无法施测请打"×",并请写出由于_____而无法施测			
总得分			

表6　Morse 跌倒评估量表

姓名：_____　　　性别：_____　　　年龄：_____　　　评估者：_____

项　目		评估时间		
		月　日	月　日	月　日
患者曾跌倒（3 个月内）或视觉障碍	没有＝0			
	有＝25			
超过一个医学诊断	没有＝0			
	有＝15			
使用助行器具	没有需要＝0			
	完全卧床＝0			
	护士扶持＝0			
	丁形拐杖/手杖＝15			
	学步车＝15			
	扶家具行走＝30			
静脉输液或置管或使用药物治疗	没有＝0			
	有＝20			
步态	正常＝0			
	卧床＝0			
	轮椅代步＝0			
	乏力或≥65 岁或体位性低血压＝10			
	失调及不平衡＝20			
精神状态	了解自己能力＝0			
	高估自己或忘记自己受限制或意识障碍或躁动不安或沟通障碍或睡眠障碍＝15			
总得分				

结果评定说明：

总分 125 分，评分＞45 分为跌倒高风险，25～45 分为跌倒中度风险，＜25 分为跌倒低风险，得分越高表示跌倒风险越大。

表7 简易精神状态评价量表(MMSE)

姓名:_____ 性别:_____ 年龄:_____ 评估者:_____

项目						得分	
定向力 (10分)	1. 今年是哪一年					1	0
	现在是什么季节?					1	0
	现在是几月份?					1	0
	今天是几号?					1	0
	今天是星期几?					1	0
	2. 你住在哪个省?					1	0
	你住在哪个县(区)?					1	0
	你住在哪个乡(街道)?					1	0
	咱们现在在哪个医院?					1	0
	咱们现在在第几层楼?					1	0
记忆力 (3分)	3. 告诉你三种东西,我说完后,请你重复一遍并记住,待会还会问你(各1分,共3分)。				3	2	1	0
注意力和计算能力(5分)	4. 100-7=? 连续减5次(93、86、79、72、65。各1分,共5分。若错了,但下一个答案正确,只记一次错误)。	5	4	3	2	1	0
回忆能力 (3分)	5. 现在请你说出我刚才告诉你让你记住的那些东西。				3	2	1	0
语言能力 (9分)	6. 命名能力 　出示手表,问这个是什么东西。					1	0
	出示钢笔,问这个是什么东西。					1	0
	7. 复述能力 　我现在说一句话,请跟我清楚地重复一遍(四十四只石狮子)!					1	0
	8. 阅读能力 　请你念念这句话(闭上你的眼睛),并按上面意思去做!					1	0
	9. 三步命令 　我给你一张纸,请你按我说的去做,现在开始:"用右手拿着这张纸,用两只手将它对折起来,放在你的左腿上。"(每个动作1分,共3分)				3	2	1	0
	10. 书写能力 　请你自己写一句完整的句子(要有主语、谓语)。					1	0
	11. 结构能力 　(出示图案)请你照上面图案画下来!					1	0

结果判定说明:

1. 认知功能障碍:最高得分为30分,分数在27~30分为正常,分数<27为认知功能障碍;

2. 失智划分标准:文盲≤17分,小学≤20分,中学(包括中专)≤22分,大学(包括大专)≤23分;

3. 失智严重程度分级:轻度,MMSE≥21分;中度,MMSE 10~20分;重度,MMSE≤9分。

表8　修正长谷川失智量表

姓名：_____　性别：_____　年龄：_____　文化程度：_____　评估者：_____

询问问题		计分标准			得分
		错误	正确项及计分		
定向力	1.今天是几月？			1	
	几日？	0		1	
	星期几？			1	
	2.你现在在什么地方？	0		2.5	
	3.你多大年纪？	0		2	
记忆力	4.你在这里住了多久？	0		2.5	
	5.你在什么地方出生？	0		2	
	6.新中国何时成立？（年、月、日）	0	1项	1.5	
			2项	2.5	
			3项	3.5	
日常知识	7.1年有多少天？	0		2.5	
	8.总理是谁？	0	1项	1.5	
	主席是谁？		2项	3	
计算力	9.100－7＝？ 再减7＝？	0	1项	2	
			2项	4	
近记忆	10.倒数数字，如 682→286,3529→9253	0	1项	2	
			2项	4	
	11.5个物体任意拿走1个,问:少了什么？	0	2项	0.5	
			3项	1.5	
			4项	2.5	
			5项	3.5	
总得分					

计分及结果评定说明：

1.第11题计分说明：将5个物体，如纸烟、火柴、钥匙、表、钢笔摆在被试前,令其说一遍,然后把东西拿走,请被试回忆。正确1项或完全错误计0分,正确2项计0.5分,正确3项计1.5分,正确3项计2.5分,完全正确计3.5分。

2.量表总分32.5分,得分≥30分为智能正常,29.5～20分为轻度智能低下,19.5～10分为中度智能低下,<10分为重度智能低下,得分<15分者可诊断为痴呆。

表9　老年抑郁量表(GDS)

姓名：_____　　性别：_____　　年龄：_____　　评估者：_____

测评说明:选择最切合您一周来的感受的答案,在每题后空格内选择"是"或"否"。

序号	问　　题	是	否
1	*你对生活基本上满意吗?		
2	你是否放弃了许多活动和兴趣爱好?		
3	你是否觉得生活空虚?		
4	你是否感到厌倦?		
5	*你觉得未来有希望吗?		
6	你是否因为脑子里一些想法摆脱不掉而烦恼?		
7	*你是否大部分时间精力充沛?		
8	你是否害怕会有不幸的事落到你头上?		
9	*你是否大部分时间感到幸福?		
10	你是否常感到孤立无援?		
11	你是否经常坐立不安,心烦意乱?		
12	你是否愿意呆在家里而不愿去做些新鲜事?		
13	你是否常常担心将来?		
14	你是否觉得记忆力比以前差?		
15	*你觉得现在活着很惬意吗?		
16	你是否常感到心情沉重、郁闷?		
17	你是否觉得像现在这样活着毫无意义?		
18	你是否总为过去的事忧愁?		
19	*你觉得生活很令人兴奋吗?		
20	你开始一件新的工作很困难吗?		
21	*你觉得生活充满活力吗?		
22	你是否觉得你的处境已毫无希望?		
23	你是否觉得大多数人比你强得多?		
24	你是否常为些小事伤心?		
25	你是否常觉得想哭?		
26	你集中精力有困难吗?		
27	*你早晨起来很快活吗?		
28	你希望避开聚会吗?		
29	*你做决定很容易吗?		
30	*你的头脑像往常一样清晰吗?		
	总得分		

计分及结果评定说明:

①打" * "的第1、5、7、9、15、19、21、27、29、30题答"否"者记1分,其他题答"是"者记1分。

②最高分为30分,分数越高,表示抑郁症状越明显,9分以下为正常,10~21分为轻度抑郁,22~30分为重度抑郁。

表 10 简版老年抑郁量表(GDS-15)

姓名:_____   性别:_____   年龄:_____   评估者:_____

测评说明:选择最切合您一周来的感受的答案,在每题后空格内选择"是"或"否"打
"√"。

序号	问　　题	是	否
1	* 你对生活基本上满意吗?		
2	你是否放弃了许多活动和兴趣爱好?		
3	你是否觉得生活空虚?		
4	你是否常感到厌倦?		
5	* 你是否大部分时间感觉精神好?		
6	你是否害怕会有不幸的事落到你头上?		
7	* 你是否大部分时间感到快乐?		
8	你是否常有无助的感觉?		
9	你是否愿意呆在家里而不愿去做些新鲜事?		
10	你是否觉得记忆力比大多数人差?		
11	* 你是否认为现在活着很惬意?		
12	你是否觉得像现在这样活着毫无意义?		
13	你是否觉得你的处境没有帮助?		
14	你是否觉得大多数人处境比你好?		
15	你集中精力有困难吗?		
	总得分		

计分及结果评定说明:

①打"＊"的第 1、5、7、11 题答"否"者记 1 分,其他题答"是"者记 1 分。

②最高分为 15,分数越高,表示抑郁症状越明显,分数≥8 为有抑郁症状。

表 11　照护者负担量表(ZBI)

姓名:_____　　　性别:_____　　　年龄:_____　　　评估者:_____

测评说明:以下问题反映当前照护患者时您的感受,过去一个星期内您是否出现了以下感受,请您仔细阅读下表中的每一个问题,然后在最适合您本人情况的数字上打钩(√)。

问　　题	评分				
	从不	偶尔	有时	经常	总是
1.您是否认为,您所照料的患者会向您提出过多的照护要求?	0	1	2	3	4
2.您是否认为,由于护理患者会使自己时间不够?	0	1	2	3	4
3.您是否认为,在照料患者和努力做好家务及工作之间,您会感到有压力?	0	1	2	3	4
4.您是否认为,因患者的行为而感到为难?	0	1	2	3	4
5.您是否认为,有患者在您的身边而感到烦恼?	0	1	2	3	4
6.您是否认为,您的患者已经影响到了您和您的家人与朋友间的关系?	0	1	2	3	4
7.您是否认为,对未来感到担心?	0	1	2	3	4
8.您是否认为,患者依赖于您?	0	1	2	3	4
9.当患者在您身边时,您感到紧张吗?	0	1	2	3	4
10.您是否认为,由于护理患者,您的健康受到影响?	0	1	2	3	4
11.您是否认为,由于护理患者,您没有时间办自己的私事?	0	1	2	3	4
12.您是否认为,由于护理患者,您的社交受到影响?	0	1	2	3	4
13.您有没有由于患者在家,放弃请朋友来家的想法?	0	1	2	3	4
14.您是否认为,患者只期盼您的照护,您好像是他/她唯一可依赖的人?	0	1	2	3	4
15.您是否认为,除外您的花费,您没有余钱用于护理患者?	0	1	2	3	4
16.您是否认为,您有可能花更多的时间护理患者?	0	1	2	3	4
17.您是否认为,开始护理以来,按照自己的意愿生活已经不可能了?	0	1	2	3	4
18.您是否希望,能把患者留给别人来照护?	0	1	2	3	4
19.您对患者有不知如何是好的情形吗?	0	1	2	3	4
20.您认为应该为患者做更多的事情是吗?	0	1	2	3	4
21.您认为在护理患者上您能做得更好吗?	0	1	2	3	4
22.综合看来您怎样评价自己在护理上的负担?	无	轻	中	重	极重
总得分					

计分及结果评定说明:

量表总分为 0~88 分,得分越高,说明照护负担越重。

表12　社会支持量表(SSRS)

姓名:＿＿＿＿＿　　性别:＿＿＿＿＿　　年龄:＿＿＿＿＿　　评估者:＿＿＿＿＿

一、测评说明

　　下面的问题用于反映您在社会中所获得的支持,请按各个问题的具体要求,根据您的实际情况来回答,谢谢您的合作!

1. 您有多少关系密切,可以得到支持和帮助的朋友?(只选一项)
　　(1)一个也没有　　(2)1～2个　　(3)3～5个　　(4)6个或6个以上

2. 近一年来您:(只选一项)
　　(1)远离家人,且独居一室。
　　(2)住处经常变动,多数时间和陌生人住在一起。
　　(3)和同学、同事或朋友住在一起。
　　(4)和家人住在一起。

3. 您与邻居:(只选一项)
　　(1)相互之间从不关心,只是点头之交。
　　(2)遇到困难可能稍微关心。
　　(3)有些邻居都很关心您。
　　(4)大多数邻居都很关心您。

4. 您与同事:(只选一项)
　　(1)相互之间从不关心,只是点头之交。
　　(2)遇到困难可能稍微关心。
　　(3)有些同事很关心您。
　　(4)大多数同事都很关心您。

5. 从家庭成员得到的支持和照护(在合适的空格内划"√")

	无	极少	一般	全力支持
A.夫妻(恋人)				
B.父母				
C.儿女				
D.兄弟妹妹				
E.其他成员(如嫂子)				

6. 过去,在您遇到急难情况时,曾经得到的经济支持和解决实际问题的帮助的来源有:
　　(1)无任何来源。
　　(2)下列来源:(可选多项)
　　A.配偶　　B.其他家人　　C.朋友　　D.亲戚　　E.同事　　F.工作单位
　　G.党团工会等官方或半官方组织　　H.宗教、社会团体等非官方组织　　I.其他(请列出)＿＿＿＿＿＿＿

7. 过去,在您遇到急难情况时,曾经得到的安慰和关心的来源有:

　(1)无任何来源。

　(2)下列来源(可选多项)

　A. 配偶　　　B. 其他家人　　　C. 朋友　　　D. 亲戚　　　E. 同事　　　F. 工作单位

　G. 党团工会等官方或半官方组织　　　H. 宗教、社会团体等非官方组织

　I. 其他(请列出)_____

8. 您遇到烦恼时的倾诉方式:(只选一项)

　(1)从不向任何人诉述。

　(2)只向关系极为密切的1~2个人诉述。

　(3)如果朋友主动询问您会说出来。

　(4)主动诉述自己的烦恼,以获得支持和理解。

9. 您遇到烦恼时的求助方式:(只选一项)

　(1)只靠自己,不接受别人帮助。

　(2)很少请求别人帮助。

　(3)有时请求别人帮助。

　(4)有困难时经常向家人、亲友、组织求援。

10. 对于团体(如党团组织、宗教组织、工会、学生会等)组织活动,您:(只选一项)

　(1)从不参加　　　(2)偶尔参加　　　(3)经常参加　　　(4)主动参加并积极活动

二、量表计分说明

1. 计分方法:第1~4,8~10条,每条只选一项,选择1、2、3、4项分别计1、2、3、4分,第5条分A、B、C、D四项计总分,每项从"无到全力支持"分别计1~4分,第6、7条如回答"无任何来源"者计0分,回答"下列来源"者,有几个来源就计几分。

2. 分析方法:总分即十个条目计分之和;客观支持分为第2、6、7条评分之和,主观支持分为第1、3、4、5条评分之和,对支持的利用度为第8、9、10条之和。

表 13　膀胱过度活动症症状评分表(OABSS)

姓名:_____　　性别:_____　　年龄:_____　　评估者:_____

问题	症状	频率/次数	得分(请打√)
1. 白天排尿次数	从早晨起床到晚上入睡的时间内,小便的次数是多少?	≤7	0
		8~14	1
		≥15	2
2. 夜间排尿次数	从晚上入睡到早晨起床的时间内,因为小便起床的次数是多少?	0	0
		1	1
		2	2
		≥3	3
3. 尿急	是否有突然想要小便,同时难以忍受的现象发生?	无	0
		每周<1	1
		每周>1	2
		每日1	3
		每日2~4	4
		每日≥5	5
4. 急迫性尿失禁	是否有突然想要小便,同时无法忍受并出现尿失禁的现象?	无	0
		每周<1	1
		每周>1	2
		每日1	3
		每日2~4	4
		每日≥5	5
总得分			

计分及结果评定说明:

问题3有关"尿急"的得分≥2分,且总分≥3分诊断为OAB。

根据评分结果将OAB分为:轻度OAB,3≤得分≤5;中度OAB,6≤得分≤11;重度OAB,得分≥12。

表 14　Berg 平衡量表评定方法及评分标准

姓名：＿＿＿＿＿　　性别：＿＿＿＿＿　　年龄：＿＿＿＿＿　　评估者：＿＿＿＿＿

评定项目	完成情况及配分					得分
	4	3	2	1	0	
1.从坐到站	不用手扶持独立稳定地站起	用手扶持独立地站起	经过几次努力用手扶持站起	需要较少的帮助站起	需要中度或最大的帮助站起	
2.独立站立	安全站立2分钟	监护下站立2分钟	无扶持下站立30秒	经过几次努力无扶持站立30秒	无扶持不能站立30秒	
3.无靠背独立坐,双足着地	安全坐2分钟	监护下坐2分钟	坐30秒	坐10秒	没有支撑不能坐10秒	
4.从站立位坐下	少量用手帮助安全地坐下	用手帮助控制身体下降	后方的腿靠着椅子控制身体下降	独立地坐但不能控制身体下降	扶持下坐	
5.转移	少量用手帮助安全地转移	大量用手帮助安全地转移	口头提示或监护下转移	需要一人帮助下转移	需要两人帮助下转移	
6.无支持闭目站立	安全站立10秒	监护下站立10秒	站立3秒	站立稳定但闭眼不超过3秒	需要帮助以防摔倒	
7.双脚并拢无支持站立	自己并拢双脚安全站立1分钟	自己并拢双脚监护下站立1分钟	自己并拢双脚监护下站立不超过30秒	帮助下并拢双脚站立15秒	帮助下并拢双脚站立不超过15秒	
8.站立位时上肢向前伸展并向前移动	向前伸超过25cm	向前伸超过12.5cm	向前伸超过5cm	监护下向前伸手	尝试向前伸手时失去平衡	
9.站立位时从地面捡起物体	轻松安全地捡起物体	监护下捡起物体	离物体3～5cm不能捡起物体但能独自保持平衡	不能捡起物体,尝试时需要监护	不能尝试或需要帮助维持平衡以防摔倒	
10.站立位转身向后看	看到双侧后方,重心转移良好	看到一侧后方,另一侧缺乏重心转移	只能轻微侧身,可维持平衡	监护下尝试侧身	帮助下尝试侧身	
11.转身360°	安全地360°转身:4秒内两个方向	安全地360°转身:4秒内一个方向	安全地360°转身,但速度较慢	口头提示或监护下转身	帮助下转身	
12.无支持站立时将一只脚放在台阶或凳子上	独立安全地站立,20秒内完成8步	独立站立,超过20秒完成8步	没有监护下完成4步	少量帮助下完成2步或以上	帮助下以防摔倒或不能尝试	

续表

评定项目	完成情况及配分					得分
	4	3	2	1	0	
13. 双足前后站立	双脚一前一后独立保持30秒	一只脚在另一只脚稍前方独立保持30秒	更小的步长独立保持30秒	帮助下迈步保持15秒	站立或迈步时失去平衡	
14. 单足站立	独立单脚站立超过10秒	独立单脚站立5～10秒	独立单脚站立3秒或以上	尝试抬腿不能保持3秒但能独立站立	不能尝试或帮助下防止摔倒	
合　计						

说明:

1. 最高分56分,最低分0分,评分越低,表示平衡功能障碍越严重。

2. 0～20分:平衡能力差,只能坐轮椅;21～40分:平衡能力可,能辅助步行;41～56分:平衡能力好,能独立行走;<40分,预示有跌倒的危险。

表15 韦氏帕金森病评定量表

姓名：_____　　　性别：_____　　　年龄：_____　　　评估者：_____

临床表现	完成情况及配分				评分
	0	1	2	3	
1.手动作	不受影响	精细动作减慢,取物、扣纽扣、书写不灵活	动作中度减慢,单侧或双侧各动作中度障碍,书写明显受影响,有"小字症"	动作严重减慢,不能书写,扣纽扣、取物显著困难	
2.强直	未出现	颈、肩部有强直,激发征阳性,单侧或双侧腿有静止性强直	颈、肩部中度强直,不服药时有静止性强直	颈、肩部严重强直,服药仍有静止性强直	
3.姿势	正常,头部前屈<10cm	脊柱开始出现强直,头前屈达12cm	臀部开始屈曲,头前屈达15cm,双侧手上抬,但低于腰部	头前屈>15cm,单侧、双侧抬手高于腰部,手显著屈曲,指关节伸直,膝开始屈曲	
4.上肢协调	双侧摆动自如	一侧摆动幅度减小	一侧不能摆动	双侧不能摆动	
5.步态	跨步正常	步幅44～75cm,转弯慢,分几步才能完成,一侧足跟开始重踏	步幅15～30cm,两侧足跟开始重踏	步幅<7.5cm,出现顿挫步,靠足尖走路,转弯很慢	
6.震颤	未见	震颤幅度<2.5cm,静止时头部、肢体、行走或指鼻有震颤	震颤幅度<10cm,明显不固定,手仍能保持一定控制能力	震颤幅度>10cm,经常存在,醒时即有,不能自己进食和书写	
7.面容	表情丰富,无瞪眼	表情有些刻板,口常闭,开始有焦虑、抑郁	表情中度刻板,情绪动作时现,激动阈值显著增高,流口水,口唇有时分开,张开>0.6cm	面具脸,口唇张开>0.6cm,有严重的流口水	
8.言语	清晰、易懂、响亮	轻度嘶哑,音调平,音量可,能听懂	中度嘶哑、单调、音量小、乏力、讷吃、口吃、不易听懂	重度嘶哑、音量小、讷吃、口吃严重、很难听懂	
9.生活自理能力	能完全自理	能独立自理,但穿衣服速度明显减慢	能部分自理,需部分帮助	完全依赖照护,不能自己穿衣进食、洗刷,不能起立行走,只能卧床或做轮椅	
合　计					

说明:1～9分为轻度;10～18分为中度残损;19～27分为严重进展阶段。

讷吃又称发音困难,是由于发音器官的肌肉萎缩、麻痹、运动协调障碍或痉挛抽搐引起语言字音不准、声韵不均、语流缓慢、节律紊乱。口吃俗称结巴,表现为说话时字音严重重复、拖延难发、语流中途梗塞为主要特征的言语流畅性障碍。

附录二　老年人常用照护技术评价规则及操作流程
（参考教育部"1＋X"老年照护职业技能操作相关标准）

表1　单项操作评价规则

姓名：_____　　性别：_____　　年龄：_____　　评估者：_____

评价系数 α	水平状态描述	评价要素
0～0.2	服务目的无法达成，存在安全隐患	1.未评估(1项未评估 α＝0.6,2项未评估 α＝0.3,均未评估 α＝0.2)(所有项目)。 2.出现以下安全隐患各操作项目评价 α＝0.2： ①未试水、食物温度，未协助老年人取适宜体位，喂水、喂食速度过快或未抽胃液(进水、进食类帮助)； ②未嘱扶扶手或拖、拉、拽，擦洗肛门顺序错误(排泄帮助类操作)； ③未检查助行器、轮椅(转运类操作)； ④未试水温(床上擦浴、压疮预防操作)； ⑤未试水温，湿热敷部位错误(湿热敷运用)； ⑥甩体温计方法不当、未擦干汗液(体温测量)。
	安全风险、发生事故	1.发生以下情况各操作项目评价 α＝0： 发生安全事故(除烫伤应对外所有项目)、不能回答正确处理烫伤应急流程(烫伤应对)。 2.出现以下安全风险各操作项目评价 α＝0.2： ①未拉起床档，可能导致老年人坠床(所有涉及床单位的操作项目)； ②未系安全带，有发生擦伤、撞伤、跌倒的风险(转运类及需下床走动项目)； ③用力不当、位置错误(气道异物的应对)。
0.3～0.4	操作中部分流程或项目缺失(评估、准备、符合卫生或感控要求、操作)，未保护隐私	1.操作不流畅 α＝0.3～0.4。 2.操作中部分流程或项目缺失，有漏项 α＝0.4。 3.隐私不能得到保护 α＝0.3。
0.5～0.6	操作正确，但无沟通	1.评估、准备、符合卫生或感控要求、操作等四个环节部分不流畅，但无缺项的 α＝0.5。 2.评估正确、准备齐备、符合卫生或感控要求、操作正确等四个环节完全满足要求 α＝0.6。
0.7～0.8	操作流畅，过程中有自然的沟通	1.遵守照护礼仪，无出现沟通禁忌，但沟通较为生硬 α＝0.7。 2.语言沟通自然，有认同和引导 α＝0.8。
0.9～1.0	操作流程，体现良好的人文关怀，如沟通、告知、隐私、接受融入、闲聊、尊重、互动等	1.能针对老年人常见生理和心理特点进行沟通，主动引发与老年人的谈心，适时开展健康宣教 α＝0.9。 2.情景沟通中体现出对老年人的自尊、价值和希望的需求 α＝1.0。

表2 进水帮助操作流程(模拟老人)

项目	操作流程
评估、沟通	评估环境:清洁,温、湿度适宜,无异味
	评估老年人:身体、心理状况、吞咽反射情况
	说明和解释:提醒老年人饮水,询问有无特殊要求
准备	照护者准备:服装整洁,洗净双手
	老年人准备:协助老年人取坐位或半坐卧位,洗净双手
	物品准备:茶杯或小水壶盛装 1/2～2/3 满的温开水(触及杯壁时温热不烫手)、吸管、汤匙及小毛巾、记录本、笔
实施	沟通:照护者向老年人解释操作目的、饮水时需要配合的动作等,取得老年人的配合
	安置体位:协助老年人取安全、舒适可操作体位(如轮椅坐位、床上坐位、半坐卧位、侧卧位),面部侧向照护者
	测试水温:前臂试水温(以不烫手为宜);将小毛巾围在老年人颌下
	协助喂水: ①能够自己饮水的老年人:鼓励手持水杯或借助吸管饮水,叮嘱老年人饮水时身体坐直或稍前倾,小口饮用,以免呛咳。若出现呛咳,则应稍休息后再饮用。 ②不能自理的老年人:喂水时可借助吸管饮水;使用汤匙喂水时,水盛汤匙的 1/2～2/3 为宜,见老年人咽下后再喂下一口,不宜太急。
整理	将水杯或小水壶放回原处;洗手
记录	记录老年人饮水次数和饮水量

进水帮助单项操作(α＝0～0.2)评价规则

评价系数α	水平状态描述	评价要素
0～0.2	服务目的无法达成,存在安全隐患	1.未评估(1项未评估 α＝0.6,2项未评估 α＝0.3,均未评估 α＝0.2)。
		2.未试水温、未协助老年人取适宜体位、喂水速度过快等(α＝0.2)。
	安全风险、发生事故	未拉起床档(可能导致老年人坠床)α＝0.2,发生安全事故 α＝0

12-1 视频:协
助进水

191

表3　进食帮助操作流程(模拟老人)

项目	操作流程
评估、沟通	评估环境:环境清洁,整齐、明亮、舒适,适合进餐
	评估老年人:身体、心理状况、吞咽反射情况
	评估食物:食物种类、软硬度、温度,符合老年人的饮食习惯
	说明和解释:向老年人说明进食时间和本次进餐食物,询问有无特殊要求
准备	照护者准备:服装整洁,洗净双手
	老年人准备:询问老年人进餐前是否需要大小便,根据需要协助排便,协助洗手
	物品准备:饮食卡、餐具、食物、餐巾(或毛巾)、餐巾纸、水杯(带温水)、清洁口腔用品,根据需要准备轮椅或床上支架(或过床桌)、靠垫、枕头等
实施	沟通:照护者向老年人解释操作目的、进食需要配合的动作等,取得配合
	摆放体位:根据老年人自理程度及病情取适宜体位(如轮椅坐位、床上坐位、半坐卧位、侧卧位),面部侧向照护者,将餐巾或毛巾垫在老年人颔下及胸前部位
	测试温度:前臂内侧试温度(以不烫手为宜)
	协助进餐:照护者将已经准备好的食物盛入老年人的餐具中并摆放在餐桌上。 ①鼓励能够自己进餐的老年人自行进餐,叮嘱老年人细嚼慢咽,以免发生呛咳; ②不能自行进餐的老年人,由照护者喂食,以汤匙喂食时,每喂食一口,食物量以汤匙的1/3为宜,等老年人完全咽下后再喂食下一口,不宜太急。
	餐后清洁和体位:照护者协助老年人进食后漱口,并用毛巾擦干口角水痕。叮嘱老年人不能立即平卧,保持进餐体位30分钟后再卧床休息
整理	撤去毛巾等用物,整理床单位。使用流动水清洁餐具,必要时进行消毒。洗手
记录	记录老年人进食时间和食物种类等

进食帮助单项操作(α=0～0.2)评价规则

评价系数α	水平状态描述	评价要素
0～0.2	服务目的无法达成,存在安全隐患	1.未评估(1项未评估α=0.6,2项未评估α=0.3,均未评估α=0.2)。 2.未试温度、未协助老年人取适宜体位、喂食速度过快α=0.2。
	安全风险、发生事故	未拉起床档(可能导致老年人坠床)α=0.2,发生安全事故α=0

12-2 视频:进食帮助

12-3 视频:特殊进食帮助

表4　特殊进食帮助操作流程(模型)

项目	操作流程
评估、沟通	评估环境:环境清洁、整齐、明亮、安全、舒适
	评估老年人:意识状态、自理能力及身体状况
	评估鼻饲情况:鼻饲种类,鼻饲饮食时有无腹泻、便秘的情况等
	说明和解释:对于能有效沟通的老年人,照护者应询问老年人床号、姓名,并向老年人讲解即将进食鼻饲液的种类和量
准备	照护者准备:服装整洁,洗净双手
	老年人准备:询问老年人进餐前是否需要大小便,根据需要协助排便,戴眼镜或有义齿者取下,妥善放置
	物品准备:饮食单、餐具及鼻饲饮食200ml、水杯(内盛100ml温开水)、灌注器或50ml注射器、弯盘、餐巾纸适量、餐巾或毛巾、纱布、橡胶圈、别针、记录单、笔、软枕2~3个
实施	沟通:照护者向老年人解释操作目的、鼻饲时需要配合的动作等,取得配合
	摆放体位:对于上半身功能较好的老年人,应协助其采用坐位或半坐位;对于平卧老年人,应将床头摇高或使用软枕垫起,使之与床水平线呈30°角
	垫餐巾或毛巾:在老年人颌下垫餐巾或毛巾
	检查鼻饲管:检查固定是否完好,插入长度是否与鼻饲管标记一致;检查鼻饲管是否在胃内,打开盖帽,抽吸胃液,有胃液表示在胃内,推回胃液,盖好盖帽
	测试鼻饲液温度:照护者将少量鼻饲液滴在自己手腕部内侧,以感觉温热、不烫手为宜
	灌注鼻饲液:①用灌注器抽吸20ml温开水注入胃管,以确定胃管是否通畅,同时润滑管腔,刺激胃液分泌;②用灌注器抽吸鼻饲液(每次50ml/管),打开盖帽,缓慢注入胃管,速度10~13ml/分,注完后盖好盖帽,再次抽吸鼻饲液,同法至鼻饲液全部灌注完毕;每次鼻饲量不超过200ml,推注时间15~20分钟,间隔时间大于2小时
	温开水冲洗:鼻饲完毕,用灌注器抽吸30~50ml温开水注入胃管,冲净鼻饲管内食物残渣,盖好盖帽
	餐后体位:叮嘱老年人不能立即平卧,保持进餐体位30分钟后再卧床休息,有利于食物消化与吸收,以防喂食后食物反流引发误吸
整理、洗手	撤去毛巾,整理床单位。清洗用物,将灌注器在流动水下清洗干净,用温开水浸泡消毒后放入碗内,上面覆盖纱布备用。灌注器更换频率为1次/周,预防发生消化道疾病。洗手
记录	准确记录鼻饲时间和量,观察老年人鼻饲后有无腹胀、腹泻等不适症状并记录

特殊进食帮助单项操作(α=0~0.2)评价规则

评价系数α	水平状态描述	评价要素
0~0.2	服务目的无法达成,存在安全隐患	1.未评估(1项未评估α=0.6,2项未评估α=0.3,均未评估α=0.2)。 2.未抽胃液、未试温度、未协助老年人取适宜体位α=0.2。
	安全风险、发生事故	未拉起床档(可能导致老年人坠床)α=0.2,发生安全事故α=0

表5　如厕帮助操作流程(模拟老人)

项目	操作流程
评估、沟通	评估环境:环境清洁、安静,地面无水渍
	评估老年人:身体状况、行走能力
	说明和解释:照护者态度和蔼,询问老年人是否需要如厕
准备	照护者准备:服装整洁,仪表端庄,洗净双手
	物品准备:卫生间坐便器或床旁坐便椅、卫生纸
实施	协助进卫生间:能行走的老年人由照护者搀扶(或自己行走)进卫生间,关好厕所门
	脱裤:照护者上身抵住老年人,一手扶住老年人腋下(或腰部),另一手协助老年人(或老年人自己)脱下裤子
	使用便器:照护者双手扶住老年人腋下,协助老年人坐在便器上,嘱老年人坐稳,手扶于身旁支撑物(扶手、栏杆、凳子、墙壁等)
	便后清洁:老年人便后自己擦净肛门部或照护者协助擦净(将卫生纸绕在手上,把手绕在臀后,从前至后擦肛门)
	穿裤:老年人自己借助身旁扶托物支撑身体(或照护者协助老年人)起身,老年人自己(或照护者协助)穿好裤子
	协助老年人洗手、回房间,取舒适的体位
整理、洗手	照护者开窗通风,倾倒污秽,清洗坐便器或坐便椅
	照护者洗手
记录	记录排便次数、量、颜色

如厕帮助单项操作(α=0~0.2)评价规则

评价系数α	水平状态描述	评价要素
0~0.2	服务目的无法达成,存在安全隐患	1.未评估(1项未评估 α=0.6,2项未评估 α=0.3,均未评估 α=0.2)。 2.未嘱扶扶手、擦洗肛门顺序错误 α=0.2。
	安全风险、发生事故	行走时有跌倒的风险 α=0.2,发生安全事故 α=0

12-4 视频:如厕帮助　　12-5 视频:便器使用

表6　便器使用帮助操作流程(模型)

项目	操作流程
评估、沟通	评估环境:环境清洁、安静,地面无水渍
	评估老年人:腰部活动情况
	说明和解释:照护者态度和蔼,询问老年人是否需要排便,取得合作
准备	照护者准备:服装整洁,温暖双手
	老年人准备:平卧于床上
	物品准备:便盆(加温后或加垫子)、卫生纸、橡胶布或一次性护理垫、屏风、尿壶(男性),必要时备水盆、毛巾
实施	协助平卧:照护者关闭门窗,必要时用屏风遮挡,轻轻掀开下身盖被放于照护者的对侧,协助老年人取仰卧位
	铺橡胶单(或护理垫):一手托起老年人的臀部,另一手将橡胶垫(或护理垫)垫于老年人腰及臀下
	脱裤:脱裤子至膝部,将老年人两腿屈膝(肢体活动障碍者用软枕垫于膝下)
	放置便盆:一手托起老年人臀部,臀部抬高20~30cm,另一手将便盆放置于老年人臀下;臀部不能抬起的老年人,应先协助老年人取侧卧位,腰部放软枕,便盆扣于臀部,再协助老年人平卧,调整便盆位置
	防尿液飞溅:女性为防尿液飞溅,在阴部盖上卫生纸。男性放上尿壶,膝盖并拢,盖上毛巾被
	取出便盆:嘱老年人双腿用力,将臀部抬起,一手抬起老年人腰骶部,一手取出便盆;臀部不能抬起的老年人,可一手扶住便盆,一手帮老年人侧卧,取出便盆
	便后清洁:为老年人擦净肛门(将卫生纸在手上绕3层左右,把手绕至臀部后,从前至后擦肛门,污物较多者反复擦2~3次);用温水洗净肛门,擦干
	整理衣物:协助老年人穿好裤子、洗手,取舒适体位
整理洗手	照护者开窗通风,倾倒污秽,清洗便盆等
	照护者洗手
记录	记录排便次数、量、颜色

便器使用帮助单项操作(α＝0~0.2)评价规则

评价系数 α	水平状态描述	评价要素
0~0.2	服务目的无法达成,存在安全隐患	1.未评估(1项未评估 α＝0.6,2项未评估 α＝0.3,均未评估 α＝0.2)。 2.拖、拉、拽,擦洗肛门顺序错误 α＝0.2。
	安全风险、发生事故	未拉起床档(可能导致老年人坠床)α＝0.2,发生安全事故 α＝0

表7 纸尿裤更换操作流程(模型)

项目	操 作 流 程
准备	照护者准备:服装整洁,温暖双手
	老年人准备:平卧于床上
	物品准备:一次性纸尿裤、卫生纸、屏风、水盆、温热毛巾
实施	沟通:向老年人解释配合要点,尊重老年人,保护隐私
	环境布置:关闭门窗,用屏风遮挡
	转换体位并替换纸尿裤: ①协助老年人取平卧位,解开纸尿裤粘扣,展开两翼至老年人身体两侧,将前片从两腿间后撤; ②协助老年人侧卧,将污染纸尿裤内面对折于臀下; ③用温热毛巾擦拭会阴部; ④将清洁的尿裤(贴皮肤面朝内)对折,协助老年人翻身至另一侧; ⑤撤下污染的纸尿裤,放入污物桶; ⑥打开身下清洁纸尿裤铺平; ⑦协助老年人翻转身体,取平卧位,从两腿间向前向上兜起纸尿裤前端,整理大腿内侧边缘,将两翼粘扣粘好。
整理、洗手	整理床单位,为老年人盖好被子,开窗通风
	整理用物
	照护者洗手
记录	记录臀部及会阴部皮肤情况、排泄物情况等

纸尿裤更换单项操作($\alpha = 0 \sim 0.2$)评价规则

评价系数 α	水平状态描述	评价要素
$0 \sim 0.2$	服务目的无法达成,存在安全隐患	1.未评估(1项未评估 $\alpha = 0.6$,2项未评估 $\alpha = 0.3$,均未评估 $\alpha = 0.2$)。 2.擦洗肛门顺序错误 $\alpha = 0.2$。
	安全风险、发生事故	未拉起床档(可能导致老年人坠床)$\alpha = 0.2$,发生安全事故 $\alpha = 0$

12-6 视频:纸
尿裤使用

表8　更换衣服操作流程(模拟老人)

项目	操　作　流　程
评估、沟通	评估环境:关闭门窗,拉上窗帘,室温 24～26℃,光线充足
	评估老年人:意识状况、身体状况、受压部位皮肤、会阴部皮肤等
	说明和解释:照护者态度和蔼,询问老年人床号、姓名,向老年人解释操作目的及注意事项,取得老年人的配合
准备	照护者准备:服装整洁,洗净双手
	老年人准备:如病情允许,先安置老年人坐位,后改为卧位
	物品准备:开襟上衣或套头上衣、裤子、酌情备脸盆(盛温水)、毛巾、润肤油
实施	沟通:向老年人解释操作目的及注意事项,更衣时需要配合的动作,取得老年人的配合
	清洁:清洗被浸湿的皮肤,擦干,抹润肤油
	更换开襟上衣(平卧位):①脱衣服:解开上衣纽扣,脱去近侧衣袖,将衣服垫于身下;协助翻身侧卧,脱去对侧衣袖。②穿衣服:先穿对侧衣袖,衣服垫于身下;翻身侧卧,穿近侧衣袖;拉平衣服扣好纽扣
	更换套头衫:若病情允许可协助老年人取坐位,将套头衫的下段向上拉至胸部,从背后向前脱下衣身部分后脱去衣袖;穿套头衫,先辨别前后再穿
	更换裤子:取坐位或平卧位,为老年人松开裤带、裤口,协助老年人脱下裤子,换上清洁的裤子,系好裤带
	安置体位:给老年人取合适的体位,协助老年人盖好被子
整理、洗手	撤去用物,整理床单位
	照护者洗手
记录	记录更换衣服时间、老年人皮肤完好情况等

更换衣服单项操作(α＝0～0.2)评价规则

评价系数 α	水平状态描述	评价要素
0～0.2	服务目的无法达成,存在安全隐患	未评估(1 项未评估 α＝0.6,2 项未评估 α＝0.3,均未评估 α＝0.2)
	安全风险、发生事故	未拉起床档(可能导致老年人坠床)α＝0.2,发生安全事故 α＝0

12-7 视频:衣物更换

表9 助行器训练操作流程(模拟老人)

项目	操作流程
评估、沟通	评估环境:安静、光线充足、无障碍物,地面干燥,没有水渍、油渍
	评估老年人:身体状况、活动能力
	说明和解释:照护者态度和蔼,询问老年人床号、姓名,向老年人解释操作目的、方法及注意事项
准备	照护者准备:服装整洁,了解老年人一般情况、活动情况、疾病诊断
	老年人准备:有行走的意愿,身体状况允许,穿长度合适的裤子及防滑的鞋子
	物品准备:合适的手杖、拐杖、助行器,安全带
实施	沟通:再次向老年人解释操作目的,取得老年人的配合
	检查助行器:脚垫完好,调节按钮完好,手柄完好,高度合适
	演示:演示使用方法(拐杖或手杖的三点步、二点步、上下楼梯方法,助行器行走方法),讲解操作注意事项等
	保护行走:照护者搀扶老年人站起,帮助调节好助行器高度,扶住老年人腰带(或特制的保护带)保护行走,行走时照护者在患侧,告知老年人目视前方
	观察:行走过程中注意老年人的反应
	训练后:训练完毕,给老年人安置合适的体位
整理、洗手	整理用物
	照护者洗手
记录	记录老年人训练过程中的表现和训练后反应

助行器训练单项操作(α=0~0.2)评价规则

评价系数 α	水平状态描述	评价要素
0~0.2	服务目的无法达成,存在安全隐患	1.未评估(1项未评估 α=0.6,2项未评估 α=0.3,均未评估 α=0.2)。 2.未检查助行器 α=0.2。
	安全风险、发生事故	未系安全带,老人发生跌倒 α=0.2,发生安全事故 α=0

12-8 视频:助行器训练

表 10　轮椅转运操作流程(模拟老人)

项目	操 作 流 程
评估、沟通	评估环境:安静、光线充足、无障碍物,地面干燥
	评估老年人:身体状况、活动能力
	说明和解释:照护者态度和蔼,询问老年人床号、姓名,向老年人解释操作目的、方法及注意事项
准备	照护者准备:服装整洁,了解老年人一般情况、活动能力及疾病诊断
	老年人准备:身体状况允许,穿防滑的鞋子
	物品准备:轮椅,必要时备毛毯
实施	沟通:再次向老年人解释操作目的,取得老年人的配合
	检查轮椅:椅座及靠背、扶手、安全带、轮胎气压、刹车、脚踏板等
	协助上轮椅: ①将轮椅靠近老年人身体健侧,轮椅与床夹角呈 30°~45°,刹车制动,翻起脚踏板,必要时,撤掉挡腿布; ②老年人坐床上,叮嘱其健侧手扶着照护者的肩臂部,健侧下肢足跟与床沿平齐; ③照护者屈曲下蹲,双手环抱老年人腰部或抓紧背侧裤腰,双腿用力带动老年人平稳站起,将老年人平稳地转移至轮椅前坐下; ④照护者叮嘱老年人扶好扶手,帮老年人调整好座位,系好安全带。 协助推行:照护者平稳地匀速推行,按照相应操作方法完成上下坡、台阶、进出电梯。 协助下轮椅:活动结束,照护者将老年人平稳地转移至床上,取舒适体位。
整理、洗手	整理用物:收起轮椅,放置在指定的位置,刹车制动
	照护者洗手
记录	记录轮椅运送老年人的过程及老年人的感受等

轮椅转运单项操作(α=0~0.2)评价规则

评价系数 α	水平状态描述	评价要素
0~0.2	服务目的无法达成,存在安全隐患	1.未评估(1 项未评估 α=0.6,2 项未评估 α=0.3,均未评估 α=0.2)。 2.未检查轮椅 α=0.2。
	安全风险、发生事故	未系安全带,老人有发生擦伤、撞伤、跌倒的风险 α=0.2,发生安全事故 α=0

12-9 视频:轮椅转运

表11　手掌烫伤应对操作流程(模拟老人)

项目	操作流程
评估、沟通	①迅速到达现场并评估环境,立即帮助老年人脱离危险环境,移去引起烫伤的危险物品; ②了解伤情,判断烫伤部位和程度; ③安抚老年人,稳定其情绪。
准备	照护者准备:服装整洁,洗净双手,戴口罩
	评估环境:环境安全、安静,光线充足
	老年人准备:离开危险现场,取舒适体位
	物品准备:水盆(盛冷水)、毛巾、烫伤膏、棉签、小凳子、靠背椅、医疗垃圾桶及袋、免洗手液、冰袋、记录本、笔
实施	沟通:向老年人做好冷却治疗目的、方法的解释,取得配合
	安置体位:帮助老年人取舒适、安全体位
	烫伤部位"冷却治疗": ①若发生手、足部位烫伤,应立即将烫伤处浸泡在凉水中;如果不是手或足部烫伤,不能将伤处浸泡在冷水中时,可将受伤部位用毛巾包好,再在毛巾上浇水或用冰块敷;冷却治疗时间30分钟。 ②陪伴并安慰老年人,在"冷却治疗"期间,注意为老年人保暖,及时更换冷水。
	宣教注意事项: 一般烫伤3～5天便可自愈;烫伤后切勿使用酱油、牙膏、肥皂等"民间土方"涂抹伤处
	擦干并涂药:用毛巾轻轻擦干烫伤手掌的水渍,蘸干烫伤部位水渍,将烫伤膏涂于烫伤部位
	安置舒适卧位:安置老年人上床,取舒适卧位休息,做好烫伤部位的保护
整理、洗手	清理用物
	洗手
记录	记录烫伤的原因,伤处的面积、程度及处理要点
	联系家属,向相关人员汇报受伤情况等

手掌烫伤应对单项操作($\alpha=0～0.2$)评价规则

评价系数 α	水平状态描述	评价要素
0～0.2	服务目的无法达成,存在安全隐患	未评估(1项未评估 $\alpha=0.6$,2项未评估 $\alpha=0.3$,均未评估 $\alpha=0.2$)
	安全风险、发生事故	不能回答正确处理烫伤的应急流程 $\alpha=0$

12-10 视频:手掌烫伤处理

表12　口腔清洁操作流程(模型)

项目	操 作 流 程
评估、沟通	评估环境:环境清洁,明亮
	评估老年人:意识状态、自理能力及心理需求
	解释说明:向老年人解释操作目的及注意事项,取得老年人的配合
准备	照护者准备:服装整洁,洗净双手
	老年人准备:平卧于床上
	物品准备:执行单、漱口杯、大棉棒、毛巾、弯盆、润唇膏、牙膏、牙刷、手电筒、压舌板
实施	沟通:向老年人解释配合要点,尊重老年人,根据老年人情况选择合适的口腔清洁方法
	评估口腔情况:检查口腔内有无溃疡、炎症等
	安置合适体位:协助老年人取侧卧位或平卧位,头偏向一侧(面向照护者)
	棉棒口腔清洁法:注意一个棉棒擦拭口腔一个部位。 ①毛巾铺于老年人口角及胸前,弯盆置于口角旁; ②用漱口液浸湿棉棒,先湿润口唇; ③嘱老年人牙齿咬合,擦拭牙齿外面(由内而外纵向擦拭至门齿); ④嘱老年人张口,依次擦拭牙齿内面、咬合面、两侧颊部、上颌、舌面、舌下。
	嘱老年人张口,检查是否擦拭干净
	用毛巾擦净老年人口角水渍
	涂润唇膏
	协助老年人取舒适体位
整理、洗手	撤去用物,整理床单位
	照护者洗手
记录	记录口腔有无溃疡、炎症等

口腔清洁单项操作($\alpha = 0 \sim 0.2$)评价规则

评价系数 α	水平状态描述	评价要素
$0 \sim 0.2$	服务目的无法达成,存在安全隐患	未评估(1项未评估 $\alpha=0.6$,2项评估 $\alpha=0.3$,均未评估 $\alpha=0.2$)
	安全风险、发生事故	未拉起床档(可能导致老年人坠床)$\alpha=0.2$,发生安全事故 $\alpha=0$

12-11 视频:
口腔清洁

表13 床上擦浴操作流程(模型)

项目	操 作 流 程
评估、沟通	评估环境:环境清洁,关闭门窗,室温22～26℃
	评估老年人:身体状况、疾病情况、是否适宜床上擦浴
	解释说明:向老年人解释操作目的及注意事项,取得老年人的配合
准备	照护者准备:服装整洁,洗净双手
	老年人准备:协助平卧于床上
	物品准备:脸盆(身体、臀部、足各1个)、毛巾(臀部、脚各1条)、方毛巾、浴巾、浴液、橡胶单、清洁衣裤、暖瓶、水温计、污物桶、屏风
实施	沟通:向老年人解释操作目的及注意事项,征得老年人同意
	擦浴: ①备齐用物,携至老年人床旁,如多人同住一室,用屏风遮挡或拉床帘; ②脸盆内盛装温水(40～45℃),协助老人脱去衣裤,盖好被子; ③按序擦洗:顺序正确,方法正确。 一般顺序为脸部、手臂、胸部、腹部、背部、下肢、足部、会阴。
	给老年人取合适的体位,更换干净的衣裤
整理、洗手	撤去用物,撤去屏风,整理用物,开窗通风
	照护者洗手
记录	记录擦浴时间、老年人皮肤完好等

床上擦浴单项操作(α＝0～0.2)评价规则

评价系数α	水平状态描述	评价要素
0～0.2	服务目的无法达成,存在安全隐患	1.未评估(1项未评估α＝0.6,2项评估α＝0.3,均未评估α＝0.2)。 2.未试水温α＝0.2。
	安全风险、发生事故	未拉起床档(可能导致老年人坠床)α＝0.2,发生安全事故α＝0

12-12视频:
床上沐浴

表 14　压疮预防操作流程(模型)

项目	操 作 流 程
评估、沟通	评估环境:关闭门窗,拉上窗帘,室温 24～26℃,光线充足
	评估老年人:营养状况、局部皮肤状况、躯体活动能力、全身状态,如有无水肿、有无大小便失禁等
	解释说明:询问老年人床号、姓名,了解翻身情况,向老年人解释操作目的、方法及注意事项,取得配合
准备	照护者准备:服装整洁,清洗并温暖双手
	老年人准备:卧于床上
	物品准备:软枕数个、脸盆(盛温水)、毛巾、翻身记录单、笔
实施	沟通:再次向老年人解释操作目的及注意事项,翻身时需要配合的动作,取得老年人的配合
	安置舒适体位: ①掀开被角,将老年人近侧手臂放于枕边,远侧手臂放于胸前; ②在盖被内将远侧下肢搭在近侧下肢上; ③照护者双手扶住老年人的肩和髋部向近侧翻转,使老年人呈侧卧位; ④双手环抱住老年人的臀部移至床中线位置,老年人面部朝向照护者; ⑤在老年人胸前放置软枕,上肢手臂搭于软枕上,小腿中部垫软枕,保持体位稳定舒适。
	检查背部皮肤
	用温毛巾擦净背部、臀部汗渍,拉平衣服
	用软枕支撑背部,盖好被子
整理、洗手	撤去用物,整理床单位,拉上护栏
	照护者洗手
记录	记录翻身时间、体位、皮肤情况(潮湿、压红、压红消退时间、水泡、破溃、感染等)

压疮预防单项操作(α＝0～0.2)评价规则

评价系数 α	水平状态描述	评价要素
0～0.2	服务目的无法达成,存在安全隐患	1.未评估(1 项未评估 α＝0.6,2 项未评估 α＝0.3,均未评估 α＝0.2)。 2.未试水温 α＝0.2。
	安全风险、发生事故	未拉起床档(可能导致老年人坠床)α＝0.2,发生安全事故 α＝0

12-13 视频:
压疮预防

表15 湿热敷运用操作流程(模型)

项目	操作流程
评估、沟通	评估环境:关闭门窗,室温22~24℃
	评估老年人:身体、疾病状况、局部皮肤状况
	解释说明:询问老年人床号、姓名,向老年人解释操作目的、方法及注意事项,取得配合
准备	照护者准备:服装整洁,修剪指甲,清洗双手
	老年人准备:取坐位或卧位
	物品准备:水盆(内盛50~60℃热水)、暖瓶、毛巾2条、橡胶单、大毛巾、润肤油、水温计
实施	沟通:告知老年人给予一般性湿热敷可以缓解局部肌肉疼痛、肿胀,告知湿热敷过程,取得老年人的配合
	局部湿敷: ①暴露老年人需要湿热敷的部位,铺好橡胶单,橡胶单上垫大毛巾; ②将毛巾浸湿透,拧干至不滴水为宜,抖开,在自己手腕掌侧测试湿毛巾温度,感觉热但不烫; ③将湿毛巾放于需要湿热敷的部位上,干毛巾附在上面,以防散热太快; ④湿敷期间询问老年人有无不适,如果老年人感觉局部过热时可揭开毛巾一角放出热气; ⑤每3~5分钟更换湿敷毛巾1次,水盆内随时添加热水,湿热敷20~30分钟(按医嘱操作)。 湿热敷期间观察局部皮肤有无发红、起水泡等烫伤情况。
	局部湿敷完毕: 用毛巾擦干局部皮肤,涂润肤油,必要时更换衣裤,整理好盖被
整理、洗手	清理用物
	照护者洗手
记录	做好过程的记录和操作后结果的记录

湿热敷运用单项操作(α=0~0.2)评价规则

评价系数α	水平状态描述	评价要素
0~0.2	服务目的无法达成,存在安全隐患	1.未评估(1项未评估α=0.6,2项未评估α=0.3,均未评估α=0.2)。 2.未试水温α=0.2。 3.湿热敷部位错误α=0.2。
	安全风险、发生事故	未拉起床档(可能导致老年人坠床)α=0.2,发生安全事故α=0

12-14 视频:
手臂红肿湿
热敷

204

表16　体温测量操作流程(模拟老人)

项目	操 作 流 程
评估、沟通	评估环境:安静、整洁、温湿度适宜
	评估老年人:身体状况,确定老年人30分钟内没有影响实际温度的因素
	解释说明:询问老年人床号、姓名,向老年人解释操作目的、方法及注意事项
准备	照护者准备:服装整洁,修剪指甲,清洗双手
	老年人准备:在测量体温前避免喝热饮或冷饮、剧烈活动、情绪激动及洗澡,安静休息30分钟以上
	物品准备:腋温计(盛放在垫有纱布的容器中)、带盖容器(内有配制好的消毒液)、消毒纱布、体温记录单、记录笔和记录时间用的表
实施	沟通:再次向老年人解释操作目的,取得老年人的配合
	腋下体温测量: ①检查体温计无破损,水银在35℃以下; ②解开老年人胸前衣扣,用老年人自己的干毛巾帮助擦干腋下汗液; ③将体温计水银端放在腋窝深处并紧贴皮肤,屈臂过胸,用上臂将体温计夹紧,必要时扶托老年人手臂,以免脱位或掉落,测量时间10分钟; ④计时到后取出体温计,读取体温,方法正确; ⑤读表数值正确; ⑥帮助老年人系好衣扣。
整理、洗手	清理用物,体温计按要求消毒
	照护者洗手
记录	记录体温数值

体温测量单项操作($\alpha=0\sim0.2$)评价规则

评价系数 α	水平状态描述	评价要素
$0\sim0.2$	服务目的无法达成,存在安全隐患	1.未评估(1项未评估 $\alpha=0.6$,2项未评估 $\alpha=0.3$,均未评估 $\alpha=0.2$)。 2.甩体温计方法不当、未擦干汗液 $\alpha=0.2$。
	安全风险、发生事故	未拉起床档(可能导致老年人坠床)$\alpha=0.2$,发生安全事故 $\alpha=0$

12-15 视频:
体温测量

表17　气道异物应对操作流程(模拟老人)

项目	操 作 流 程
评估、沟通	评估老年人:身体状况、意识状况,是否能够站立或坐起
	安慰解释:迅速请老年人不必恐慌,务必积极配合照护者的急救
迅速准备	照护者准备:站于清醒老年人身后或双腿跪于昏迷老年人大腿两侧
	环境准备:光线充足、室内安静
	老年人准备:若老年人清醒,则让老年人站在照护者身前,倾身向前,头部略低、张嘴;若老年人呈昏迷状态,则取仰卧位
实施	1.清醒老年人: ①立即嘱老年人咳嗽,或照护者立即检查口腔,查看是否能用手指取出喉部异物; ②如无法咳出或取出异物,应紧急采取海姆立克急救法。 老年人取站立位或坐位,照护者站在老年人身后,双臂分别从两腋下前伸并环抱老年人,一手握拳于脐上方,另一手从前方握住手腕,双手向后、向上迅速用力挤压,迫使其上腹部下陷。反复实施,直至阻塞物排出为止。
	2.意识不清老年人: 立即安置老年人于仰卧位,照护者两腿分开跪于其大腿外侧,双手叠放用手掌根顶住腹部(脐部上方),进行冲击性、快速向上压迫,数次后,检查口腔,如异物已被冲出,迅速掏出清理
	3.救治成功后,询问老年人有无不适,检查有无并发症发生,必要时送医院
洗手、记录	照护者洗手
	记录老年人急救过程及效果

气道异物的应对单项操作(α＝0～0.2)评价规则

评价系数 α	水平状态描述	评价要素
0～0.2	服务目的无法达成,存在安全隐患	未评估(1项未评估 α＝0.6,2项未评估 α＝0.3,均未评估 α＝0.2)
	安全风险、发生事故	用力不当、位置错误 α＝0.2,发生安全事故 α＝0

12-16 视频:
气道异物的
应对